肾纤维化的中西医结合诊治

主　编　钟光辉　蔡旭东
副主编　林晓蒙
编　委　（以姓氏笔画为序）

毛　颖　文笑游　邓颖萍　邢　洁
伍云洲　李斌斌　何　俊　余柯娜
林晓蒙　周　露　郑敏敏　钟光辉
贾占东　倪佳宁　章婷婷　谢文佳
虞　挺　褚宇东　蔡旭东　熊　亮
魏　升

U0289456

全国百佳图书出版单位
中国中医药出版社
·北京·

图书在版编目（CIP）数据

肾纤维化的中西医结合诊治 / 钟光辉，蔡旭东主编 . —北京：中国中医药出版社，2023.2
ISBN 978-7-5132-7989-5

Ⅰ.①肾… Ⅱ.①钟…②蔡… Ⅲ.①肾疾病 – 纤维变性 (病理)– 中西医结合疗法 Ⅳ.① R692.9

中国版本图书馆 CIP 数据核字（2022）第 246418 号

中国中医药出版社出版

北京经济技术开发区科创十三街 31 号院二区 8 号楼
邮政编码 100176
传真 010-64405721
三河市同力彩印有限公司印刷
各地新华书店经销

开本 880×1230 1/32 印张 11.5 字数 277 千字
2023 年 2 月第 1 版 2023 年 2 月第 1 次印刷
书号 ISBN 978-7-5132-7989-5

定价 58.00 元
网址 www.cptcm.com

服 务 热 线 010-64405510
购 书 热 线 010-89535836
维 权 打 假 010-64405753

微信服务号 zgzyycbs
微商城网址 https://kdt.im/LIdUGr
官方微博 http://e.weibo.com/cptcm
天猫旗舰店网址 https://zgzyycbs.tmall.com

如有印装质量问题请与本社出版部联系（010-64405510）
版权专有 侵权必究

编写说明

　　慢性肾脏病（chronic kidney disease，CKD）是指由各种原因引起的慢性肾脏结构和功能异常，影响全球9.1%的人口，中国约有1.32亿例CKD患者，每年有数百万患者死于CKD进展后的终末期肾脏病（end stage renal disease，ESRD）。肾纤维化是CKD进展的病理基础及最终结局，包括肾小球硬化、肾小管间质纤维化以及动脉硬化和血管周围纤维化，与肾功能损害的严重程度及预后有密切联系。攻克肾脏纤维化是防治CKD进展至ESRD的关键科学问题，也是临床迫切需要解决的问题。

　　中西医结合是中国医疗卫生事业的一项工作方针。中医源于临床实践，半个多世纪以来，中医学在不断吸收现代医学知识过程中，对肾脏病、肾纤维化的研究水平不断提高。近年来，中医肾病学吸收借鉴了影像学、分子生物学、免疫学、病理学等多学科知识，提出了许多新理论、新方法，如肾纤维化为"肾内微型癥积"的理论，用传统的中医四诊的宏观检测方法，结合现代病理学的微观表现，体现了"继承不泥古，发扬不离宗"的精神。在中西医结合理论指导下进一步丰富和拓宽了肾纤维化的理论及临床研究，是目前中医肾病学者的重要使命。

　　笔者团队酌古鉴今，博采众长，传承创新，临证中知常达变，形成了自己独特的学术观点和理论。为把中西医结合诊治肾纤维化的经验和进展做进一步总结，提高广大中、西医临床医师诊治肾脏疾病的水平，我们组织编写了《肾纤维化的中西医结合诊治》一书。本书分为三个部分，第一部分为"肾纤维化的病理及发病机制"，以笔者团队的学术观点"肾虚血瘀"理论为中心，探讨肾纤维化的机制与治疗，着重介绍了现代医学中肾纤维化的评估、病理诊断、发病机制、治疗进展。第二部分为"疾病分论"，选取了临床常见的 11 种肾病，每个疾病包括"概念""病因病机""治疗""名家经验""医案分享"等，既有现代医学的概念、作用机制，又有中医病因病机、辨证治疗，并且着重探讨了中医学对不同肾病肾纤维化的理论分析，以中医肾病名家的经验和笔者团队长期临床工作中的典型医案为例，理论结合实践，体现了肾纤维化现代中西医结合治疗的实际情况，使读者对肾纤维化有更深刻的认识。第三部分是笔者团队进行的肾纤维化临床与基础研究，借助现代先进的分子生物学技术与方法，研究中医药在肾纤维化治疗中的机制，为临床中医药治疗肾纤维化奠定理论基础并开拓新的研究思路，以冀能对临床及科研工作起到抛砖引玉的作用，进一步拓宽思路。

编著本书者均来自临床一线，在多年的肾病专科工作中，累积了一些经验和体会，希望通过我们的努力，为中西医结合诊治肾脏病的学术发展贡献绵薄之力；也希望能为广大中医和中西医结合临床医师和医学生提供更好的切实的参考和指导。由于本书涉及面广，疾病的诊疗复杂，限于时间及水平，书中难免存在疏漏之处，恳请广大读者批评指正，以便再版时修订提高。

编者
2022 年 6 月

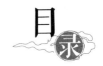

目录

第一部分　肾纤维化的病理及发病机制

　　肾纤维化是各种慢性肾脏疾病进展至终末期肾病的共同通路和病理基础，中医学中相关内容多见于"溺毒、关格、水肿、血尿、虚劳、尿浊"等疾病中。肾纤维化目前临床尚无特效药物，而中医药具有多靶点性、经济性、安全性的优势，中医药防治肾脏病临床积累了丰富的经验，近年来也有许多临床及基础研究均证实了中医药干预肾纤维化的有效性。因此，如何在中医理论指导下进一步丰富和拓宽肾纤维化的理论及临床研究，是目前中医肾病学者的重要使命。

1. "肾虚血瘀"是肾纤维化的重要病因病机

　　中医学认为肾纤维化是"本虚标实"之证，脾肾虚损，三焦气化障碍，五谷精微化生气血津液不足，津液输布不利，壅滞血脉，经久不去，则蕴积于体内酿为瘀毒，最终导致肾纤维化。全国首批500名老中医专家之一的张沛虬先生从事中医学70余年，在肾纤维化的治疗上有着独到的经验和建树。张老认为肾纤维化具有"早期多虚、后期虚实并重"的发病特征，本虚以肾为本，牵及脾、肝，多见脾肾阳虚、脾肾气虚、肝肾阴虚，其实有瘀、毒、湿，而以血瘀贯穿始终，故提出"肾虚血瘀"是肾纤维化的重要病因病机。

　　中医认为"正气存内，邪不可干，邪之所凑，其气必虚"，"肾内微型癥积"同样因虚而起。《景岳全书·积聚》谓："凡脾胃不足及虚弱失调之人，多有积聚之病。"加之湿邪困扰，脾虚更甚，肾不得脾之水谷而衰，脾不得肾阳之温煦而弱，二者互相影响，生邪于内，内邪积聚；外邪乘虚入肾，与内邪相互作用，终致肾脏阴阳失调，脏气散失。肾脏功能的逐渐丧失会加重体内代谢产物（如水湿、瘀血及浊毒）潴留，在肾脏损伤中期及后期，脾肾已亏，痰、湿、瘀互结日久不解后蕴成浊毒，毒伏于内，加重络脉瘀痰湿胶结，日积月累，沉积于肾络，导致微型癥积大量形成，在病理上常表现为肾小管肥大或萎缩，ECM逐渐增多和肾小球大部分硬化。

瘀血既是肾纤维化的病理产物，又反过来影响疾病进展，即所谓"因虚致瘀"后"因瘀致虚"。瘀血形成之后，也对气的各种功能活动有着不同程度的影响。血瘀停滞，血以载气，血停气亦停，血瘀气亦滞。血瘀则气血不运，病躯失于气之温养，乏气、少气在所难免。瘀血不祛、新血不生，致脏气亏虚。气行血，血载气，气生血，血亦化气，二者相互化生，共同维持正常生机。肾纤维化病络既生，瘀血固结难消，则碍新血化生，如《血证论》所云："此血在身，不能加于好血，而反阻新血之化机。""旧血不去，则新血断然不生，而新血不生，则旧血亦不能自去也。"瘀阻络脉而耗伤气血，营血难生而脏器失养，导致机体不能启动正常修复机制，而以胶原组织替代、填充间质，加重气血交换异常，久则"因瘀致虚"损及五脏。

2.基于"肾虚血瘀"理论对肾纤维化的治疗

《内经》有云："久发频发之恙，必伤及络。"即是说"病久必虚""病久必瘀""病久入络"。《素问·三部九候论》曰："（孙）络病者，治其（孙）络血……以见通之。"反映了治疗络病当以注重"通络"为法的思想。肾纤维化是肾内微癥积形成的慢性过程，肾小管间质纤维化，间质胶原成分增多，细胞外基质积聚，久病入络，瘀阻肾络，因而以活血通络法治疗贯穿始终。朱辟疆临床上应用活血化瘀中药如丹参、大黄、当归等来治疗肾纤维化。李英南认为辨证运用活血化瘀法在治疗肾纤维化方面疗效确切。熊芳等认为活血化瘀法能从根本上改善肾纤维化患者预后。络病者，当治气先，行气活血以通络，气顺血活则络自通，故清代的叶天士治络病以行气活血为治则，常用代表方血府逐瘀汤加水蛭、全虫、蜈蚣等以祛瘀通络。邵朝弟则常用丹参、红花、川芎、桃仁、当归、益母草等以活血化瘀通络。活血类中药如桃仁、大黄、丹参、牛膝等对肾纤维化有一定保护作用，上海市名中医何立群主任的验方"抗纤灵方"，有延缓和保护肾功能功效。由于肾纤维化的病程日久，肾络瘀滞，清代的叶天士就曾提出经年宿病，病必在络，病程越久，络病更痼结难解，故活血化瘀同时需兼顾疏经通络。通络药物根据病情配伍，化瘀通络药物如鸡血藤、当归、桃仁等；荣养脉络药物如人参、阿胶、鹿茸等；祛痰通络药物如竹沥、丝瓜络、白附子等；流气畅络药物如桂枝、檀香、细辛等；祛风通络药物如雷公藤、钩藤等；搜风通络药物如地龙等。肾纤维化的不同阶段，本证以气虚证为主，标证以血瘀证最为明显，戚莉等对38首治疗肾纤维化中药复方的组方用药分析发现，组方中使用频次前三位的依次为补益药、活血化瘀药、清热药。单味药使用频次前十位的药物依次是黄芪、大黄、当归、丹参、川芎、桃仁、牛膝、茯苓、山药、淫羊藿。补益药占最多数，可见"虚"在肾纤维化中的关键作用，说明肾纤维化是一种病程较长、难治之症，而久病必虚。化瘀药仅次于补虚药而列第二位，表明化瘀法也是治疗肾纤维化的基本大法。

3. "肾虚血瘀"理论治疗肾纤维化的现代医学研究

活血化瘀法源于《素问·至真要大论》"结者散之"，可治疗各种血瘀病证。近20多年来，活血化瘀法逐渐成为治疗肾脏病的重要方法之一，并被大量地运用和研究。纵观国内临床和实验研究资料，活血化瘀药物治疗肾脏疾病的作用机理主要有以下几个方面：①可松弛血管平滑肌，解除血管痉挛，改善肾脏微循环，增加肾脏排泄；②增强纤维蛋白溶解性，抑制血小板聚集，抗凝血，降低血液黏度；③抗变态反应，减轻免疫损伤，抑制抗体生成，消除抗原，消除炎症，减少渗出，促进炎性渗出的吸收，并抑制增生肉芽肿的形成；④抗纤维化等。

　　近年来不少学者应用活血化瘀法进行了抗肾纤维化的实验研究。如曹灵等通过不同浓度川芎嗪对体外培养人肾间质成纤维细胞（HRFs）增殖情况研究发现，川芎嗪对HRFs体外增殖有显著的抑制作用，并使其形态发生明显变化，且有时间、浓度依赖性，可减缓肾纤维化进程。苏白海等应用单侧输尿管梗阻（UUO）大鼠模型进行实验，发现三七总皂苷（PNS）可使该模型大鼠肾间质纤维化减轻，肾小管上皮细胞PCNA表达明显增加，a-SMA表达明显减少，间质PCNA、a-SMA表达明显减少，提示PNS对UUO梗阻后的肾间质纤维化有抑制作用，可阻断肾小管上皮细胞肌纤维母细胞的转分化。范焕芳等采用一侧肾切除加2次尾静脉注射阿霉素的方法复制局灶节段性肾小球硬化大鼠模型，发现该模型大鼠肾组织出现局灶节段性肾小球硬化，纤连蛋白（FN）、层粘连蛋白（LN）在肾小球及肾小管中表达明显降低；红花治疗组大鼠FN、LN表达明显降低，提示红花能抑制FN和LN的表达，减少细胞外基质的合成及其在肾小球及肾小管间质中的过度沉积，从而延缓其病程进展。而现代医学针对肾纤维化中存在的高凝状态，多采用以肝素为主的抗凝治疗，以潘生丁、阿司匹林为主的抗血小板聚集治疗，以烟酸、烟酸肌醇、洛伐他汀等为主的抗血脂治疗，以右旋糖酐为主的改变微循环治疗等，这些治疗方法同样也可归于中医的活血化瘀法。通过现代研究也发现，活血化瘀中药对肾脏疾病能起到使血管平滑肌松弛，促使纤维蛋白溶解，抗肾纤维化及抑制变态反应发生等作用。如丁跃玲、陈志强等通过动物实验证实肾络通（黄芪、丹参、川芎、乌梢蛇、地龙、茯苓）能抑制TGF-3等蛋白表达，发挥抗肾纤维化作用。

何梦瑶《医碥》亦曰："莪术、三棱、鳖甲，专治积聚。"此外现代医学研究证明活血化瘀药物川芎、三七总皂苷、莪术均能抑制TGF-31的表达而抗肾纤维化；水蛭素不仅能抗凝血，而且能抑制凝血酶所诱导的成纤维细胞增殖和凝血酶对内皮细胞的刺激损伤；僵蚕善化痰息风，其提取液有抗凝作用；黄芪当归合剂在肾纤维化的早期可减少炎症细胞反应和下调TGF-β_1表达，后期则主要是减少ECM的过度沉积。

国医大师张大宁重用川芎等活血化瘀药物，通过该类活血药达到降低肾小球内压，改善肾小球血流动力学的目的，同时认为大黄及大黄炭有降浊排毒作用。现代药理学研究表明，大黄蒽醌和大黄酸蒽酮葡萄糖苷通过抑制肾小球系膜细胞DNA和蛋白质的合成而引发系膜细胞生长抑制，减缓残余肾组织肾小球硬化的进展。此外，大黄及其提取物还可选择性抑制肾小管细胞的高代谢状态，有效地降低肾小管上皮细胞的增殖，降低其细胞代谢，从而减轻高代谢对健存肾单位的损害。

目前针对抗肾纤维化的单味药研究尤其是对大黄等少数中药及其提取物的研究较为深入，而针对抗肾纤维化复方的研究较少。笔者认为中医治疗学的精髓在于整体观念、辨证论治，肾纤维化的产生是一个多环节、多途径作用的过程，任何一种治疗药物只能干预其过程中某个或某几个环节。所以，我们应加强对中药复方的研究。临床研究应加强研究结果的可重复性，同时应积极推进抗肾纤维化中药剂型改革以便于临床推广运用。

第一章　肾纤维化的病理及评估

第一节　肾纤维化病理形态学

一般来说，肾纤维化随着疾病的进展逐渐加重，疾病所处阶段不同、病因不同，肾组织形态均不同。正常肾组织含有胶原等细胞外基质成分，特别是Ⅰ、Ⅲ、Ⅳ型胶原，它们是肾脏的结构支架。慢性肾病时，这些基质沉积增多，是肾功能减退的主要原因。

肾纤维化在显微镜下可见：大部分肾小球发生纤维化和玻璃样变，所属肾小管萎缩消失，为纤维化组织所取代。由于纤维组织的收缩，使玻璃样变的肾小球互相靠拢、集中。残存的少数肾单位常发生代偿性改变，表现为肾小球体积增大、肾小管扩张，内含各种管型，以蛋白管型为主。肾间质纤维组织明显增生，并有多量淋巴单核细胞和浆细胞浸润。肾细动脉壁玻璃样变，小动脉内膜纤维性增厚伴玻璃样变。由于大部分肾组织纤维化并发生收缩，而另一部分肾组织代偿性肥大而向表面突出，形成肾脏表面所见的细颗粒。一旦病变进入末期，肾脏所有组织结构，包括肾小球、肾小管、间质和血管的改变，与因血管（如高血压肾）和间质病变（如慢性间质性肾炎）引起的硬化难以鉴别，其表现均为大量肾单位毁损、肾间质纤维组织增生和慢性炎症细胞浸润、血管内膜纤维化及玻璃样变。

肾纤维化肉眼可见：两肾体积缩小，重量减轻（可从正常140g减至20g）；色泽苍白，质地变硬，表面呈弥漫细颗粒状；切面见肾皮质明显变薄，皮髓质纹理和交界欠清；肾盂周围常填充增生的脂肪组织；肾小动脉管壁增厚、管腔狭窄；肾包膜紧贴于皮质表面不易剥离。这种肾脏常被称为颗粒性固缩肾（granular contracted kidney）。

肾脏纤维化包括肾小球硬化和肾小管间质纤维化，其病因很多，单看形态有时很难鉴别。

一、肾小球硬化

肾纤维化时，从肾小球来看，主要出现两种形式的硬化。

一是缺血性肾小球硬化，多见于原发性高血压病，表现为肾小球内无系膜基质增生，球囊腔内有蛋白性物质沉积。但此改变并非原发性高血压病所特有，因为慢性肾脏病晚期都会出现高血压，所以需要结合其他小球改变及病史来判断。二是增生性硬化，伴有系膜基质增多，见于大多数原发或继发性慢性肾病，像狼疮性肾炎、膜性肾病、局灶节段性肾小球硬化、膜性增生性肾小球肾炎、小血管炎、Goodpasture's综合征、糖尿病肾病、淀粉样变性肾病等。在临床实践中，两种硬化常共存。

二、肾小管萎缩

肾纤维化时肾小管主要形态学表现为萎缩或消失。肾小管萎缩有两种情况，可表现为肾小管变细小，上皮细胞染色淡，基底膜增厚、皱缩；也可见肾小管明显扩张，上皮细胞扁平，基底膜增厚似乎不太明显。糖尿病肾病时，肾小管基底膜普遍增厚，萎缩肾小管基底膜增厚更加明显。慢性肾盂肾炎时，除了大量肾小管破坏消失，还可见肾小管萎缩、扩张，衬覆扁平的上皮细胞，管腔内胶冻样管型充塞，形成所谓的"甲状腺样变"；干燥综合征肾损伤有时也可以有类似改变。肾小管萎缩通常与肾间质纤维化相伴，且可能具有与血流、肾小球滤过率或肾小管不断消失相关的内在机制。然而，有时肾小管萎缩与肾间质纤维化并不同时出现，如肾动脉狭窄，肾小管萎缩严重但几乎没有纤维化或炎症反应。

三、肾间质纤维化

肾间质纤维化可以呈星条块状、片状、灶状，也可以呈星网络状。晚期由于纤维收缩，肾小球有集中现象。值得注意的是IgG4相关肾病，肾间质纤维化呈席纹状，且纤维化程度重，肾小管萎缩、破坏相对较轻。慢性肾盂肾炎及肾梗死的纤维瘢痕灶内肾小管多彻底破坏，肾脏表面有凹陷瘢痕，前者肾盂亦见增厚变形。慢性肾盂肾炎常伴有尿道梗阻或尿液反流，Tamm-Horsfall蛋白沉积于肾间质，形成PAS染色强阳性的均质纤维样病灶，周围由炎症细胞包绕。

第二节　与肾纤维化相关的细胞

一、肾小球固有细胞

肾小球固有细胞包括内皮细胞、系膜细胞、脏层上皮细胞、壁层上皮细胞，它们均能产生多少不等的细胞外基质（extracellular matrix，ECM），这些基质包括Ⅰ型和Ⅴ型胶原、层黏蛋白和纤维连接蛋白。病理状态下，基质合成增加并沉积于系膜区挤压毛细血管腔，肾小球细胞不断凋亡，ECM不断填充死亡细胞或脱落细胞留下的空隙。由于内皮损伤导致基底膜裸露或足细胞损伤均可引起肾小球选择性滤过能力丧失，肾小球受损细胞以及炎细胞产生的细胞因子、趋化因子和生长因子均能促进肾间质炎症和纤维化。因此大多数慢性肾脏病（CKD），肾小球滤过屏障缺乏选择性，均伴有肾小球细胞凋亡、肾小球残余细胞的炎性活化、白细胞浸润，直至硬化，从而降低肾小球灌流及滤过率。

1.内皮细胞

肾小球内皮细胞为血管内皮细胞的一部分，它与肾小球基底膜、内皮细胞表层、足细胞和足细胞下间隙构成肾小球滤过屏障。其衬托于毛细血管内，大而扁平呈梭形，染色质致密，细胞厚约40nm，核周细胞质呈薄膜状附着于基膜上，在光镜下很难与基膜分辨。而且，在内皮细胞上有许多圆形或不规则的孔隙，称为内皮细胞窗孔，总孔隙面积占内皮细胞总面积的30%左右，内皮窗孔是肾小球内皮细胞形态及结构上的标志性特征。肾小球内皮细胞窗孔在肾小球的血液滤过中发挥着独特而重要的生理学作用。没有肾小球内皮窗孔，肾脏将无法发挥其从循环中清除低分子废物的基本功能。近几年的研究发现，肾脏内皮细胞除在结构上作为肾小球滤过屏障和毛细血管的支持系统外，肾脏内皮细胞还主动参与了肾脏病慢性进展，与肾脏纤维化形成密切相关，内皮功能障碍是慢性肾脏病的基础病理生理条件。慢性肾脏病肾组织纤维化的原因与内皮功能障碍致进行性微血管闭塞、肾单位毛细血管功能丧失密切相关。肾内局部血管生成及内皮细胞存活调节因子平衡的被打破成为慢性肾脏病血管内皮细胞进展性损伤的主要机制。NO合成减少、脂肪细胞因子和尿毒症相关的因子均可诱导内皮细胞功能障碍。此外，改善内皮功能障碍和新生血管生成，保护肾内皮对改善肾功能及减轻肾组织学损害具有一定意义。

2. 系膜细胞

系膜细胞（mesangial cell，MC）是肾脏主要固有细胞之一，也是肾小球内最具活力的细胞，占肾小球细胞总数的30%~40%。光镜下可见其细胞核小而圆，染色深，位于肾小球毛细血管襻之间；电镜下系膜细胞呈星形，表面有许多长短不一的突起，可伸至内皮细胞和基底膜之间，长者可经内皮细胞伸入毛细血管腔内；细胞核呈圆形或卵圆形，生长活跃时呈不规则形，胞质内有较发达的糙面内质网、高尔基复合体、溶酶体和吞噬泡等，胞体和突起内有微管、微丝和中间丝。

系膜细胞的功能主要包括：①合成系角膜基质，参与细胞外基质的更新和修复；②维持肾小球毛细血管襻结构的完整性；③通过舒缩功能直接影响肾小球毛细血管床表面积进而影响肾小球滤过率；④吞噬和降解沉积在肾小球基底膜的免疫复合物，维持滤过膜的正常通透性；⑤分泌多种活性物质包括花生四烯酸代谢物、细胞因子、活性氧、一氧化氮、内皮素以及生长因子等，以自分泌或旁分泌作用于肾小球；⑥参与肾小球局部免疫反应。

正常生理情况下系膜细胞更新缓慢，但在多种肾小球疾病的发生发展过程中系膜细胞均具有重要病理作用，尤其是系膜增生性肾炎（包括IgA肾病）、狼疮性肾炎、膜增生性肾炎、糖尿病肾病等以系膜细胞改变为特征，突出表现为系膜细胞增生、肥大或凋亡。大量研究证实慢性肾脏病的进程中，即便始动原因并非系膜细胞，后者仍是肾小球硬化的中心环节；在各种损伤刺激下，系膜细胞可以发生表型改变，继而系膜细胞增殖并产生大量细胞外基质，同时细胞因子合成增加，并通过自分泌和旁分泌途径进一步加重系膜细胞增殖，促进细胞外基质合成和（或）降解减少；细胞外基质大量积聚并取代肾小球固有细胞，系膜细胞发生凋亡和持续丢失，导致肾小球硬化，进展至终末期肾病。

3. 脏层上皮细胞（足细胞）

肾小球脏层上皮细胞又称足细胞，是一种终末分化细胞，具有稳定的表型，一旦损伤不可修复。足细胞由细胞体、主突和足突，三个结构和功能不同的部分组成。相邻足细胞的足突之间的桥接结构称之为裂孔隔膜（slit diaphragms，SD）。SD由nephrin、podocin等多种细胞骨架蛋白及CD_2相关蛋白（CD_2-associated protein，CD_2AP）等细胞内蛋白组成，裂孔隔膜及足突构成了防止血浆蛋白滤过的重要分子屏障。足细胞内含有大量微管微丝，构成肌动蛋白细胞骨架，维持着足细胞的动态和静态结构。足细胞是分化成熟的细胞，肾小球受到损伤时，足细胞会发生一系列的表型改变甚至脱失，即以毛细血管壁塌陷、系膜细胞增生和细胞外基质积累为表现，最终导致肾小球硬化。足细胞数目减少对肾小球硬化的作用受到了越来越多的关注，已成为肾小球硬化机制研究的热点。多种因素可导致足细胞损伤，包括足细胞膜的抗原抗体反应、血流动力学异常、毒素与药物、补体激活、活性氧基团（reactive oxygen species，ROS）、细胞因子、基因突变、大量蛋白尿、感染及代谢因素（如高血糖、高血脂）等。当足细胞脱失超过其增生能力时，剩余足细胞不能完全覆盖肾小球基底膜（glomerular basement membrane，GBM）的表面，造成足细胞脱落位点GBM的裸露，裸露区域毛细血管襻的张力与静水压的平衡被打乱，毛细血管襻在静水压的作用下逐渐膨胀，使得裸露的GBM与鲍曼囊的壁层直接接触并发生了粘连，导致肾小球毛细血管襻结构毁损，继而出现透明样物质的沉积，最终导致肾小球硬化形成。由此可见，损伤后的足细胞数量减少在肾小球硬化的发生过程中起了关键性的作用。

二、肾小管间质固有细胞

1.成纤维细胞和肌成纤维细胞

成纤维细胞是肾间质主体细胞，也是细胞外基质的主要来源，这些基质是肾脏骨架。成纤维细胞因缺少特异性标志，故难以研究。成纤维细胞区别于其他间质细胞的特点是富于糙面内质网，显著的F-肌动蛋白骨架以及胞膜上表达5′外切核苷酶。成纤维细胞可与其他细胞相互作用，如通过胞突与树突状细胞相联系。在接触损伤的肾小管基底膜后，通过旁分泌信号可致成纤维细胞获得肌成纤维细胞表型，最终产生Ⅲ型胶原。肌成纤维细胞是终末分化细胞，由成纤维细胞活化产生，能够导致肾小管间质纤维化过程中的ECM沉积。人们最早在伤口的肉芽组织中发现肌成纤维细胞，认为其负责伤口的收缩。它的形态和结构与成纤维细胞和血管平滑肌细胞类似，有微丝束、发达的糙面内质网和半桥粒等细胞间连接结构。人们通常根据α-平滑肌肌动蛋白（α-SMA）和成纤维细胞特异性蛋白-1（FSP-1）的表达来辨认肌成纤维细胞。过去十几年中，研究者努力探索肌成纤维细胞的起源以及其活化的机制。目前认为，肌成纤维细胞的来源包括间质固有成纤维细胞的活化、血管周成纤维细胞和周细胞、骨髓来源干细胞的转分化、内皮细胞间充质转化（EndoMT）和上皮细胞间充质转化（EMT）。这些细胞向肌成纤维细胞的转变受到固有细胞或炎症细胞释放的各种因子的调控。这些调控因子包括TGF-β、结缔组织生长因子（CTGF）、FGF、PDGF、IL-1、TNF-β、Ang-Ⅱ和糖基化终产物（AGEs）。

2.纤维细胞

纤维细胞呈梭形，源自外周血中的白细胞，合成细胞外基质。其表达血源性标志（CD45）间质细胞标志（typo Ⅰ collagen）及趋化因子受体。纤维细胞仅见于病变肾脏，可能通过原位分化或浸润而来。Th2型细胞因子能诱导人纤维细胞分化，而Th1型细胞因子抑制人纤维细胞分化。

3.肾小管上皮细胞

肾脏体积的80%由肾小管间质组成，周围环绕血管及肾小球。肾小管间质在肾脏正常生理功能的维持方面发挥重要作用，其结构异常及功能紊乱将导致进行性肾功能减退。多种损伤因素（如梗阻、反流、代谢、遗传及毒素等）均可通过造成肾小管间质损伤，启动肾脏纤维化过程。现已明确，在CKD的慢性进展过程中，肾小管上皮细胞不仅是被动的受害者，其同样作为主动的参与者介导肾脏纤维化的发生和进展。肾小管上皮细胞在急性损伤情况下会出现明确的表型改变，可能为肾间质纤维化的发生提供了关键信号。肾小管内伸张、液体剪切应激以及生物机械力的作用等均会改变细胞内信号转导和基因表达，中间丝（波形蛋白和巢蛋白）增多，Ⅰ型胶原表达增加和E-钙连素表达减少，引起肾间质纤维化。肾小管上皮细胞通过表达血管内皮生长因子-A能使血清VEGF水平升高，导致肾间质毛细血管数量增多和管腔扩张、Ⅰ型胶原沉积、成纤维细胞和肌成纤维细胞数量增多。

三、炎症相关细胞

1.淋巴细胞

CD4$^+$T淋巴细胞又称T辅助型淋巴细胞，原始CD4$^+$T淋巴细胞经不同的特定细胞因子环境的诱导可分化为某种T辅助型淋巴细胞谱系如Th1、Th2、Th17、Tregs亚群。近年来的研究表明，CD4$^+$T细胞亚型的细胞因子影响纤维化进程中成纤维细胞的激活和胶原沉积。

2.单核/巨噬细胞

正常生理状态下，组织中存在少量巨噬细胞。炎症状态下，骨髓中的单核细胞进入血液，募集至炎症部位，分化为巨噬细胞。肾脏损伤后，巨噬细胞迅速募集至肾小球或肾小管间质，调节免疫应答，吞噬残骸和凋亡细胞，发挥重要的防御作用。但是持续的肾脏损伤会导致巨噬细胞持续浸润至肾组织，并产生各种生长因子，最终这一过程将导致肾组织正常结构的破坏和不可逆的组织纤维化。在各种肾脏疾病中，肾小球和肾小管的损伤以及持续的蛋白尿可以促进巨噬细胞的浸润。浸润的巨噬细胞可以产生大量的活性氧（reactive oxygen species，ROS）、一氧化氮（NO）以及促炎性细胞因子，后者直接损伤肾小球和肾小管，导致组织结构破坏和功能丧失。巨噬细胞本身还能释放大量的TGF-β和基质降解酶抑制剂，减少基质降解，诱导系膜细胞和肾小管上皮细胞合成细胞外基质，从而导致肾小球硬化以及肾间质纤维化。TGF-β是促进肾脏纤维化的重要因子。很多研究证实，在人和动物肾小球肾炎中，浸润肾脏的巨噬细胞是产生TGF-β的主要来源。另外，巨噬细胞通过旁分泌途径激活肌成纤维细胞或促进肾小管上皮细胞转分化为肌成纤维细胞，进而加速肾脏纤维化的发生、发展。肾脏组织浸润的单核/巨噬细胞不但通过分泌促炎和促纤维化因子发挥组织损伤作用，还可以通过与肾脏固有细胞的直接接触，促发细胞内信号转导，从而诱导肾小管上皮细胞高表达促纤维化因子TGF-β。这一过程是通过巨噬细胞表面CD18分子和肾小管上皮细胞表面ICAM-1分子的交互作用得以实现的。由此可见，巨噬细胞在肾脏组织炎症和纤维化的发生、发展中发挥了重要的作用。

3.肥大细胞

人类正常肾脏组织中包含三种类型的肥大细胞，即MCT、MCTC以及MCC肥大细胞，其MCT细胞数目最多，而MCC细胞数目含量极少。大多数的肥大细胞存在于肾间质区域，紧邻肾血管和肾小管结构，肾小球周围也有散在的肥大细胞。许多研究已证实在肾脏疾病中，肥大细胞的存在与血肌酐水平、肾组织中炎症细胞的浸润、纤维化的程度有着紧密的联系，而在疾病的发展过程中，MCT/MCTC的比率亦会有不同的变化。肥大细胞在肾组织的局部浸润与肾脏纤维化及慢性肾脏疾病的进展相关。肥大细胞释放干细胞因子、IL-9、TGF-β_1等细胞因子，释放各类蛋白酶如类胰蛋白酶、糜蛋白酶等。肥大细胞与成纤维细胞之间还存在一种异性细胞间隙连接通讯通路，借以促进胶原蛋白的产生。

第三节　肾纤维化的监测与评估

肾脏纤维化是肾脏病慢性化的重要病理改变，纤维化程度越重，预后越不好，因此评估肾脏纤维化程度，对临床判断预后具有十分重要的意义。病理医师通常将纤维化进行分期，分期信息或称慢性指数，主要包括活检组织内球性硬化肾小球的比例和肾小管萎缩及肾间质纤维化程度。在日常病理工作中，计算穿刺组织内硬化小球的比例不难办到，但准确测定肾间质纤维化程度确非易事。观察马松染色切片现已作为视觉判定肾纤维化的金标准，但研究显示该方法重复性差。几种计算机辅助图像分析技术已被用于评估肾间质纤维化，包括马松染色切片图像分析、天狼星红染色切片图像分析以及偏光显微镜下观察Ⅰ、Ⅲ型胶原、胶原免疫组化染色（特别是Ⅲ型胶原）等。肾纤维化评估方法主要是测定胶原沉积量，可分为形态测量、生化测量和标记物的分子测量。

一、形态测量

形态测量可分为借助显微镜的目测法和计算机图像分析法。待检组织切片先经特殊染色后方可观测分析。常用的染色方法有马松三色法、天狼星红染色法、V-G染色法和胶原的免疫组化染色法，其中马松染色应用最普遍。对于有经验的病理医师，即使用常规的苏木素伊红染色，镜下也能初步判断纤维化程度。

1.目测法

显微镜下根据肾纤维化区域占全部组织的面积比来判定肾纤维化程度。一般分为4级，无纤维化为0级；纤维化面积≤25%为1级（轻度）；纤维化面积≥25%，但≤50%为2级（中度）；纤维化面积＞50%为3级（重度）。此法虽简便易行，应用普遍，但需有一定的病理知识，且为主观方法，所以重复性较差，易出现观察者自身及不同观察者之间的差异。

2.计算机图像分析法

该方法是把切片的数码照片放到电脑上，操作者手工确定纤维化区和非纤维化区，然后用小程序即可计算出纤维化面积百分比，但仍然需要专业知识去判断一个特定区域是否有间质纤维化。确定纤维化的一种方法是用免疫组化法标记间质Ⅲ型或Ⅳ型胶原，其他方法前已述及。如果背景浅淡可以忽略，数码照片有足够的对比度，电脑就能以单一阈值识别阳性区域，并计算出体积分数。近年，天狼星红染色也逐渐被人们用于肾纤维化测量，计算机可通过识别切片的红色程度来测量胶原，或用偏光显微镜观察天狼星红切片，因为胶原出现强折光，故亦可以检测之。在单一实验室，这些方法有较好的重复性，所以得到广泛应用。合适的计算机宏指令程序一旦运行，不到2分钟即可测完一个标本。值得注意的是，不同批次染色切片重复性可能有显著改变。不同实验室天狼星红染色强度差异相当大，折光强度似乎完全取决于切片厚度。正因为如此，一个实验室的重复性好不能代表不同实验室间重复性好。

二、生化测量

羟脯氨酸（hydroxyproline，HYP）是机体胶原蛋白的主要成分之一，在正常胶原蛋白中含量约13.4%，在弹性蛋白中含量极少，而在其他蛋白则不存在。因此，不同组织中HYP含量可作为衡量其胶原组织代谢的重要指标。检测原理为：试样在盐酸溶液中水解，释放出经脯氨酸，经氯胺T氧化，生成含有吡咯环的氧化物。羟脯氨酸氧化物与对二甲氨基苯甲醛反应生成红色化合物，在波长560nm处测定吸收值。目前国内外有多人报道了羟脯氨酸的测定方法，但组织需要量和样品测定体积均较大，不适合进行肾穿刺组织检测。此外，在测定过程中还须注意以下影响因素：①活组织含水量：炎症时组织易发生水肿，直接称重测定容易产生误差，需先将组织脱水。②水解的温度和时间：用高压法（120℃）酸解所需时间短，较容易保证酸解完全并且HYP不会被过于破坏。③测量体系中pH的影响：柠檬酸缓冲液的缓冲能力很强，可以在一定程度上中和样品pH差异，但是当样品pH极性过强超出柠檬酸的缓冲能力时，会影响结果测定。所以在酸解完成以后应先测定溶液pH，然后用NaOH将其滴定到中性。④显色温度：显色时温度越高则需要的显色时间越短。⑤酸解产物过滤对反应的影响：采用离心的方法去除酸解过程中产生的残渣，剩余残渣量很小，并在检测中进一步稀释，不会对检测造成影响。

三、分子测量

随着现代生物学的发展，快捷、半自动的基因或蛋白测定方法已经建立，使肾纤维化分子测量成为可能。分子测量的关键是有特异性的标志分子，其实胶原就是关键分子，也是必测分子，前述的胶原免疫组化染色结合图像分析其实也是一种分子测量。但仅测胶原还不够，因为我们不仅要了解某个时间点的胶原沉积量，还要看肾纤维化发展趋势。即使只选择胶原作为一种检测肾纤维化指标，也会遇到麻烦，因为胶原有多种类型，每种类型又不同。α链的基因产物，检测其中一种不一定能反映其全貌。另外，胶原沉积的控制十分复杂，不仅受合成的影响还受降解的制约，降解酶活性又受活化因子和抑制因子的影响。

肾纤维化的推动因素主要是组织持续损伤、活化的肌成纤维细胞数量增多和持续的炎症反应。其中组织损伤是肾纤维化的始动因素，活化的肌成纤维细胞是细胞外基质的主要来源，而炎症反应既可以引起组织进一步损伤，又通过多种炎症介质使其他细胞活化为肌成纤维细胞。在慢性进展性肾病中，缺氧是组织持续损伤的主要原因，检测缺氧诱导因子-1α（hypoxia inducible factor- 1α，HIF-1α）可了解组织细胞缺氧程度；平滑肌肌动蛋白（α-smooth muscle actin，a-SMA）是肌成纤维细胞的主要标志，检测其可了解此类细胞的量；转化生长因子-β（transforming growth factor，TGF-β）为纤维化最主要促进因子；肾纤维化组织内浸润的炎细胞以淋巴细胞、巨噬细胞为多，其中CD4$^+$T细胞和CD11b$^+$巨噬细胞促进病变发展。近期研究发现Toll样受体-4（toll-like receptor-4，TLR4）除了介导天然免疫外，还促进肾成纤维细胞聚集，加速肾小管间质纤维化。因此检测HIF-1α、a-SMA、TGF-β、TLR4、CD4$^+$T和CD11b$^+$可能有助于了解肾纤维化发展趋势。就目前而言，检测这些分子可用免疫组化法，也可用原位杂交法，还可用western blot法，比较之下，尽管也存在假阳性、假阴性，仍以免疫组化法更便捷、实用。不仅可以了解表达强度，而且可以观察表达部位。

第二章　肾纤维化的发病机制

肾脏纤维化是各种慢性肾脏病发展至终末期肾脏病（end stage renal disease，ESRD）的主要病理变化和共同通路，以炎症细胞浸润、成纤维细胞的激活和增殖、细胞外基质（ECM）大量堆积、肾脏固有细胞消失以及微血管减少等为特征。已有的研究表明，肾脏纤维化是肾脏受损后正常修复的结果。肾脏损伤修复是一个复杂的病理过程，不仅有各种固有细胞的参与，还激活了机体的免疫系统，导致了炎症的发生。这个过程中几乎涉及所有的肾脏固有细胞，如成纤维细胞、周细胞、小管上皮细胞、内皮细胞、系膜细胞和足细胞等。而淋巴细胞、巨噬细胞等炎症细胞分泌大量的细胞因子、趋化因子等，形成了肾脏局部的炎症微环境，从而刺激成纤维细胞活化与增殖，推动肾脏纤维化进行性加重。炎症反应贯穿于肾脏纤维化的整个过程，且肾脏局部炎症因子的浓度与纤维化程度成正比。这说明炎症反应在肾脏纤维化中发挥了重要作用，是防止纤维化，避免ESRD发生的重要治疗方向。

肾纤维化的机制至今仍未完全明确，目前认为肾脏纤维化形成的分子机制主要与以下5个方面有关：① 肾脏损伤启动炎症反应，各类炎症细胞大量浸润。② 纤维化相关因子的大量释放，如细胞因子、生长因子及趋化因子等。③ ECM的合成与降解失衡，肾间质中ECM过度堆积。④ 肾脏固有细胞表型发生间充质转变，固有细胞数量减少。⑤ 肾脏微血管病变。这5个方面均参与了肾脏纤维化过程，针对这几个方面的干预措施可在一定程度上延迟、甚至逆转肾纤维化进程，对临床上防止肾脏纤维化具有重要意义。

第一节　炎症与肾纤维化

炎症是肾纤维化的启动因素，以炎症细胞浸润和炎症介质释放为特征。肾脏损伤可引起固有细胞活化，活化的细胞释放大量趋化因子招募体内的炎症细胞浸润到受损部位，从而启动炎症反应。炎症是很多疾病共有的病理现象，其本质是机体对损伤性刺激的一种防御反应，具有杀灭病原体、清除感染和修复损伤等作用。炎症反应的过程复杂，需要精确的调控，紊乱的炎症反而会加重组织损伤，影响器官的正常功能。炎症反应的基本过程包括抗原的识别，炎症细胞的浸润激活，炎症反应级联放大，最终实现抗原清除。

一、炎症反应的诱导物

炎症反应的诱导物根据来源不同，有外源性与内源性之别。在此基础上，外源性炎症诱导物又可分为微生物型与非微生物型，微生物诱导物中病原相关分子模式（pathogen associated molecular pattern，PAMP）可被模式识别受体（pattern-recognition receptor，PPR）所识别，启动固有免疫应答。非微生物型诱导物包括变应原、外来异物和毒性物质等，在体内被巨噬细胞吞噬，激活NALP3炎性体。内源性的炎症诱导物来自应激、损伤或死亡的细胞及组织。肾脏损伤时，原本只存在于正常细胞与组织内的信号分子产生及分布异常，ECM降解产物增加等，这些都可激活炎症反应，引起肾脏纤维化。细胞死亡后，细胞膜的完整性被破坏，ATP、高迁移率族蛋白（high-mobility group box 1 protein，HMGB1）、S100钙结合蛋白家族等胞内物质被释放到胞外。ATP与巨噬细胞表面的结合促进K^+外流，并在其他信号分子的协助下激活NALP3炎性体。HMGB1与S100A12可结合糖基化终产物受体（receptor for advanced glycation end-products，RAGE），在Toll样受体（TLRS）的协助下启动炎症反应，S100A8与S100A9则通过结合TLR4传递刺激信号。胶原蛋白等长半衰期蛋白经非酶促糖基化作用产生糖基化终产物（advanced glycation end-products，AGE），AGE在高血糖及氧化应激时产量较多，通过与RAGE结合引起炎症。活性氧（reactive oxygen species，ROS）由吞噬细胞释放，可以氧化高密度脂蛋白和低密度脂蛋白的脂质和蛋白成分，氧化产物作为炎症信号可以引起炎症反应。

二、蛋白尿与炎症反应

近年来研究认为，蛋白尿也是重要的炎症诱导物。各种原因导致肾小球受损后，机体出现蛋白尿，干扰ACE/ACE2的正常表达，引起Ang-I的生成增多，是重要的肾脏损伤因素。它可损伤肾小管上皮细胞，导致细胞因子和趋化因子等表达增加，加重肾小管间质的炎症浸润。浸润的炎症细胞释放细胞因子和 ROS 等，反过来加重肾间质损害，导致肾间质小管结构的破坏。大量蛋白尿时，近端小管上皮细胞摄入的白蛋白刺激各类细胞因子、趋化因子分泌增加，从而引起巨噬细胞活化，并分泌大量 TGF-β。TGF-β 有强大的刺激成纤维细胞向肌成纤维细胞转变的能力，活化后的肌成纤维细胞生成细胞外基质的能力大大增强。蛋白尿还刺激肾小管细胞生成 C3 增多，激活补体级联反应后形成 C5b-9 膜攻击复合物（membrane attack complex，MAC）。MAC 损伤肾小管上皮细胞，使 TNF-γ、TGF-β 等释放增加，不仅激活成纤维细胞，还以自分泌的形式刺激上皮细胞发生间充质转化（epithelial mesenchymal transition，EMT）转变。因此，蛋白尿在肾小管间质炎症反应的启动及维持过程中处于中心地位，是促进肾脏进行性纤维化的关键因素。

三、炎症细胞

1.中性粒细胞

中性粒细胞来源于骨髓的造血干细胞，在骨髓中分化成熟后进入血液或组织，中性粒细胞在非特异性细胞免疫中起着十分重要的作用。当炎症发生时，它们在趋化因子的引导下聚集到炎症部位，继而吞噬病原体和组织碎片，并依赖细胞内的溶酶体酶将其降解。此外，中性粒细胞的吞噬过程中还可通过脱颗粒作用释放一系列溶酶体酶，这些酶在杀伤病原体的同时亦杀伤正常的组织细胞。

2.巨噬细胞

巨噬细胞是固有免疫应答中的重要细胞，具有传递免疫信号、协同作用和吞噬处理抗原等功能。肾脏损伤发生后，巨噬细胞在趋化因子的引导下聚集到损伤部位，分泌促炎性细胞因子、血管活性类花生酸类物质和 ROS 等。例如，损伤后的巨噬细胞产生大量的TGF-β，可以刺激成纤维细胞的活化增殖，引起ECM的大量堆积。研究表明，人体内存在表型及功能相反的两种巨噬细胞。炎症反应发生后，进入肾脏的单核细胞进入不同的分化通路，分别转变为经典活化的M1型巨噬细胞与替代活化的M2型巨噬细胞。M1型巨噬细胞的活化表现为MHC-Ⅱ型抗原表达增加，释放的促炎症性细胞因子加重炎症反应，促进肾脏纤维化。M2型巨噬细胞可由循环中的M2巨噬细胞趋化聚集，也可由M1巨噬细胞通过M1-M2转变产生。M2型巨噬细胞分泌再生营养性物质，促进细胞增殖，减少凋亡并刺激血管的再生。由于M2巨噬细胞具有抗炎、组织重塑、修复受损结构和恢复正常功能的作用，它可能成为治疗肾脏纤维化的新手段。

3.树突状细胞

树突状细胞（dendritic cell，DC）是固有免疫与适应性免疫间重要的桥梁，但其在慢性肾脏病中的作用机制仍不清楚。肾脏损伤后，DC表面MHC-Ⅱ和协同刺激分子表达增加，吞噬能力减弱，转变为成熟的DC。成熟的DC摄取、加工和提呈抗原的能力增强，介导T细胞活化，并具有趋化运动能力。DC向T细胞提呈的主要是外源性抗原肽，在提呈抗原时需要CD40-CD40L等协同刺激信号的参与。

四、炎症介质

炎症介质（inflammatory mediator）是参与炎症反应的活性化学物质，根据其来源分为血浆源性和细胞源性两大类。血浆源性炎症介质通常以前体形式存在，需经蛋白酶水解才能激活。而细胞源性炎症介质则储存在细胞质内，在机体需要时释放到细胞外，或在刺激下即刻合成。多数炎症介质通过与靶细胞膜表面的受体结合发挥相应的生物学效应，而部分炎症介质本身便具有酶活性或可直接介导氧化损伤。这些炎症介质参与了肾脏纤维化发生的全过程，包括炎症细胞的浸润、成纤维细胞的活化、细胞外基质的生成与降解失衡等。

1. 白细胞介素

白细胞产生的一类可调节其生长和分化的细胞因子被命名为白细胞介素，简称白介素（interleukin，IL）。除单核/巨噬细胞、淋巴细胞等炎症细胞外，肾脏固有细胞如肾小球系膜细胞、足细胞和肾小管上皮细胞等多种非免疫细胞亦可产生白介素。IL-1β是一个重要的急性炎症介质。正常情况下，IL-1β是以前体的形式存在于细胞质中，只有被剪切成活性形式释放到细胞外才能发挥多种生物学效应。近年，由于对炎症小体（inflammasome）介导的IL-1β活化机制产生了新的认识，IL-1β相关的研究也越来越多。除了介导急性炎症反应，IL-1β还参与多种慢性疾病的发展，可直接诱导肺纤维化的发生。IL-1β与肾脏纤维化的关系在一项单侧肾输尿管结扎（UUO）诱导的肾小管间质纤维化小鼠模型得以验证。该研究显示，消除IL-1β或IL-1β受体 I 型（IL-1R I）基因的UUO小鼠肾脏纤维化表现更轻微，提示IL-1β与IL-1R I 受体作用介导了肾脏纤维化发生。另外，在多种肾脏疾病患者的血、尿以及肾组织中也检测到升高的IL-1β，而在肾脏纤维化患者中升高更明显。在肾脏纤维化中，IL-1β也主要是依赖TGF-β₁介导的纤维化机制。IL-1β协同TGF-β₁可进一步促进肾小管上皮细胞表达TGF-β₁，这可能是通过活化p38、MAPK、ERK1/2信号介导的基因转录机制。IL-1β能够直接诱导肾小球系膜细胞分泌纤连蛋白（fibronectin，FN）等细胞外基质；也可通过上调TGF-β₁表达，促进肾成纤维细胞增殖、细胞外基质（ECM）生成增多以及肾小管上皮细胞-间充质转化（epithelial-mesenchymal transition，EMT）发生；还可上调其他多种促纤维化因子,如趋化因子单核细胞趋化蛋白-1(MCP-1),调节活化的正常T细胞表达和分泌的因子(RANTES/CCL5)及黏附分子细胞间黏附分子-1(ICAM-1)等。值得一提的是,IL-1β通过与其受体作用诱导自身表达,以一种自分泌正反馈调节环的方式促进纤维化进程的循环,从而使疾病持续发展。

IL-4、IL-13是Th2细胞释放的细胞因子,在肾纤维化疾病中具有潜在致病作用。IL-6在多种TLRs活化后表达明显上调,基因敲除后可明显缓解肺纤维化和肝纤维化。在肾脏病模型中,IL-6被认为是Ang-Ⅱ、内皮素-1和A2B腺苷受体促进慢性肾脏病进展的潜在机制。另外,IL-25则通过诱导M2型巨噬细胞,具有减轻肾脏损伤的作用。可见,并非所有白介素家族成员都表现为促纤维化作用。另有学者认为,一些白介素如IL-8、IL-10还可能作为提示肾脏纤维化的早期分子标志物,但其临床实用性仍不明确。

2.趋化因子

趋化因子(chemokine,CK)是一大类具有趋化作用的细胞因子,通过与G蛋白偶联膜受体结合,募集炎症细胞到受损区参与急性和慢性炎症反应。趋化因子主要由CCL、CXCL、CX3CL及CL四个亚家族成员组成。目前已知的至少有50种趋化因子和19种趋化因子受体。在同一个亚家族,一个受体可与多个趋化因子结合,同样,某些趋化因子可存在多个受体。一般情况下,炎症细胞可表达多种趋化受体,在趋化因子作用下,迁移至受损区介导局部炎症反应。如,单核/巨噬细胞可表达CCR1、CCR2和CCR5受体,主要被CCL类趋化因子募集;CXCL趋化因子结合CXCR1和CXCR2受体,以募集中性粒细胞为主。

正常情况下,肾脏表达趋化因子水平很低。在病理情况下,趋化因子表达明显上调。肾脏固有细胞如肾小球系膜细胞、足细胞、内皮细胞、肾小管上皮细胞及成纤维细胞受刺激均可表达炎性趋化因子。多种因素可调节趋化因子表达，包括生长因子（CTGF、PDGF、bFGF等）、病原相关分子（脂多糖等）、血管活性物质（Ang-Ⅱ等）以及高血糖。其中，TNF-α、IL-1β及ROS是主要的调节者，可通过NF-κB信号通路诱导趋化因子表达。另外，TGF-β介导的Smad2、Smad3信号通路活化也可促进MCP-1/CCL2表达，增加巨噬细胞浸润和促进肾脏纤维化。

肾脏纤维化浸润的炎症细胞以单核/巨噬细胞、淋巴细胞、树突状细胞和肥大细胞为主，尽管肥大细胞对肾脏纤维化的贡献价值仍存在争议，但这些炎症细胞在促进肾脏纤维化发生和发展中起重要作用。通常情况下，这些炎症细胞一方面释放炎症介质扩大炎症反应，一方面促进肌成纤维细胞增殖、活化和ECM生成，最终导致肾脏纤维化。可见，炎症细胞浸润是启动肾脏纤维化的早期事件，因此，趋化因子对炎症细胞的趋化效应显得至关重要。

MCP-1/CCL2是趋化因子CCL亚家族成员之一，其作用受体包括CCR2、CCR4和CCR10。巨噬细胞表达CCR2受体，MCP-1/CCL2通过与CCR2受体结合，介导巨噬细胞浸润，在肾间质纤维化发生发展中起重要作用。在UUO动物模型中，阻断MCP-1/CCL2或CCR2受体明显减少肾间质单核/巨噬细胞浸润，以及Ⅰ型胶原蛋白和TGF-β表达，延缓肾间质纤维化进程。目前，关于MCP-1/CCL2-CCR2轴的促肾间质纤维化作用，已在动物研究中得到广泛证实。

Fractalkine/CX3CL1、CCL21、CXCL16等趋化因子也参与肾脏纤维化的发病机制。在缺血再灌注肾损伤模型中，阻断趋化因子fractalkine/CX3CL1或其受体CX3CR1可减少巨噬细胞浸润、PDGF-B表达和减轻肾脏纤维化程度。在去氧皮质酮（DOCA）诱导的高血压肾病动物模型中，消除CX3CR1基因后肾脏纤维化明显缓解，其主要通过减轻巨噬细胞浸润、抑制促纤维化因子TGF-β表达和ECM生成等环节发挥作用。在多种慢性肾脏病患者的肾活检标本中亦可检测到表达升高的fractalkine/CX3CL1。此外，CX3CL1还可能作为提示狼疮性肾炎患者活动期的标志物。CCL21趋化因子可通过募集骨髓来源的纤维细胞促进肾脏纤维化进展。骨髓来源的纤维细胞是构成肌成纤维细胞的来源之一，它们在趋化因子的作用下，迁移到肾脏病变部位，分化成肌源纤维细胞，参与肾脏纤维化。骨髓来源纤维细胞也表达CCR7，后者在配体CCL21的作用下，诱导这些纤维细胞在肾间质浸润。在UUO动物模型抗体中和CCL21或消除CCR7基因的小鼠肾间质纤维化程度减轻50%。新的研究发现，CXCL16与CXCR6受体作用也可募集骨髓来源的纤维细胞促进肾脏纤维化进展。此外，其他趋化因子如CCL3、CCL10、CXCL12等也可能参与介导肾小球硬化和肾间质纤维化的发生。值得注意的是，近期发现双阻断CCL2和CXCL12后对肾脏纤维化的抑制作用更明显，证实多靶点治疗肾脏纤维化的有效性。多靶点治疗将可能成为今后关注的方向，为治疗肾脏纤维化提供更有效的方法。趋化因子CCL3和CCL5具有介导T细胞和巨噬细胞浸润而促进肾脏纤维化的作用，它们拥有共同的受体CCR1和CCR5。因此，拮抗CCR1和CCR5受体，理论上均可减缓肾脏纤维化进展。研究也发现，在UUO模型中拮抗CCR1可减轻肾脏炎症细胞浸润和肾间质纤维化程度。然而，在新月体肾炎小鼠模型中，消除CCR5基因却加强了CCL3/CCL5-CCR1受体信号轴，后者介导Th1细胞募集反而加重肾损伤。对DOCA/盐诱导的高血压肾损害和Ang-Ⅱ诱导的肾损害模型研究结果也支持这一观点，即敲除CCR5基因并未减轻肾脏损伤。这些研究提示，对于肾脏

CCR5也可能是一个保护性的趋化受体，同时说明趋化因子在肾脏纤维化中作用的复杂性。

3.活性氧簇

活性氧簇（reactive oxygen species，ROS）主要是由带非配对电子的分子组成，如超氧阴离子（O_2^-）0H及NO，或者是一些具有氧化能力但没有电子的分子，如过氧化氢（H_2O_2）等。ROS的产生有多种途径，包括黄嘌呤氧化酶（xanthine oxidase）、脂氧酶（lipoxygenase）、髓过氧化物酶（myeloperoxidase）、线粒体呼吸链氧化酶、解耦联一氧化氮合酶（uncoupled nitric oxide synthase）以及NADPH氧化酶途径，这些酶通过传递电子给氧分子，使其生成O_2。当ROS产生过多，超过抗氧化物质的清除作用时，将导致氧化应激的发生。大量的ROS生成可直接导致大分子物质损伤，如蛋白质、脂质、糖类以及核酸等；还可以作为信号转导分子，启动一系列下游信号机制导致细胞损伤。

ROS被认为是介导多种慢性肾脏病发生发展的重要机制，如糖尿病肾病，增生性肾小球肾炎，IgA肾病，高血压性肾损害以及肾脏纤维化等。它可发挥多种细胞生物效应介导纤维化发生，包括肥大、迁移、增殖、凋亡和ECM生成。另外，新的研究表明，ROS还可促进成纤维细胞表达α-平滑肌肌动蛋白（a-smooth muscle actin，α-SMA），使其活化转变为肌成纤维细胞，促进纤维化发生。NADPH氧化酶来源的ROS是介导糖尿病肾病进展的重要机制，其中以Nox4的作用最为重要。1型和2型糖尿病小鼠，应用反义核酸拮抗Nox4后，ROS和纤连蛋白生成明显减少，从而减轻肾小球硬化。多种因素或激活物可活化NADPH氧化酶导致ROS产生，如TGF-β、Ang-Ⅱ、高糖、TNF-α、PDGF、氧化型低密度脂蛋白、胰岛素样生长因子、VEGF、醛固酮和白蛋白等。高血糖和Ang-Ⅱ均可活化肾内的三种Nox亚基（gp91phox/Nox2，Nox1和Nox4），介导超氧阴离子和H_2O_2的产生，其中Nox4介导的ROS还具有促进成纤维细胞活化的作用。TGF-β可通过Nox4介导的氧化应激机制，促进肾间质成纤维细胞表达α-SMA，使其活化生成肌成纤维细胞；Nox4介导的ROS也是高血糖和Ang-Ⅱ促进肾小球系膜细胞表达α-SMA和系膜基质生成的重要机制。值得注意的是，对DN模型的研究证实，Nox4具有促进DN肾小球硬化的作用；TGF-β诱导的细胞水平研究表明，Nox4具有潜在促肾纤维化的作用。然而，最新的这项研究表明Nox4具有抗肾间质纤维化的作用。在UUO模型中，敲除Nox4基因反而促进了肾小管上皮细胞凋亡和肾脏纤维化进展，认为Nox4的这种肾保护效应可能与其具有促进肾小管上皮细胞存活作用有关。

ROS可活化酪氨酸激酶，丝/苏氨酸激酶，磷脂酶（如磷脂酶C、磷脂酶A2）或钙依赖的多种信号通路。在不同细胞种类或不同的刺激作用下，ROS介导的下游信号机制有所区别。TGF-β介导的ROS信号机制为：TGF-β通过Nox4介导ROS产生，使ERK1/2磷酸化，促进肾间质肌成纤维细胞活化和ECM生成，介导肾间质纤维化；TGF-β介导的ROS可使依赖钙调磷酸酶的NFAT（nuclear factor of activated T cell）活化，促进肾小球系膜细胞外基质生成，介导肾小球硬化发生。高血糖和Ang-Ⅱ介导的ROS信号机制为：高血糖和Ang-Ⅱ通过Nox4介导ROS产生，促进肾小球系膜细胞表达α-SMA和系膜基质生成；Ang-Ⅱ可通过Nox4诱导ROS，激活下游信号ERK1/2，还可激活Pyk-2/SrC/PDK-1，后者可活化Akt/PKB或p70（S6K）信号，最终促进肾小球系膜细胞体积增大和纤连蛋白等ECM产生；还可通过ROS介导的p27（Kipl）信号机制导致肾小管上皮细胞损伤和凋亡。

此外，ROS可直接导致蛋白质、脂质、糖类以及核酸等机体内大分子物质结构发生改变，生成氧化产物，如氧化蛋白终末产物（advanced oxidation protein product，AOPP），脂质过氧化终产物（advanced lipoxidation end product，ALE）和AGE等。这些氧化产物如AOPPs不但可作为氧化应激的标志物，还可作为致病因素导致肾组织损伤。

4.凝血纤溶系统

凝血纤溶系统属于血浆来源的重要炎症介质，参与了肾脏纤维化的进程。纤溶系统的活化依赖于组织型纤溶酶原激活物（tissue plasminogen activator，tPA）和尿激酶型纤溶酶原激活物（urokinase plasminogen activator，uPA）两大关键蛋白酶，它们可使纤溶酶原生成活性形式的纤溶酶（plasmin）。纤溶酶通过降解纤维蛋白生成纤维蛋白降解产物，发挥溶解血栓、增加血管通透性的作用。这些蛋白酶的活性又受到内源性抑制剂的调控，如a-巨球蛋白可抑制纤溶酶的活性，而tPA和uPA的活性受到纤溶酶原激活物抑制物-1（plasminogen activator inhibitor-1，PAI-1）、PAI-2的抑制。研究显示，PA、PAI-1及纤溶酶在肾脏纤维化中发挥重要调控作用。

tPA是一种丝氨酸蛋白酶，可使纤溶酶原转变为活性形式的纤溶酶，以降解血栓中的纤维蛋白成分。活化的纤溶酶也可降解多种ECM成分，如胶原蛋白、纤连蛋白等，还可活化基质金属蛋白酶（MMP）；这样，纤溶系统和MMPs家族共同构成调控细胞外基质降解的两个重要系统，参与ECM代谢平衡的调节。通常认为，纤溶系统的活化可促进ECM降解、细胞外堆积减少，从而减轻肾脏纤维化进程；反之，抑制纤溶系统，ECM降解减少堆积增多，而促进肾脏纤维化进展。tPA可通过活化纤溶酶和MMP，促进ECM降解和减少堆积而发挥抑制肾脏纤维化作用。近年来对tPA的研究有了新的认识，tPA

除了具有蛋白酶活性外，还可与细胞膜受体结合，实现跨膜信号转导，启动相应基因转录，发挥类似细胞因子的功能；并且认为tPA的促纤维化作用与该细胞因子功能有关。总的来说，tPA在肾间质纤维化中发挥促纤维化效应，但其作用机制较为复杂。一方面，利用其蛋白酶活性促进ECM降解，减轻肾间质纤维化；转录后激活肝细胞生长因子（HGF），后者可拮抗TGF-β而抑制肾脏纤维化进展，发挥肾保护作用。另一方面，tPA通过与细胞膜受体LRP-1结合，促进MMP-9表达以及成纤维细胞的活化、增殖和存活，介导肾脏纤维化的发生，而这一过程并不依赖于其丝氨酸蛋白酶活性。值得注意的是，在新月体肾炎及系膜增生性肾小球肾炎动物模型中，tPA利用其丝氨酸蛋白酶效应，通过降解肾小球系膜细胞外基质，延缓肾脏病进展，发挥了肾保护作用。tPA的这种矛盾作用，可能与不同疾病模型或是疾病不同阶段有关，甚至有可能因肾小球与肾间质病变部位的不同，导致tPA功能的差异。

PAI-1作为tPA的内源性抑制分子，被认为是一个重要的促纤维化因子，在多种肾脏病模型中起病原作用。PAI-1除可通过抑制tPA活性减少ECM降解外，还可促进巨噬细胞募集和成纤维细胞活化，甚至直接调节TGF-β表达，发挥促肾脏纤维化作用。正常肾组织几乎不表达PAI-1，当肾脏受损时，PAI-1表达显著上调。PAI-1的表达受经典的促纤维化因子TGF-β和Ang-Ⅱ的调节。近期发现，TGF-β介导的PAI-1基因转录受经典的Wnt/β-catenin信号调节，后者是促进肾脏纤维化发生发展的重要信号机制之一，可诱导纤连蛋白、Snail1、Snail2等重要促纤维化基因表达。其中，Snail1和Snail2是公认调控EMT的关键因子。UUO模型研究显示，小分子拟肽类物质ICG-001特异性阻断β-catenin介导的靶基因转录后，有效地减轻了肾脏纤维化程度。因此，抑制β-catenin信号有可能作为抗肾脏纤维化的治疗靶点。

纤溶酶作为tPA和uPA的下游物质，可活化MMPs和降解ECM。理论上，纤溶酶通过促进ECM降解发挥抑制肾脏纤维化作用。在UUO动物模型中，消除纤溶酶原基因后，肾脏纤维化程度没有加重，反而明显减轻，提示纤溶酶也发挥促纤维作用，这和tPA的促纤维化作用相似。纤溶酶的这种促纤维化作用并不依赖于对ECM代谢调控作用，而是与转录后激活TCF-β有关；此外，纤溶酶还可通过受体介导的方式，促发细胞内信号转导，启动相关基因表达，促进肾脏纤维化进程。例如，纤溶酶与蛋白酶活化受体-1（protease activated receptor-1，PAR-1）结合，活化ERK1/2信号，诱导EMT促进肾脏纤维化。在UUO动物模型中，消除uPA基因后肾脏纤维化病变并未受到影响，与uPA有关的多种因子，包括PA、PAI-1以及其受体uPAR（urokinase plasminogen activator receptor）水平也没有明显变化，说明uPA在肾脏纤维化中的作用并未显得那么重要。值得注意的是，uPAR基因敲除后，反而加重了UUO动物模型的肾脏纤维化病变，uPAR的这种肾保护作用可能与保护性因子HGF表达上调有关。

5.补体系统

补体作为机体天然免疫防御的重要组分，不仅可以抵抗病原微生物的感染，还可清除抗原抗体复合物和凋亡细胞，维持机体免疫内稳状态。病理情况下，补体活化过程中生成的多种裂解片段还具有炎症介质作用，通过与细胞膜相应受体结合而介导炎症反应。在免疫介导的多种肾小球病中，补体活化是导致肾小球损伤的重要机制，促进肾小球系膜细胞外基质生成介导肾小球硬化；另外，补体活化也在肾小管间质发生，它们介导了肾小管上皮细胞损伤和进一步的肾间质纤维化。

多种肾小球疾病由免疫机制介导。肾小球沉积的免疫复合物通常存在两种来源，一种是循环中的抗原抗体复合物在肾小球沉积介导的循环免疫复合物；一种是循环中的抗体与肾小球内抗原反应介导的原位免疫复合物。两种类型的免疫复合物均可激活补体系统，最终在细胞膜上形成C5b-9，介导细胞的溶解效应，导致肾小球损伤。另外，补体活化中产生的补体片段，通过与细胞膜相应受体结合也介导多种肾小球损伤机制。免疫复合物沉积部位不同，其损伤机制也存在差异。

免疫复合物在肾小球上皮侧沉积，激活的补体系统主要通过C5b-9引起的足细胞病变导致肾小球损伤。以特发性膜性肾病为典型代表，膜性肾病的肾小球很少见到炎症细胞浸润，这可能是由于肾小球基底膜（GBM）将上皮侧复合物和循环血流阻隔开，致使活化的补体片段不能通过GBM发挥炎症介质样作用。因此，C5b-9引起的足细胞损伤是膜性肾病出现大量蛋白尿的重要机制。C5b-9可通过多种机制导致足细胞损伤，如C5b-9直接损伤足细胞DNA，介导凋亡；使足细胞活化，产生大量的ROS和脂质过氧化物；还可介导足细胞骨架蛋白及裂孔膜蛋白的改变，导致足突融合和蛋白尿发生。而足细胞损伤一直被认为是肾小球病变进展和导致FSGS的关键始动因素，通常认为，足细胞凋亡和损伤脱落可使GBM裸露，大量的GBM裸露促进GBM与肾小球囊壁粘连进而促进肾小球硬化发生。此外，足细胞损伤引起的蛋白尿是慢性肾脏病进展的重要因素，蛋白尿可造成肾小管上皮细胞损伤促进肾间质纤维发生。因此，补体活化介导的足细胞损伤是导致肾小球硬化和疾病进展的重要因素。免疫复合物在内皮下和系膜区沉积，补体活化通过终末产物C5b-9和活化产生的补体片段共同导致肾小球损伤。C3a、C3b和C5a介导的肾小球损伤，C3a和C5a促进中性粒细胞和单核细胞在肾小球的浸润，后者释放炎症介质和溶酶体酶，进一步损伤肾组织；C3b还可上调内皮细胞的黏附分子表达，促进炎症细胞的黏附和迁移。C5b-9通过介导肾小球内皮细胞和系膜细胞损伤和凋亡，促进系膜细胞增生和系膜外基质生成，促进肾小球硬化发生。

补体活化不但介导肾小球损伤，在肾小管上皮细胞也检测到活化补体成分，这些补体也通过多种机制促进肾小管间质纤维化进程。对于肾小管上皮细胞表面的补体活化，蛋白尿是重要的始动因素。在多种肾脏疾病导致的肾病综合征患者尿液中，可检测到补体活化成分C5b-9，其含量与蛋白尿程度成正相关，即蛋白尿程度越重，尿中C5b-9含量就越多，尤以非选择性蛋白尿显著。动物研究表明，在UUO、STZ诱导的糖尿病以及环孢素（CsA）介导的三种肾脏病模型中，在没有发生蛋白尿的情况下，消除C6基因（即不能形成C5b-9膜攻击复合物）并没有改善肾间质纤维化病变，说明在没有蛋白尿的肾脏病，C5b-9并没有介导肾小管间质病变的发病机制，提示蛋白尿是促进肾小管上皮细胞补体活化的重要因素。蛋白尿促进补体活化存在三种可能的机制：①蛋白尿中已经存在的C5b-9插入到肾小管腔细胞膜，导致肾小管上皮细胞活化和损伤；②肾脏固有细胞如肾小球内皮细胞、系膜细胞和肾小管上皮细胞均可表达补体成分C3，因此蛋白尿促进肾脏来源的补体在肾小管腔活化；③血浆来源的蛋白尿中含有的补体成分在肾小管上皮刷状缘启动活化。

在肾小管上皮表面补体活化形成的C5b-9可直接导致肾小管细胞损伤，可促进炎症介质如IL-6和TNF-α等释放诱导局部炎症反应，还可诱导肌成纤维细胞和巨噬细胞在肾间质的募集和浸润，从而促进肾间质纤维化进展。此外，补体活化产生的C3a和C5a在诱导肾间质损伤和肾纤维化中也发挥重要作用。C3a和C5a分别与小管上皮细胞膜上C3a受体和C5a受体结合，诱导肾小管上皮细胞产生ROS和促纤维化因子TGF-β，促进肾纤维化进程；C3a还可使肾小管上皮细胞E-钙黏蛋白（E-cadherin）表达下调，α-SMA表达上调，以及产生Ⅰ型胶原蛋白，促进EMT发生。

第二节　纤维化相关通路

肾纤维化的发生机制非常复杂，许多信号通路直接或间接参与了这一过程。

一、TGF-β/Smad信号通路

TGF-β是TGF-β超家族的主要成员，具有多种生物学活性，在早期胚胎发育、肿瘤形成、组织纤维化、炎症反应、免疫反应等过程中发挥着重要作用。TGF-β作为一个多效的细胞因子，是调控肾脏纤维化的关键因子。其作用主要包括趋化和活化炎性细胞，介导肾小管上皮细胞间充质转化，以及刺激细胞外基质蛋白的合成、降低基质金属蛋白酶的活性和增加蛋白酶抑制剂的合成来促进细胞外基质的沉积。Smad通路是由TGF-β介导的经典通路，Smad蛋白是迄今发现的唯一已被证明的TGF-β受体细胞内激酶底物，介导TGF-β的胞内信号转导。TGF-β/Smad信号通路是形成肾脏纤维化的主要的最终共同通路。

目前TGF-β及其下游Smad2和Smad3依赖的信号转导通路已经被公认为促进肾脏纤维化的关键环节。TGF-β-Smad2/Smad3信号通路参与了上皮细胞、内皮细胞、平滑肌细胞胶原的生成。在动物和人纤维化的肾脏中Smad2和Smad3高表达，但Smad2和Smad3在肾脏纤维化中的作用不完全相同。Smad2调控E-cadherin的丢失，而Smad3调控α-SMA的表达。多种与纤维化有关的基因都是TGF-β/Smads信号的下游靶基因。

TGF-β/Smads信号通路主要通过影响肾小管上皮细胞向间充质细胞转化（EMT）、ECM沉积、肾脏炎症反应等促进肾脏纤维化。Smad7的高表达可以减轻肾小管的EMT和间质纤维化，Smad7可以抑制TGF-β对Smad2和Smad3的激活，同时肌成纤维细胞的增殖和胶原的生成也受到明显的抑制。研究还发现Smad7尚可抑制炎症因子、趋化因子及黏附分子的聚集。

TGF-β/Smad信号通路在肾纤维化中主要作用包括：

1.肾小管上皮细胞向间充质细胞转化（EMT）

多种研究表明在肾脏损伤过程中肾小管上皮细胞可转化为成纤维细胞或肌成纤维细胞，这一过程称为EMT。肌成纤维细胞分泌ECM，是疾病进展过程的标志。EMT受多种细胞因子、生长因子、激素及细胞外信号等多种方式调节。而TGF-β/Smad就是调节EMT的一条重要的信号转导通路。许多证据表明，Smad3在肾脏的EMT过程中发挥重要的作用。其将肾小管上皮细胞中Smad2或Smad3基因敲除后，可延缓由Ang-Ⅱ引起的EMT过程，从而抑制纤维化的发生，Smad信号通路在肾小管上皮细胞向肌成纤维细胞转分化的过程中起关键作用。

2.TGF-β/Smad信号通路影响ECM沉积

TGF-β/Smad信号通路对ECM的影响主要表现在以下几个方面：①刺激成纤维细胞分泌ECM，如Ⅰ、Ⅲ、Ⅳ型胶原和非胶原糖蛋白等；②通过抑制多种ECM降解酶如基质金属蛋白酶（MMP）、纤溶酶原激活物的活性，刺激金属蛋白酶组织抑制物和纤溶酶原激活物抑制剂-1的活性，从而抑制ECM降解；③刺激肾小管上皮细胞转分化为肌成纤维细胞；④增加ECM受体如整合素的表达，从而增加ECM与细胞的相互作用。

3.肾脏炎症反应

肾脏炎症细胞浸润是肾脏疾病的特征之一，许多研究表明炎症细胞的浸润程度与病变程度密切相关。肾纤维化也涉及多种炎症反应，可有多种肾脏细胞的活化、炎症细胞浸润和细胞凋亡等。肾脏受到损伤后，局部组织黏附分子表达增加，从而募集循环中的炎症细胞如单核/巨噬细胞、中性粒细胞、淋巴细胞等到达肾脏。这些炎性细胞释放大量的细胞因子，刺激成纤维细胞变成肌成纤维细胞，合成ECM，进而促进肾纤维化。研究表明，肾脏固有细胞不仅是受损的靶细胞，而且可以通过细胞活化生成多种细胞因子、生长因子而参与疾病的发展。近年来研究发现，$TGF-\beta_1-Smad$ 信号转导通路作为促进肾脏间质纤维化重要核心机制还参与了肾脏炎症反应，Smad7的过度表达起着重要的抗炎作用。过度表达的Smad7能以时间-剂量依赖的方式直接上调 $NF-\kappa B$ 的抑制因子 $I\kappa B\alpha$ 的表达，从而抑制了炎症因子IL-1和 $TNF-\alpha$ 诱导的 $NF-\kappa B$ 的激活和促炎症反应，这被认为是Smad7抗炎作用的核心机制。损伤刺激常常是发生肾纤维化的另一始动因素。损伤刺激引起肾脏局部固有细胞活化，释放大量化学趋化因子和调节活化正常T细胞分泌因子等，在整合素、选择素等参与下，招募循环中免疫细胞如巨噬细胞等浸润至受损组织。有研究表明，巨噬细胞组织间隙内浸润标志着进展性肾脏疾病的开始，肾纤维化程度与巨噬细胞数量有关，巨噬细胞的浸润加剧了肾纤维化的进程。内皮素（ET）是强效的炎性介质，能促进炎性因子和ECM的产生，抑制系膜细胞基质金属蛋白酶的合成和活化，降低ECM降解，促进肾间质成纤维细胞增生。肾脏组织中的氧化与抗氧化的关系失去平衡也会造成炎症反应，蛋白质的氧化修饰产物不仅是氧化应激的标志物，而且其本身也是一种强效促炎症因子，能与细胞表面晚期糖基化终产物受体结合，活化血管内皮细胞还原型烟酰胺腺嘌呤二核苷酸磷酸氧化酶，激活氧化还原反应敏感的细胞内信号传递途径，从而诱发血管组织的炎症和氧化应激反应。

二、p38 MAPK信号通路

有丝分裂原活化蛋白激酶（MAPK）级联是细胞内重要的信号传导系统，它参与细胞外信号从表面传导到细胞内部的过程，为细胞内信息传递的共同通路。MAPK是细胞质内重要的信号转导酶，其亚基至少有四类，包括细胞外信号调节激酶（ERK）、C-Jun氨基酸激酶（JNK）、ERK5/BMK1（big MAPK1）及p38 MAPK。p38 MAPK信号通路主要参与应激条件下细胞的生长、发育、分化及凋亡、免疫调节、细胞转分化、炎症反应等过程。越来越多的证据表明p38 MAPK信号通路是参与肾纤维化过程的重要媒介。

p38 MAPK信号通路在肾脏纤维化中的作用主要通过与TGF-β联系，参与Ang-II的促纤维化作用以及促进肾脏固有细胞转化而完成的。研究表明p38 MAPK可能是TGF-β系统的一个下游通路，可介导其导致的肾小管上皮细胞凋亡及肾小球硬化。TGF-β能通过活化p38 MAPK而诱导肾小球系膜细胞前胶原I的合成，p38抑制剂能抑制TGF-β对纤维连接蛋白（Fibronectin，FN）的上调作用，提示p38 MAPK在TGF-β诱导的ECM合成中起到重要作用。TGF-β刺激系膜细胞（mesangial cells，MCs）分泌纤维连接蛋白（FN），且TGF-β可呈剂量依赖性诱导MCs内p38的表达。由此推测TGF-β可活化p38，而p38可能通过诱导MCs中TGF-β生成增加，而使其自身的p38持续活化，从而进一步促进肾纤维化的形成。MAPK信号通路不但参与TGF-β的表达，而且介导了TGF-β的病理生理过程，从而导致恶性循环，最终致使肾脏纤维化。

Ang-II在肾脏损害中也起重要作用，如介导细胞增殖、分化和纤维化。Ang-II激活p38后，通过p38 MAPK途径调节组织固有细胞释放化学性趋化因子和黏附分子，促使巨噬细胞在肾组织炎症局部漫游，导致肾脏炎症与纤维化的发生。

细胞表型转分化与肾纤维化之间通过各种细胞因子、炎症介质而相互递进，p38 MAPK信号在此过程充当重要介质。研究表明，正常肾脏肾小球上皮细胞、内皮细胞、局部浸润的单核细胞等仅有微量的α-SMA表达。病理情况下，肾小球系膜细胞表达α-SMA增多，提示其由静止表型转化为增殖分泌表型。p38 MAPK在系膜细胞转分化过程中起重要作用，当p38 MAPK被特异性阻断剂阻断后，α-SMA的表达明显减弱。由此可见，p38 MAPK信号通路是介导肾脏固有细胞表型转化的重要途径。

三、Wnt/β-catenin信号通路

Wnt信号传导通路在调控细胞的黏附、迁移、生长、分化、凋亡等过程，上皮间质转化，胚胎发育，器官发生和维持细胞内环境稳定中发挥重要作用。作为与肾纤维化形成密切相关的信号通路，Wnt/β-catenin信号通路在肾小管上皮间充质转化及肾间质纤维化的发生发展中发挥着总指挥的作用。

目前证实Twist、E钙黏蛋白（E-cadherin）、fibronectin、基质金属蛋白酶（MMP-7）、α-SMA等与肾纤维化相关基因都受到Wnt/β-catenin信号通路的调控。如Wnt/β-catenin信号通路可以调节E-cadherin抑制转录因子snail的表达，Wnt/β-catenin通路激活可抑制snail磷酸化，增强snail蛋白水平和活性，下调E-cadherin表达，促进EMT发生。Wnt/β-catenin通路还可通过对MMP7表达的调节而参与肾小管间质纤维化进程。Wnt信号传导通路处于复杂的信号分子网络系统之中，其与多种因子和其他信号通路相互作用而共同调控肾脏纤维化。Wnt/β-catenin信号通路与TGF-β通路、PI3K/Akt通路、ILK相关通

路及Hedgehog通路等之间有重要的相互对话，共同促进EMT的发生和发展。TGF-β可促进Wnt蛋白的分泌，激活PI3K/Akt通路和ILK，直接磷酸化GSK-3β并抑制其活性而上调snail，降低E钙黏蛋白的表达，从而促进EMT的发生。在正常组织损伤修复及纤维化进程中Hedgehog通路也发挥重要作用，其靶基因Megalin属于低密度脂蛋白受体相关蛋白家族成员，可与Wnt结合形成复合物参与调控肾纤维化。另外有研究表明，Wnt通路在调节纤维化炎症反应过程中与Tol样受体及NF-κB通路也存在相互作用。

四、HIF信号通路

近年来，缺血缺氧在肾脏纤维化中的作用越来越明确，越来越多的证据表明，肾脏慢性缺氧损伤不仅是导致CKD进展的共同通路，也是导致肾小管间质损伤的始动因素。缺氧不仅损害细胞的能量代谢，还诱导相关基因的表达，导致肾组织结构破坏和功能丧失，其中缺氧诱导因子（hypoxia-inducible factor，HIF）信号通路成为缺氧性肾损伤的重要调控信号通路。

HIF-1是介导细胞适应缺氧的关键因子，具有多种生物学作用，通过调控多种靶基因而在肾脏间质纤维化发展过程中起着重要的作用。HIF信号传导促进肾间质纤维化的发生发展至少有三种机制，包括：①与TGF-β信号通路的协同作用。TGF-β在HIF调节缺氧反应过程中可以协同调控基因，HIF也可通过提高TGF-β信号而参与肾纤维化的发生，HIF-1和TGF-β信号之间存在相互作用。②HIF的激活使上皮细胞向间充质表型转化，从而促进肾纤维化的发生。在肾脏纤维化的小鼠模型中，敲除上皮细胞的HIF-1α基因，可减少已发生间充质转化细胞的FSP1表达、降解ECM。HIF还与TGF-β、Notch信号通路相互作用而促进EMT的发生。此外，缺氧还可上调胶原的表达，促进细胞外基质堆积。缺氧时 HIF 信号通路诱导肾上皮细胞的 collagen-1、PAI-2、TIMP-1、CTGF 表达增加，以及 MMP-2 减少而促使纤维化的发生。③炎症损伤。在缺氧条件下，HIF 对于免疫细胞发挥正常功能极其重要，因此，HIF 可能通过调节 CKD 患者肾组织中浸润的炎症细胞活性而导致肾脏损伤。

五、Notch 信号通路

Notch 信号通路是进化上保守的细胞间信号传播通路，它在肾脏发育、组织内环境稳态维持和肾组织修复过程中发挥着重要的作用。在多种肾脏疾病中，Notch 信号通路和蛋白尿、肾小球硬化、肾小管间质纤维化以及肾小球滤过率水平密切相关。

肾脏发育成熟后，Notch 信号通路在肾脏上皮细胞中鲜有表达，然而在肾脏损伤及纤维化过程中 Notch 信号通路的作用则十分明显。大量研究表明 Notch 信号通路及其相关基因在糖尿病肾病等多种慢性肾脏病及纤维化过程中高表达，且 Notch1 的表达程度与肾脏纤维化、肾小球滤过膜病变的程度成正相关。此外，Notch 还可诱导成熟足细胞凋亡、肾小管上皮细胞增殖和 EMT。持久活化的 Notch 诱导上皮细胞失活、增殖或者不完全分化，并伴随生长因子的产生，从而导致恶性循环，激活其他信号通路，最终导致肾小管间质纤维化（TIF）的发展。有研究提示 TGF-β 通路与 Notch 信号通路在肾间质纤维化过程中有相互作用，TGF-β 是 Notch 配体 Jagged1 表达的有效调节器。在急性肾损伤和肾小球疾病中，Notch 信号通路也发挥着重要的作用。Notch 可直接调控 EMT 关键分子如 Snail 和 Slug 而参与肾脏纤维化。此外，Notch 还可以诱导胶原沉积、平滑肌肌动蛋白转录以及促进巨噬细胞浸润。

六、CTGF信号通路

结缔组织生长因子（CTGF）参与细胞的增殖、迁移和分化，并可直接与TGF-β共同调节纤维化的发生，它在诱导和促进纤维化过程中起着关键的作用。研究发现CTGF在肾脏纤维化的发展过程中同样起着重要的调节和促进作用，如参与肾脏系膜细胞和固有成纤维细胞的激活、EMT和ECM的堆积等。

CTGF广泛存在于人类多种组织器官，如心脏、肺脏、肝脏、肾脏和结缔组织中，尤其在肾脏中含量最高。在生理状态下，肾脏多种细胞中CTGF均有少量表达，而在病理状态下，有研究发现，在肾小管间质纤维化时，CTGF在ECM的沉积和降解过程发挥着重要的作用，提示CTGF与肾脏纤维化的发生密切相关。许多研究报道肾小管细胞发生EMT对肾脏纤维化有重要的作用，而CTGF也涉及了肾小管细胞EMT的过程。TGF-β上调CTGF基因表达先于α-平滑肌动蛋白、纤连蛋白和纤维蛋白溶酶原激活抑制因子（PAI-1）的表达。TGF-β/CTGF和BMP-7/HGF是影响肾小管细胞表型的关键因子。CTGF可降低Smad7，从而增强下游的TGF-β诱导Smad2/3信号通路促纤维化的作用。CTGF还参与了Ang-Ⅱ诱导的肾脏病理过程。Ang-Ⅱ也可诱导HK-2细胞中CTGF的表达，与上皮-间充质转化、细胞周期停止和细胞肥大相关。近年来有报道称高血压诱导的血管和肾脏损害与CTGF基因表达增加有关，提示CTGF是Ang-Ⅱ的下游分子。糖基化终末产物（AGEs）依赖的通路在糖尿病肾病肾小管间质纤维化的发展过程中起着重要的作用，AGEs与RAGE结合会影响生长因子和细胞因子的表达，包括TGF-β和CTGF，从而调节各种肾脏细胞生长和增生。

七、NF-κB信号通路

NF-κB是一种具有多向性调节作用的核转录因子，受多种因素调节而被激活。NF-κB能与多种细胞基因启动子和增强子内含有10bp的κB敏感序列(5'-GGGRNYYYOC3',R=嘌呤,Y=嘧啶)结合,且绝大多数参与炎症反应的基因都是NF-κB依赖的,故复杂性是NF-κB信号通路的特征之一。NF-κB在各种因子相互作用的复杂网络中起着关键的调控作用,参与炎症、免疫反应、凋亡、细胞增殖和分化,调控多种基因的表达。NF-κB也参与了许多肾脏疾病发生发展过程,与肾间质纤维化、肾小球肾炎、糖尿病肾病等关系密切。

NF-κB基因多态性与多种肾脏疾病相关。蛋白尿、缺血再灌注、梗阻、脓毒症等均可激活肾小管细胞、足细胞及系膜细胞内NF-κB信号通路,导致肾小管受损以及肾小球缺血损伤。炎症是促进肾脏纤维化发生的重要因素,NF-κB可调节涉及炎症的诸多基因的表达,如促炎因子、酶和黏附分子,在肾脏损伤的炎症过程中起着关键的作用。NF-κB信号通路在肾小管上皮细胞中可被CTGF、Ang-II及醛固酮等激活。当肾小管上皮细胞受损时,NF-κB信号通路的激活可促进炎症因子的产生,如PAI-1、IL-1、IL-6、CCL2、CCL5及TNF-α。当NF-κB被抑制,在一定程度上可以减轻肾小管间质炎症。在肾脏疾病时,RAAS系统的抑制可能通过抑制Ang-II和(或)醛固酮介导的NF-κB的激活,但目前并没有直接抑制NF-κB用于肾脏纤维化治疗的报道。研究报道HIPK-2与NF-κB、Wnt/β-catenin及Notch信号通路相互作用可促进肾脏纤维化的发生。炭吸附剂AST-120的抗炎作用和延缓肾脏纤维化的作用可能是通过抑制NF-κB介导的间质炎症而实现的。

第三节　ECM合成和降解失衡

肾脏纤维化以细胞外基质(ECM)聚集和沉淀为主要特

征。发生纤维化的肾脏中，细胞外基质成分主要为Ⅰ型和Ⅲ型胶原蛋白及纤连蛋白；此外，还含有Ⅰ型胶原蛋白的残留片段、纤连蛋白铰链区变构体等。纤维化通常被认为是损伤愈合失调的结局，正常条件下，组织受损后启动修复过程，细胞外基质的合成和降解动态平衡完成重构，使得组织结构保持完整。而在肾纤维化过程中，受病理性机制影响，修复终止异常，细胞外基质的产生和沉积增加，交联程度上升，降解受抑制。这一过程可能持续数月甚至数年，最终导致脏器功能下降，甚至完全丧失。

一、ECM产生的细胞来源

肾脏间质的成纤维细胞是产生细胞外基质的主要来源。成纤维细胞是一种纺锤形的间充质细胞，广泛存在于人体的多个组织和器官，可以分泌多种细胞外基质成分，同时能合成各种蛋白水解酶，对于维持正常的组织结构非常重要。在不同的疾病和组织来源条件下，成纤维细胞呈现不同的表型。在肾脏纤维化中，成纤维细胞被激活，获得α-平滑肌肌动蛋白（a-SMA）表型，此时称为肌成纤维细胞，其具有增殖能力，并能够合成和分泌细胞外基质成分，如Ⅰ型和Ⅲ型胶原蛋白及纤连蛋白等。

关于成纤维细胞和肌成纤维细胞的来源，目前仍有争议。除了本身肾间质定植的成纤维细胞外，可能有以下细胞来源：

1.肾小管上皮细胞间充质转化（EMT）

肾小管上皮细胞能够通过EMT这一途径转化为肌成纤维细胞早已得到证实。然而。对于EMT在肾脏纤维化中的地位仍有争论。有学者发现尽管肾脏上皮细胞在体外能发生EMT，但是在Ang-Ⅱ诱导的肾纤维化动物模型及肾脏缺血再灌注模型中，肾小管上皮细胞不能表达或仅能弱表达a-SMA，且肾小管基底膜始终保持完整；同样地，在TGF-β诱导的肾纤维化动物模型中，上皮细胞并不能迁移穿越肾小管基底膜，不直接参与形成间质肌成纤维细胞。

2.内皮细胞间充质转化（EndMT）

与EMT类似，EndMT是内皮细胞逐渐丢失内皮细胞性标记，如血管内皮钙黏蛋白（vascular endothelial-cadherin），血小板-内皮细胞黏附分子-1（platelet endothelial cell adhesion molecule-1，PECAM）、Tie-1、Tie-2、血管内皮生长因子受体-1（VEGFR-1）、VEGFR-2等，获得间充质或肌成纤维细胞性标记，如α-SMA、成纤维细胞特异性蛋白1（fbroblast-specificproteinl，FSP-1）、纤连蛋白等的过程。在单侧输尿管梗阻（unilateral ureteral obstruction，UUO）、糖尿病和Alport病模型中，肾脏组织中的EndMT均获得证实。另有研究发现，以FSPI和α-SMA双标记的肌成纤维细胞中，5.8%为内皮细胞来源，而仅0.1%为肾小管上皮细胞来源，进一步证实EndMT可能在肾间质纤维化中起重要作用。

3.骨髓来源的肌成纤维细胞

近年来，研究人员在骨髓移植大鼠、骨髓嵌合体及转基因大鼠等模型中观察到肾间质中存在骨髓细胞来源的肌成纤维细胞，且这些细胞可参与肾间质胶原纤维沉积。另一方面，也有实验证实尽管骨髓来源的细胞可以到达肾间质，并表达α-SMA，但是它们并不能有效产生I型胶原蛋白，不能引起细胞外基质沉积，因此有学者认为它们对肾脏间质纤维化无明显意义。

4.血管周围细胞

除了上述来源，有学者提出在Ang-II诱导的肾脏纤维化动物模型中，肾间质肌成纤维细胞主要来源于血管周围细胞。此后，在梗阻性肾病动物模型中证实，血管周细胞是纤维化肾脏中肌成纤维细胞的主要来源。

在肾间质纤维化中，以上提到的这些肌成纤维细胞的多种来源并不互相排斥，在同一病理状态下，某些途径可共同作用，促进纤维化过程。例如，有学者报道在肾间质肌成纤维细胞中，36%来源于肾小管上皮细胞，12%系骨髓细胞来源，推测余下的细胞来源为肾间质固有成纤维细胞；另有研究显示急性肾脏缺血再灌注后纤维化有EndoMT和骨髓来源细胞参与。

二、调控ECM的信号通路

TGF-β/Smad是肾脏纤维化中的重要通路。TGF-β 超家族在胚胎发育、损伤愈合、化学趋性、细胞周期等过程发挥重要作用，成员包括各型TGF-β、激动素（actin）、抑制素（inhibin）、骨形态发生蛋白（BMP）等。TGF-β通过与Ⅰ型和Ⅲ型TGF-β受体（TβRⅠ和TβRⅡ）的作用，引起Smad2和Smad3磷酸化，后两者进一步与Smad4结合形成Smad复合物，进入细胞核内，通过调控下游成纤维基因，如Ⅰ型胶原α1（Col1a1）、Col1a2、Col3a1、Col5a2、Col6a1和Co16a3等的表达及其他促纤维形成的机制，激活促成纤维分子结缔组织生长因子（CTGF）和纤溶酶原激活物抑制剂；影响组织蛋白分解酶MIMP和组织金属蛋白酶抑制剂（TIMP）等；诱导EMT、EndMT的调控，促进肾脏间质细胞外基质积聚和沉淀。另一方面，Smad2和Smad3也可作用于Smad7，Smad7通过对TβRⅠ泛素化降解过程负性调节Smad2和Smad3通路。在5/6肾脏切除和UUO模型中诱导Smad7过度表达可减缓肾脏纤维化。

研究证实TGF-β能够激活Notch信号通路，促进Notch与Jagged-1、Jagged-2、Notch-1受体和Notch-4受体的结合。研究证实抑制Notch激活可显著降低TGF-β诱导的EMT过程；而在肾小管上皮细胞过度表达Notch1或Notch2，细胞外基质成分纤维连接蛋白（FN）和Col1a1转录和蛋白表达增加。在UUO模型中抑制Notch通路活性，可降低上述细胞外基质成分的表达。这些证据显示，Notch信号通路参与了肾脏细胞外基质合成与分泌的调控。此外，Wnt通路也可能在肾脏纤维化中发挥作用。在梗阻性肾病模型中，多个Wnt家族成员表达上调，肾小管上皮细胞质和细胞核内β-catenin聚集。在梗阻性肾病中拮抗β-catenin可以抑制肌成纤维细胞活化，下调SPF-1、Ⅰ型胶原和纤维连接蛋白表达，减少肾脏中的胶原蛋白成分，改善肾纤维化。最新研究显示，PTH可以通过Wnt/β-catenin信号通路诱导人肾脏近端小管细胞（HK-2细胞）的EMT过程，在此过程中Wnt4可能发挥巨大作用。

三、促进ECM合成与分泌的生长因子

1. CTGF

CTGF是细胞基质蛋白（CCN）家族的成员，在发育期和损伤修复期表达水平较高，可通过与多种受体、其他生长因子和蛋白酶作用对细胞外基质和细胞进行调控。TGF-β可有效诱导CTGF；此外，其他一些具有促成纤维特性的因子，如Ang-Ⅱ、内皮素、血栓素、糖基化终末产物等均是CTGF的刺激物。CTGF可以与TGF-β协同作用促进细胞外基质积累。研究证实，CTGF至少参与了一部分TGF-β对成纤维细胞增生、黏附和细胞外基质产生的调控机制。研究发现在系膜细胞中，CTGF上调转录因子TGF-β诱导早期基因（TIEG-1），后者抑制TGF-β/Smad2/3通路的负性调控因子Smad7的转录水平，从而加强TGF-β的促纤维化作用。CTGF一方面能够促进TGF-β与TβR结合，另一方面抑制对TGF-β/Smads通路有拮抗作用的BMP结合相应受体，加重肾脏纤维化。此外，CTGF可以直接参与细胞外基质调控的过程。它作为细胞基质蛋白，可以介导细胞外

基质与细胞的相互作用，并诱导成纤维细胞和系膜细胞分泌 I 型、Ⅲ型和Ⅳ型胶原、纤维连接蛋白等细胞外基质；CTGF还能够上调细胞表面整合素表达，加速细胞外基质蛋白的沉积和聚合。另外，在系膜细胞中CTGF通过对纤溶酶原激活物抑制剂 1（PAI-1）的诱导影响细胞外基质的降解。

2.血小板源生长因子

血小板源生长因子（PDGF）是多个器官纤维化过程的重要介导因子。在肾脏，它能够刺激成纤维细胞的复制、生长和迁移。PDGF-D在梗阻性肾病患者和动物模型中表达升高，纤维化的肾小管间质中可以观察到PDGF受体的水平上调。PDGF-B和PDGF-D介导肾小球肾炎中小球区域的细胞外基质累积，且PDGF-B能够促进肾小管间质的纤维化过程。在肾小球肾炎的动物模型中观察到PDGF-D抗体能够抑制肾脏纤维化，而PDGF-C则能够缓解梗阻性肾病模型的纤维化。

3.表皮生长因子受体

表皮生长因子受体（EGFR）信号通路介导很多细胞的基础功能，如增生、生长和分化等。在高血压肾脏损伤中，抑制EGFR有助于缓解肾脏纤维化。EGFR能够与Ang-Ⅱ相互作用，影响TGF-β介导的纤维化过程。Ang-Ⅱ可激活EGFR，诱导TGF-β信号转导；通过基因或药物方式拮抗EGFR后，TGF-β和Smad2/3表达降低，同时观察到 I 型胶原表达下降，纤维化减轻。在动物模型中研究发现过度表达EGFR的显性失活突变体，可减轻肾脏纤维化。

4.血管内皮生长因子

作为有力的促血管生成因子，血管内皮生长因子（VEGF）同样参与了肾脏纤维化。在多个肾脏疾病动物模型中输入VEGF能够减轻肾脏纤维化；拮抗VEGF会加重急进性新月体肾小球肾炎和系膜增生性肾小球肾炎大鼠的肾脏损伤。但是，有的研究观察到矛盾的结果，显示VEGF的中和性抗体有助于改善肾小球增生、5/6肾切除、糖尿病肾病模型的早期肾脏损伤。

四、ECM降解的调控蛋白酶

组织间质中细胞外基质往往被认为是在各种内源性蛋白酶作用下降解的。基质金属蛋白酶（MMP）是一类锌依赖内肽酶，有不同的底物特异性，受TIMP1-4的调控。最初人们认为MMP是肾脏纤维化的保护性因子，因为它们具有降解细胞外基质蛋白的能力。然而，MMP对于细胞外基质的调控却还有另一方面的作用，即它们能够裂解非基质底物、释放促成纤维化因子，从而促进肾脏纤维化。过去进行的试验得到了一些矛盾的结果，例如在糖尿病肾病模型中局部使用MMP-1干预可减少胶原蛋白含量。在Alport动物模型的进展期，通过药物抑制MMP-2、MMP-3、MMP-9，会加剧肾脏纤维化；但在疾病早期尚未有显著间质纤维化发生时进行干预，则可发挥保护性作用。另外，消除MMP的小鼠中并未观察到肾纤维化加重，肾小管上皮细胞内MMP-2的过度表达则可诱导肾小管间质纤维化过程。

TIMP是MMP的天然抑制物。TIMP-1基因缺失的动物模型中肾脏纤维化程度无显著改变，而其过度表达则促进衰老相关的纤维化。UUO小鼠消除TIMP-3后，MMP2活化上调，肾脏间质纤维化加重，Ⅰ型胶原蛋白的合成及沉淀增加，活化的成纤维细胞多，细胞凋亡上调，并伴随TNF-α升高。消除TNF-α可改善炎症反应和细胞凋亡，同时抑制MMP后，可进一步对抗肾小管间质纤维化。

纤溶酶（Plasmin）的活化来源于组织型纤溶酶原激活剂（tPA）或尿激酶型纤溶酶原激活剂（uPA），通过蛋白溶解作用从纤溶酶原裂解而来，受PAI-1的抑制。纤溶酶能够降解包括纤维连接蛋白在内的多个细胞外基质成分。纤溶酶在肾脏细胞外基质调控中的作用亦很复杂。研究证实，PAI-1能有效抑制纤溶酶，从而大幅降低细胞外基质降解，且肾小球内的纤溶酶活化水平与基质降解程度密切相关。tPA缺失的UUO模型中，局部MMP-9表达和EMT水平降低，肾小管纤维化下降，而uPA受体缺失小鼠中抗纤维化细胞因子肝细胞生长因子表达降低，伴随肾脏纤维化加剧。但是肾小管细胞Ang-Ⅱ可激活PAI-1增强子，小异质二聚体伴侣（small heterodimer partner，SHP）过度表达则抑制TGF-β/Smad3引起的PAI-1表达，阻断Ⅰ型胶原蛋白和纤维连接蛋白的表达。

综上所述，肾脏损伤后，引起炎症反应、炎性细胞浸润、肾脏间质的成纤维细胞或活化的肌成纤维细胞激活，成为细胞外基质的主要来源；TGF-β/Smads通路在调控中起重要作用，通过对下游促纤维化因子的基因调控发挥核心作用；多个生长因子独立或协同的调节细胞外基质成分的基因表达和基质蛋白合成；分泌到细胞外的基质成分之间若产生交联，将降低蛋白酶对基质的降解；各蛋白酶并不总是发挥促进细胞外基质降解的作用，而是在不同疾病条件下促进或拮抗纤维化。新的研究表明，细胞周期调控对于细胞外基质的产生也有重大影响。可见，肾脏纤维化中的细胞外基质调控是一个复杂的过程，涉及炎症反应、肾脏细胞周期调控、基质蛋白合成与分泌、在间质沉积、降解等多个环节。当基质产生和降解的过程失衡，引起细胞外基质生成分泌上升、在间质沉淀增加、蛋白降解下降，最终导致肾脏纤维化的发生和进展。

第四节　其他肾纤维化机制

一、肾脏微循环障碍

肾间质微血管（peritubular capillary，PTC）主要是指来自

出球小动脉并围绕肾小管分布的毛细血管网，为肾小管和肾间质细胞提供必需的氧和营养，对维持肾小管正常结构与功能具有重要作用。PTC的消失造成肾小管间质缺血、缺氧及营养障碍。缺氧可促进肾小管上皮细胞、间质细胞活化，分泌致纤维化细胞因子，并能直接调控纤维化相关基因，促进ECM的堆积。因此，PTC在肾间质纤维化进展中的作用受到越来越多的关注。

肾间质微血管病变的发生与体内促/抑血管生成因子的失衡有关。血管内皮生长因子（VEGF）是目前研究最多和最重要的促血管生成因子，能够促进血管内皮细胞增殖、血管形成，增强血管通透性，维持血管正常状态及完整性。肾脏中，VEGF主要由肾小球足细胞、集合管细胞和肾小管上皮细胞分泌。而VEGF受体则主要表达于肾小球内皮细胞、PTC内皮细胞以及肾小球前、后血管内皮细胞。此外，VEGF还可以诱导MMPs和间质胶原酶的表达，增加纤溶酶原激活物的表达和活性，从而参与肾间质的重塑。

缺氧是VEGF生成和表达的主要刺激因素。此外，生长因子和细胞因子如表皮生长因子（EGF）、TGF-β、PDGF、TNF-α、Ang-Ⅱ以及高糖血症、AGEs、蛋白激酶C（PKC）、ROS等都可以上调VEGF的表达。

血小板反应蛋白-1（thrombospondin，TSP-1）是内源性抑血管生成因子，具有抑制内皮细胞增殖，减少毛细血管生成的功能。肾组织中血管平滑肌细胞、内皮细胞、系膜细胞、间质成纤维细胞及肾小管上皮细胞等均可表达TSP-1。TSP-1能够激活TGF-β，从而产生强烈的促纤维化作用。所以，VEGF表达减少和TSP-1表达增高是造成肾间质毛细血管消失的两个重要因素。

综上所述，肾脏纤维化是一个复杂的、动态的病理生理学过程，与肾脏局部炎症、固有细胞激活、胞外基质形成密切相关。

二、线粒体病变

线粒体是细胞内一种重要的细胞器，是体内的"能量工厂"，其主要功能是合成三磷酸腺苷（adenosine triphosphate，ATP），产生能量。此外，线粒体还参与了细胞中许多的生物学功能，如产生活性氧（ROS）、传导细胞内信号、调控细胞凋亡等。线粒体病变对肾脏纤维化的发生发展发挥了重要作用。

线粒体病变介导系膜细胞增殖及细胞外基质（ECM）积聚。系膜细胞位于球内系膜区，是肾小球中最活跃的反应性细胞。以炎症为主的肾小球疾病在早期常伴有明显的肾小球系膜细胞增殖、系膜细胞异常增殖及其继发的炎症介质释放，ECM积聚是导致肾小球硬化，使肾小球疾病走向终末期的中心致病环节之一。氧化损伤在系膜细胞增殖及ECM积聚中发挥重要作用。系膜细胞内ROS的来源主要有线粒体（电子从转移链中漏出）、NADPH氧化酶、黄嘌呤氧化酶、环氧合酶、脂氧合酶、细胞色素P450氧化酶和一氧化氮合成酶等。在高糖环境下，人系膜细胞的线粒体呼吸链产生过量ROS，并同时伴有MnSOD活性、mtDNA拷贝数、膜电位和ATP生成的下降，ROS的积聚可激活NF-κB和活化蛋白-1（AP-1）并上调TGF-β_1表达，促进系膜细胞炎症及ECM分泌，引起系膜区ECM的积聚，从而导致肾小球的硬化。

线粒体病变介导血管内皮细胞损伤。肾脏是血管丰富的器官，肾小球毛细血管丛的完整性对维护肾小球滤过功能具有重要作用。肾小球内皮细胞，作为肾小球的固有细胞之一，被覆于肾小球毛细血管壁腔侧，有很多小孔，这些小孔大小不等且带有负电荷，对滤过分子具有选择性，是肾小球滤过膜的第一道屏障。肾小球内皮细胞还可黏附细菌和白细胞，修复基底膜，并有抗凝、抗血栓的作用。由于与血流直接接触，血流动力学异常、免疫炎症状态、大量的活性氧族、脂代谢紊乱、胰岛素抵抗等可首先攻击肾小球内皮细胞，造成损伤。若肾小球内皮细胞发生进行性损伤，则会对滤过膜的完整性造成影响，血浆蛋白、血细胞漏出；内皮细胞损伤后发生增殖或凋亡，可导致微血管闭塞，肾小球毛细血管功能的丧失，最终引起肾小球硬化。内皮细胞损伤是糖尿病肾病早期微量白蛋白尿产生的重要原因，研究发现，高糖可诱导肾小球毛细血管内皮细胞线粒体病变，表现为线粒体超氧阴离子产生显著增加、线粒体膜通透性转换孔开放及膜电位下降、呼吸链酶复合物Ⅰ活性和RCR降低，残肾大鼠模型是慢性进行性肾脏损伤的经典模型，以出现肾小球硬化和间质纤维化为基本病理改变。在残肾大鼠模型建造初期，肾小球毛细血管内皮细胞呈现增殖，肾小球毛细血管丛的长度和密度均有增加，存在"血管生成（angiogenesis）"现象。但随着残肾大鼠肾功能的不断恶化，内皮细胞增殖减弱，出现炎症、凋亡、炎症细胞黏附至内皮细胞、肾组织中NF-κB活性增强，TNF-α和TGF-β表达上调，并最终出现肾脏纤维化。最近研究发现TNF-α可通过线粒体途径诱导肾小球内皮细胞凋亡，后肾小球内皮细胞出现线粒体膜通透性转换孔开放、膜通透性增加，CytC进入细胞质，促凋亡蛋白Bak表达增加而抗凋亡蛋白Bcl-xL下降，C-肽可恢复线粒体酶复合物Ⅰ活性而阻断线粒体功能障碍，并减轻足细胞损伤。

线粒体病变介导肾小球足细胞损伤。足细胞两相邻足突之间的裂隙称为裂孔，直径约40nm，其表面覆盖着一层拉链状结构——裂孔隔膜（slit diaphragm，SD），是血浆蛋白滤过的最后屏障。裂孔隔膜的完整性是决定肾小球滤过屏障通透性的关键，而裂孔隔膜上的裂孔膜蛋白与蛋白尿的发生密切相关，大量证据表明nephrin、CD2AP和podocin形成的复合物将裂孔膜锚定于足细胞肌动蛋白骨架上，对于维持肾小球滤过屏障的正常功能发挥重要作用。2000年，DolerisLM首次报道了4例线粒体细胞病患者同时并发有局灶节段性肾小球硬化（FSGS），随后的研究表明线粒体病患者肾脏病理主要表现为FSGS。如线粒体基因A3243G突变患者肾组织病理改变中足细胞损伤尤其明显，出现足细胞线粒体大小及形态结构异常，线粒体肿胀，呈不规则外形，嵴增多呈板层结构，足细胞胞体变小，假小囊形成，足突融合，病理上表现为FSGS。在FSGS的实验动物模型（嘌呤霉素氨基核苷肾病）中也发现，肾组织中线粒体氧化磷酸化功能障碍、mtDNA拷贝数减少并出现突变、线粒体呼吸链酶复合物亚基表达下降，并出现足细胞凋亡。我们应用醛固酮灌注小鼠模型发现，线粒体病变是足细胞早期损伤的始发因素，在醛固酮灌注早期，小鼠出现蛋白尿及足细胞足突融合之前即有线粒体功能障碍，线粒体肿胀、嵴消失，ROS产生增加，线粒体膜电位、mtDNA拷贝数、ATP生成及酶复合物Ⅰ活性下降。SIRTI激动剂白藜芦醇、SIRT1或PGC-1α过表达均可通过阻断线粒体病变而减轻足细胞损伤。

　　线粒体疾病介导肾小管间质纤维化。正常肾小管上皮细胞具有旺盛的代谢活性和潜在的增殖能力，并能分泌多种细胞因子。在疾病状态下，肾小管上皮细胞对蛋白尿、炎症介质、缺血缺氧、中毒或葡萄糖等损伤刺激非常敏感，极易受到损伤。肾小管上皮细胞不仅是损伤刺激的靶细胞，也是积极主动的"参与者"，是肾组织炎症因子和ECM产生的主要来源。损伤的肾小管上皮细胞可发生表型转化，由上皮细胞表型转化为间充质细胞表型（EMT），分泌大量的炎症因子、趋化因子、促纤维化因子和基质蛋白，破坏正常的肾小管间质结构，形成肾小管间质的炎症和纤维化，线粒体基因突变除引起FSGS外尚可导致肾小管间质病变，出现肾小管间质炎症和进展性肾功能不全，肾活检提示慢性肾小管间质性病变，肾小管萎缩，肾间质纤维化，电镜下肾小管上皮细胞线粒体肿胀，形态异常，mtDNA耗竭可诱导线粒体功能障碍。低浓度的溴化乙啶（EtBr）在多种细胞中均可下降mtDNA拷贝数，诱导线粒体病变，这种作用是可逆的，当去除培养液中EtBr后，mtDNA可逐渐恢复。我们将体外培养的人近端肾小管上皮细胞（HK-2）暴露于EtBr诱导mtDNA耗竭来观察线粒体病变在肾小管上皮细胞损伤中的作用。结果发现，EtBr处理后肾小管上皮细胞均出现明显的线粒体功能障碍，并发生表型转化；去除EtBr暴露后线粒体功能及肾小管上皮细胞形态逐渐恢复正常。

三、肾素-血管紧张素系统

很长时间以来，人们已经认识到肾素-血管紧张素系统（renin-angiotensin system，RAS）在调节血压及水盐代谢等生理活动中具有十分重要的作用。肝脏产生的血管紧张素原（angiotensinogen）释放入循环后，在血浆肾素的作用下水解为血管紧张素 I，后者再被血管紧张素转换酶（angiotensin converting enzyme）转化为 Ang-II，而 Ang-II 是 RAS 系统最主要的效应分子，通过与靶细胞上的特异性受体结合，发挥多种生物学作用。近年来大量研究显示，肾脏局部也存在独立的RAS系统，病理状态下过度激活的肾脏局部 RAS 系统是导致肾脏病变进展至纤维化的重要因素。循证研究也表明，血管紧张素受体阻断剂（Angiotensin receptor blocker，ARB）或血管紧张素转换酶抑制剂（angiotensin converting enzyme inhibitor，ACEI）可以有效延缓慢性肾脏病进展。最近的一些研究还发现肾脏

RAS系统的其他组分如血管紧张素Ⅰ-7（Angiotensin I-7）、肾素/前肾素（受体）等在肾脏纤维化发生、发展过程也起着重要作用，进一步提示合理调控RAS系统的激活可能是肾脏纤维化防治的重要手段。

1. Ang-Ⅱ

Ang-Ⅱ是公认的RAS系统的最强效应分子。研究者发现通过灌注Ang-Ⅱ或利用转基因技术来提高动物体内Ang-Ⅱ的水平可以诱导肾脏纤维化；而降低Ang-Ⅱ水平或阻断其信号传导可以显著减缓甚或阻止肾脏纤维化的形成。这些结果强有力的提示了Ang-Ⅱ是RAS活化引起肾脏纤维化的重要介质。

近二十年来的研究使人们详尽地认识了Ang-Ⅱ导致肾脏纤维化的作用机制。一方面，Ang-Ⅱ可以直接通过影响肾脏的血流动力学来参与肾脏的生理、病理改变。Ang-Ⅱ可以直接引起肾脏出、入球小动脉及系膜区的收缩，从而降低肾小球的灌注。此外，Ang-Ⅱ还可以影响管球反馈机制的敏感性。在高血压大鼠模型上，有研究人员观察到慢性持续升高的Ang-Ⅱ可以阻断肾脏微血管的自身调节机制，从而降低机体对肾小球灌注压变化的代偿能力。另一方面，Ang-Ⅱ可以通过独立于肾脏血流动力学之外的机制参与肾脏纤维化。目前的认识主要有①Ang-Ⅱ直接刺激了肾脏局部的基质蛋白合成；②Ang-Ⅱ影响细胞外基质代谢，使基质降解减少，以致其在细胞外过度沉积；③Ang-Ⅱ促进肾脏细胞产生多种细胞因子、生长因子，从而级联放大损伤；④Ang-Ⅱ诱导或协同诱导多种肾脏固有细胞表型改变；⑤Ang-Ⅱ负性调节干细胞的更新及干细胞对肾脏损伤的修复。一些研究还发现表观遗传学及非编码RNA水平的调节也可能参与了Ang-Ⅱ的致纤维化效应。慢性灌注Ang-Ⅱ的子代小鼠的DNA甲基化水平明显增高，而过度的组蛋白乙酰化可见于Ang-Ⅱ诱导的高血压大鼠的血管平滑肌细胞。一些特异性的miRNA也被证实参与了Ang-Ⅱ诱导的肾纤维化。值得注意的是，这些非转录水平的调节机制都具有细胞特异性的特点，而这一特征极大地增加了开发以之为靶点的治疗策略的复杂性。

2. ACE

ACE在体内存在两种形式：①结合于细胞表面；②可溶性形式存在于体液中。结合形式的ACE主要发挥酶学作用，转化多种底物如Ang-Ⅰ、缓激肽（bradykinin）、Nacetyl-seryl-aspartyl-lysyl-proline（Ac-SDKP）等，从而通过直接生成致纤维化因子或降解内源性保护性因子来促进肾脏纤维化的过程。Metzger等报道血管紧张素转换酶在人类肾脏组织中主要表达于近端肾小管刷状缘，以及少量表达于血管内皮细胞。这些肾脏局部表达的ACE可以将循环而来或肾脏局部产生的9肽的血管紧张素Ⅰ，转化为强活性的8肽Ang-Ⅰ，直接损伤肾脏细胞。除此之外，血管紧张素转换酶还可以降解缓激肽（bradykinin）至激肽（kinin），而缓激肽被证实是一种内源性的抗纤维化保护因子。类似的，Ac-SDKP是存在于血液中的多能造血干细胞的天然抑制剂，也可以被ACE降解为无活性状态。近年来有研究提示Ac-SDKP具有直接的抗炎症、抗纤维化效应。

四、细胞凋亡

细胞凋亡（apoptosis）是机体在生长、发育和受外界刺激时，清除多余、衰老和受损伤的细胞以保持机体内环境平衡的一种自我调节机制。细胞凋亡又称程序性细胞死亡，系由局部生理性或病理性刺激引发的一种受基因调控的有序的细胞死亡过程。细胞凋亡过程包括4个阶段，即诱导启动、细胞内调控、实施和细胞的吞噬搬运。

肾脏固有细胞凋亡研究较多的是肾小管上皮细胞和肾间质成纤维细胞凋亡，下面主要介绍上述两种细胞凋亡与肾间质纤维化的关系。

1.肾小管上皮细胞凋亡与肾间质纤维化的关系

新近研究发现，诱导肾小管上皮细胞凋亡可促进RIF和肾小球硬化。IvicaGrgic等通过条件性基因敲除技术选择性活化肾小管上皮细胞上的类人猿白喉毒素受体，发现肾小管上皮细胞损伤能够启动炎症反应，促进修复，但反复的细胞损伤将产生不良修复，启动RIF，会出现肾小管细胞肥大和继发性肾小球硬化。另外，阻断肾小管上皮细胞凋亡可减缓RIF进展。在单侧输尿管结扎（unilateralureteralobstruction，UUO）诱导的RIF动物模型中，腹腔注射组蛋白乙酰化酶（HDAC）抑制剂TSA，在减轻RIF同时，显著抑制了肾小管上皮细胞凋亡。另有研究显示，$TGF-\beta_1$能够刺激梗阻性肾病中肾小管上皮细胞凋亡，以$TGF-\beta_1$中和性抗体或$TGF-\beta_1$抑制剂注射到梗阻性肾病小鼠体内，发现明显减轻肾小管上皮细胞凋亡，增加肾小管细胞增殖，RIF病变程度减轻。

2.肾间质成纤维细胞凋亡与肾间质纤维化的关系

研究显示，注射肝细胞生长因子（HGF），拮抗$TGF-\beta_1$，可促进肾间质肌成纤维细胞凋亡，减轻RIF。IekushiK等应用HGF转基因小鼠，Ang-Ⅱ注射4周建立肾间质纤维化小鼠动物模型。在HGF转基因小鼠中，Ang-Ⅱ诱导的肾间质纤维化明显减轻，肾间质肌成纤维细胞数目明显减少，HGF的中和抗体可阻断HGF的抗间质纤维化作用。HGF抗RIF的作用，与其下调$TGF-\beta_1$，降低Ⅰ型和Ⅳ型胶原mRNA水平和增加基质金属蛋白酶MMP-2和MMP-9表达呈正相关。同时发现，在Ang-Ⅱ注射的HGF转基因小鼠观察到大量肌成纤维细胞凋亡。

肾间质纤维化形成的分子机制主要分4个阶段，第一阶段是肾脏固有细胞的活化和受损，细胞凋亡机制的启动。第二阶段是促纤维化因子的释放。包括细胞因子、生长因子、血管活性因子和趋化黏附因子等。第三阶段是纤维化的形成。主要表现在基质蛋白合成增多，降解减少，导致基质蛋白在肾间质沉积。基质蛋白的降解主要受一些蛋白酶抑制因子的影响，如金属蛋白酶组织抑制因子和纤溶酶原激活抑制因子，它们可以使肾脏蛋白酶失去活性。第四阶段是肾脏结构和功能受损，主要是ECM在肾脏的沉积所致。此阶段肾小管周围毛细血管堵塞、有效肾单位大量减少、肾小球滤过率也进一步降低。研究证实，肾小管上皮细胞凋亡和坏死是肾小管间质纤维化的始动因素之一。当肾小管上皮细胞发生轻度损伤时，损害的区域可被完全修复而不伴有纤维组织的形成，但过度的肾小管细胞凋亡和坏死，可导致肾组织的不完全修复和肾脏纤维化。其机制在于凋亡或坏死的肾小管上皮细胞可分泌大量的前炎症细胞因子如IL-1，以及一些黏附分子如血管细胞黏附分子（VCAM）和细胞间黏附分子1（intercellular adhesion molecule- 1，ICAM-1）。单核细胞趋化蛋白和巨噬细胞趋化因子，可以诱导炎症细胞到肾小管损伤部位，加重损伤肾脏的细胞凋亡和坏死。在此过程中，巨噬细胞和中性粒细胞释放髓过氧化物酶，催化毒性的前氧化物质。另外，这些细胞也释放TNF-α和FasL，激活凋亡信号通路。凋亡信号通路的激活又可进一步促进细胞因子、生长因子、血管活性因子和趋化黏附因子的释放，调节细胞外基质蛋白合成增多，降解减少，导致基质蛋白在肾间质沉积，RIF形成。

五、细胞自噬

细胞自噬是指细胞胞质内大分子物质以及细胞器等成分被双层膜结构包裹后，运送至溶酶体内降解的过程，它是细胞内一种重要的物质降解途径。应激状态下，细胞通过自噬回收降解胞质成分，得以循环再利用并产生能量，为细胞的重建、再生和修复提供必需原料及能量。同时也能清除多余或者损伤的细胞器以适应营养环境改变，从而维持细胞稳态。与泛素－蛋白酶系统不同，细胞自噬主要降解长效蛋白。另外，自噬能够有效减轻细胞内有毒蛋白质累积，消除入侵的微生物以及参与抗原提呈，在细胞存活和死亡中发挥着重要的作用。

目前研究表明，自噬在肾间质纤维化中可能存在双重作用。一方面，肾小管细胞持续自噬能导致肾小管萎缩，进而促进肾间质纤维化；另一方面，自噬能降解肾小球系膜细胞中沉积的胶原，从而抑制肾间质纤维化。

细胞自噬在急性肾损伤中可能起保护作用。AKI过程中，肾小管细胞自噬发生在细胞凋亡之前，表明自噬可能是细胞对于应激的一种早期反应，而不是由细胞凋亡引起。尽管仍存在争议，通过药理学和基因工程手段来调节自噬的相关研究基本肯定了自噬对AKI中肾小管的保护作用，但其具体的保护机制目前尚不清楚。一般认为，细胞自噬可以清除错误折叠的蛋白质和受损细胞器，以维持细胞内环境稳定，从而防止细胞凋亡。ATG基因敲除小鼠模型的细胞自噬被阻断后，肾小管细胞内受损线粒体及异常蛋白明显累积，使之与野生型小鼠相比更易受损。有研究证实，自噬激活的信号通路可能干扰细胞死亡通路。此外，自噬还可以抑制有害的炎症反应，但自噬在AKI中对肾小管上皮细胞的保护作用机制仍有待进一步研究。

在慢性肾脏病中，自噬可能通过引起细胞形态、结构和功能改变以及参与肾间质病变，在慢性肾脏病发展过程中起重要作用。自噬对足细胞维持正常状态非常重要，与足细胞病变关系密切。自噬在膜性肾病和IgA肾病病理过程中也起到了一定作用。糖尿病长期存在的高血糖能导致各种组织细胞代谢异常，如糖基化终产物（AGEs）、活性氧簇（ROS）、非折叠蛋白累积进而诱导氧化应激和内质网应激增强，造成组织细胞损害。AGEs、ROS能增强细胞自噬，使细胞对应激做出适应性应答。反过来，细胞自噬可能通过清除积聚的AGEs、非折叠蛋白、受损细胞器和蛋白质来降低细胞应激，从而保护肾脏细胞功能。

第三章 肾纤维化的治疗进展

一、TGF-β_1单克隆抗体

大量研究证实，TGF-β_1是促进肾脏纤维化发生发展的关键因子，它能够刺激系膜细胞、肾小管上皮细胞以及肾间质细胞大量合成胶原纤维、纤维连接蛋白和层粘连蛋白，促使成纤维细胞增殖活化为肌成纤维细胞，从而促进ECM的聚集。因此，阻断TGF-β_1是防止肾脏纤维化最为有效的方法之一。目前已对多种抗TCF-β抗体（fresolimumab，LY2382770）、可溶性TCF-β受体以及TCF-B II型受体干扰RNA miR-211181、miR-192进行了动物实验和临床试验。Trachtman等利用TGF-β_1单克隆抗体（Fresolimumab，GC1008）对16名难治性原发性FSGS患者进行了1期临床试验，发现Fresolimumab能有效降低尿液总蛋白/肌酐比值和尿白蛋白/肌酐比值，且具有较好的安全性。另一种由美国礼来公司研发针对糖尿病肾病的TGF-β_1单克隆抗体（LY2382770）也已经进入2期临床试验，对于肾脏纤维化治疗具有作用。

二、DRI和MRA

RAAS抑制剂可以改善糖尿病诱导的肾间质纤维化，降低

纤维化生长因子的产生。RAAS抑制剂通过直接作用于近端肾小管上皮细胞来防止纤维化，并抑制高血糖诱导的生长因子的产生，从而抑制成纤维细胞的活化。血管紧张素转化酶抑制剂（ACEI）和Ang-Ⅱ受体拮抗剂（ARB）是目前治疗慢性肾脏病（CKD）最常用的药物，它们的抗纤维化作用是独立于降压作用之外的肾脏保护作用，但是ACEI和ARB的应用并不能完全阻断RAS系统，临床上也不能从根本上逆转肾脏纤维化的进展。近年来，直接肾素抑制剂（direct renin inhibitor，DRI）的发现为阻断RAS开辟了新的治疗途径，DRI可以直接阻断肾素与血管紧张素原结合的作用位点，从而在源头上起到阻断RAS的作用。研究显示，ARB联合Aliskiren治疗可以更为有效地降低UUO小鼠肾脏纤维化和炎症程度。在进展性纤维化COL4A3（–/–）小鼠模型中发现，Aliskiren对于肾脏的保护作用独立于抗血压作用之外。临床研究进一步发现Aliskiren治疗能显著降低CKD患者尿液中TGF-β_1的表达水平。Aliskiren等肾素抑制剂对于肾脏纤维化的临床应用仍需大规模的临床研究加以验证指导。

另一种利用盐皮质激素受体拮抗剂（MRA）强化RAAS阻断的方法引起了广泛关注。这些第3代MRA finerenone与类固醇MRA相比，具有更好的选择性和更高的抑制盐皮质激素受体的效力。临床数据显示，finerenone对肾脏和心血管的益处与通过抑制盐皮质激素受体过度激活而产生的强大的抗炎和抗纤维化作用有关。

三、SGLT-2和GLP-1

钠-葡萄糖协同转运蛋白2（SGLT-2）抑制剂和胰高血糖素样肽-1（GLP-1）激动剂是新型降血糖药物，还兼具肾脏保护作用。实验研究表明SGLT-2抑制剂可能具有抗炎和抗纤维化作用。在一项临床试验中，与格列苯脲治疗相比，Canagliflzin治疗确实能降低TNF-α、IL-6、MMP-7和FN1的水平，这表明Canagliflzin治疗有助于逆转与炎症、细胞外基质和纤维化相关的分子病理过程。

四、NLRP3炎性小体

多种药物可以作用于NLRP3炎性小体进而改善肾纤维化。二肽基肽酶-4抑制剂中的吉格列汀能通过减弱NLRP3炎性小体的激活，从而改善UUO诱导的肾纤维化。在阿奇霉素肾病大鼠模型中也显示了DPP-4可抑制NLRP3炎性小体的活性，从而减轻了肾间质纤维化。黄嘌呤氧化酶抑制剂别嘌呤醇通过减少NLRP3炎性小体的激活剂尿酸及ROS，从而下调CKD大鼠模型中NLRP3炎性小体的活化，延缓CKD的进展。目前，NLRP3炎性小体特异性抑制剂已应用于实验研究。其中，MCC950可有效降低高血压肾病小鼠模型的肾脏炎症、纤维化和高血压。

五、胞内酶抑制剂

肾脏纤维化这一病理过程是由多种胞内酶和多条细胞信号传导通路共同控制，交互影响，共同介导的结果。因此，寻找其中起主要作用的蛋白因子或受体并加以阻断将有助于延缓肾脏纤维化的进展。甲磺酸伊马替尼（imatinib mesylate）作为血小板衍化生长因子（platelet derived growth factor，PDGF）受体抑制剂可以抑制由PDGF介导的细胞行为。PDGF受体介导的信号传导通路参与了周细胞向肌成纤维细胞的分化，并且伊马替尼可以减轻UUO小鼠和缺血损伤再灌注小鼠两种模型周细胞的增殖以及肾间质纤维化程度。在一个开放性非随机对照临床试验中也发现小剂量伊马替尼对肾性系统性纤维化患者具有抗纤维化作用。雷帕霉素（sirolimus）是一种大环内酯类免疫抑制药，可以通过蛋白激酶mTOR（mammalian target of rapamycin）阻断T细胞及其他免疫细胞由G1期向S期的进程，从而发挥免疫抑制效应。在动物模型中发现，西罗莫司可以显著减轻糖尿病大鼠肾脏中ECM的堆积，且具有抗炎和保护足细胞的功能。JNK信号传导通路作为MAPK通路的一个重要分支参与了肾脏损伤的发生发展，抑制JNK激酶活性对于肾脏纤维化具有积极意义。目前JNK抑制剂CC-930已经进入特发性肺脏纤维化2期临床试验，最近的一项研究通过诱导自发性高血压大鼠糖尿病肾损伤，发现CC-930能够抑制肾脏巨噬细胞的浸润，但却未能改善肾脏纤维化程度。目前CC-930在肾脏中的报道很少，其对肾脏纤维化的治疗效果仍有待进一步研究。

蛋白酶体是一种存在于细胞质和细胞核内，具有多种蛋白水解功能的大分子复合物，它在承担细胞内蛋白质降解的泛素-蛋白酶体通路中起到催化作用。蛋白酶体降解途径对于诸多细胞进程，包括细胞周期、基因表达调控、氧化应激反应等均必不可少。蛋白酶体抑制剂是抗炎和肿瘤治疗的研究热点，近年来发现它可以通过促进细胞凋亡、抑制炎性反应、降低ECM生成等延缓肾脏纤维化的进程，因而在肾脏领域中引起关注。硼替佐米（bortezomib）作为一种新型高效专一的蛋白酶体抑制剂，目前用于治疗复发性和难治性多发性骨髓瘤。动物实验发现，腹腔注射硼替佐米可以显著降低阿霉素大鼠尿微量蛋白/肌酐，减轻肾小球硬化和肾间质纤维化的程度，从而为肾脏纤维化临床治疗提供新思路。

六、抑制ECM堆积及促进其降解剂

1.吡非尼酮

吡非尼酮（pirfenidone，PFD）是一小分子化合物，口服利用率高，起效快，副反应小。最早在博来霉素诱导的仓鼠肺脏纤维化模型中发现其具有抗纤维化作用。Ragbu等1999年首次将PFD应用于特发性肺脏纤维化（IPF）2期临床试验中，发现PFD可以降低患者1年病死率，稳定肺脏功能。2008年，在日本正式作为IPF治疗药物应用于临床。PFD在UUO、残肾、糖尿病肾病等多种动物模型中均被证实具有抗纤维化作用，能够抑制肾间质中胶原纤维的聚集，下调α-SMA、CTGF、FN等多种纤维化标记物的表达。临床研究也发现，PFD可以改善FSGS患者eGFR水平。在另一项随机双盲对照临床试验中也显示PFD延缓了糖尿病肾病患者eGFR水平的下降。大量研究为PFD进一步的临床应用奠定了基础。

2. FTY720

FTY720是由冬虫夏草提取物中具有免疫抑制作用的鞘氨醇类物质ISP-I改造而成的。作为一种新型免疫抑制剂，与环孢素A和FK506等目前临床上广泛应用的免疫抑制剂不同，FTY720作用机制独特，免疫抑制效果更强，毒副反应小。各种动物实验已经显示其在器官移植和肾脏纤维化治疗中具有良好的临床应用前景。在5/6肾大部切除大鼠模型中，FTY720可以减轻肾脏纤维化和肾小球硬化程度。缺血再灌注损伤大鼠模型中也同样证实了FTY720能够抑制ECM在肾脏中的过度堆积，减轻肾脏损害。

3. 羟甲基戊二酰辅酶A合成酶还原酶抑制剂

HRI类作为降脂药物广泛应用于临床，它还具有肾脏保护作用，多种动物模型均提示它能够减轻肾小球硬化和肾间质纤维化。其作用机制主要包括抑制TGF-β和CTGF的合成，减轻蛋白尿，抑制T细胞和巨噬细胞的浸润，下调层粘连蛋白、胶原纤维和纤维连接蛋白的沉积以及抑制系膜细胞的增殖。他汀类药物不仅抑制ECM的合成，还能够促进ECM的降解。

4.肝细胞生长因子

肝细胞生长因子（HGF）是由α链和β链以二硫键组成的异二聚体，通常由间质来源的细胞产生，如肾脏系膜细胞、内皮细胞、间质成纤维细胞和巨噬细胞等。诸多体内外实验均发现HGF具有抗纤维化作用，它不仅可以加速急性肾衰竭动物模型肾小管上皮细胞的再生，还可以延缓肾脏纤维化的进程。一般认为，HGF能够阻断TGF-β信号转导通路，抑制肾小管上皮细胞-间充质细胞转化（EMT）从而发挥抗纤维化作用。在HGF转基因小鼠中发现，HGF能够抵抗Ang-Ⅱ灌注所引起的肾脏纤维化，这一作用与HGF促进基质金属蛋白酶2和9（MMP2/9）表达，降解ECM密切相关。同时，HGF还通过抑制基质金属蛋白酶抑制物（TIMP）和纤溶酶原激活物抑制物（PAI）的表达来加速ECM的降解。但是由于HGF半衰期很短，临床应用还有一定距离，对于HGF应用剂量、给药途径和维持时间等还待进一步研究。

5.骨形态发生蛋白-7

骨形态发生蛋白-7（BMP-7）作为一种分泌蛋白，属于TGF-β超家族中的一员。肾脏是合成BMP-7的主要器官，BMP-7主要表达于细胞、肾动脉外膜、髓袢升支粗段、远曲小管和集合管、肾盂以及输尿管上皮。作为一种抗纤维化的多功能细胞因子，BMP-7在肾脏纤维化研究中得到了越来越多的关注。在UUO小鼠模型中发现BMP-7可以抑制肾间质纤维化，这一作用是通过拮抗TGF-β/Smads信号传导通路实现的。在马兜铃酸所致的近端肾小管上皮细胞损伤模型中也发现，BMP-7可以减轻细胞损伤，抑制EMT和TGF-β的分泌。多种慢性肾脏病动物模型均证实，BMP-7可以通过维持上皮细胞正常表型，抑制肾脏固有细胞凋亡，抑制ECM的堆积，促进ECM的降解等多种途径发挥抗肾脏纤维化作用。因此，重组

BMP-7作为药物在肾脏纤维化治疗上将具有较好的临床应用前景。

6. 1,25-二羟维生素D$_3$

食物中的维生素D在肝脏中经25-羟化酶催化，成为25-羟维生素D，再经过肾小管上皮细胞线粒体内的1α-羟化酶作用生成维生素D的活性形式1,25-$(OH)_2$-VD_3。活性维生素D可促进钙、磷吸收，有利于新骨的生成和钙化。1,25-$(OH)_2$-VD_3除参与钙磷代谢外，对肾脏纤维化也具有抑制作用。研究发现，1,25-$(OH)_2$-VD_3能够抑制5/6肾大部切除大鼠肾脏细胞增殖，减少肾小球硬化指数和尿白蛋白排泄水平，显著下调肾脏TGF-β的表达。在Heymann大鼠模型中1,25-$(OH)_2$-VD_3可以抑制肾脏胶原Ⅰ、Ⅳ和α-SMA的表达，抑制系膜细胞的增殖，减少蛋白尿。临床研究也进一步证实，口服帕立骨化醇可以使CKD患者尿蛋白明显降低。提示1,25-$(OH)_2$-VD_3通过抑制肾脏ECM沉积、肾小管上皮细胞EMT、TGF-β等生长因子的分泌等多种生物学效应抑制肾脏纤维化的进程，从而保护肾功能。

七、内皮素受体（ET）拮抗剂

内皮素（endothelin，ET）是一种小分子生物活性肽，在人体中至少存在ET-1、ET-2和ET-3三种异构体，存在于肾脏中的主要是ET-1。ET-1通过自分泌或旁分泌方式对肾脏发挥病理生理学效应，包括血流动力学调节、水电解质平衡以及影响肾功能。除此之外，ET还是一种促肾脏纤维化因子，它可以通过抑制MMP，激活RAS系统，促使肌成纤维细胞活化等途径参与肾脏纤维化的进程。ET-1受体拮抗剂种类繁多，包括肽类和非肽类、选择性和非选择性拮抗剂，部分已经进入临床应用，如非选择性受体拮抗剂波生坦（bosentan）、替唑生坦

（tezosentan）、恩拉生坦（enrasentan）、阿曲生坦（atrasentan）及安贝生坦（ambrisentan）等，其中以波生坦研究较多。研究显示，波生坦可以显著抑制肾素 II 转基因大鼠肾间质纤维化，而在糖尿病大鼠模型中也发现波生坦能够降低肾间质中胶原纤维 I 以及 TGF-β_1、CTGF 等纤维化相关因子的表达水平，提示其在肾脏纤维化中的应用价值。

阿魏酸钠是桂皮酸的衍生物之一，广泛存在于当归、川芎等中药植物中，属于非肽类 ET 拮抗剂。有研究发现阿魏酸钠能够抑制单侧输尿管梗阻大鼠模型肾间质纤维化和肾小管萎缩，减少肾脏 TGF-β、α-SMA 和纤连蛋白的表达量。阿魏酸钠可能通过抑制炎症因子，减少自由基生成，抑制 ECM 沉积等发挥抗纤维化作用，但是是否能够用于临床治疗肾脏纤维化还没有定论，仍待进一步的研究验证。

八、炎症因子抑制剂

肾脏纤维化进程中伴随不同类型炎症细胞的浸润和活化及大量炎症因子包括趋化因子、白细胞介素、肿瘤坏死因子、补体成分等的分泌。持续的炎性反应能够形成恶性循环，不断损伤肾脏组织，直接引起肾纤维化信号通路的激活，从而促进肾脏向纤维化方向转归。了解肾脏微环境下 T 细胞、B 细胞、巨噬细胞等炎症细胞的功能以及相关炎症因子的作用，采取一定措施抑制这些细胞的浸润和炎症因子的分泌，改善炎症微环境状态，可能是治疗肾脏纤维化的新策略。

TNF-α 作为炎症和免疫重要的调节因子，能够促进炎症细胞在肾间质的浸润，加速肾脏纤维化的进展。动物实验发现 TNF-α 单克隆抗体能够显著减轻肾毒血清大鼠模型肾脏纤维化程度。依那西普（etanercept）作为一种可溶性 TNF-α 受体融合蛋白，通过抑制 TNF-α 作用起到控制炎症，阻断病情进展的作用，是抗风湿病的生物制剂，目前已经进入特发性肺脏纤维化（IPF）治疗的2期临床试验，将来在肾脏纤维化抗感染治疗中可能也会发挥一定作用。

白细胞介素（IL）家族在介导T、B细胞活化、增殖和分化以及在炎性反应中发挥重要作用，研究也证实白细胞介素在肾脏纤维化发生发展中扮演重要角色。目前已经开发出不少针对白介素因子的抗体和受体拮抗剂，如由Novartis公司开发的IL-13单克隆抗体QAX576和IL-1受体拮抗剂anakinra等，但是由于半衰期短，给药方式受限，副反应不清楚等诸多因素应用于肾脏纤维化的治疗还有很大距离。

九、HIF-1α抑制剂

持续低氧状态能够促进肾脏纤维化的进展，低氧的这一作用主要是通过低氧诱导因子（hypoxiainducedfactor，HIF）/低氧反应元件（hypoxiaresponseelement，HRE）途径实现的。HIF-1α是在低氧状态下发挥活性的特异性转录因子，持续稳定表达HIF-1α的UUO小鼠肾脏纤维化程度加重，提示HIF-1α促进肾脏纤维化的进展。FibroGen公司开发的HIF-1α脯氨酰羟化酶抑制剂已批准人CKD贫血治疗。

十、基因靶向治疗

反义寡核苷酸是人工合成的与靶基因或者mRNA某一区域互补的核酸片段，通过与靶基因或者mRNA特异结合，从而阻断基因的表达，针对纤维化相关因子的反义寡核苷酸治疗是近年来肾脏纤维化治疗比较关注的领域。Wang等发现Kras的反义寡核苷酸可以显著降低UUO大鼠肾间质纤维化程度，而在5/6肾大部切除TGF-β₁转基因小鼠模型中也发现CTGP反义寡核苷酸治疗可以有效抑制肾脏纤维化。虽然大量实验研究证实了反义寡核苷酸在肾脏纤维化治疗中的应用前景，但是应用于临床目前还有很大困难。

miRNA是一类长度约为22个核苷酸的非编码蛋白质RNA，通过与特异性RNA结合，从而发挥生理病理功能。近年来研究发现miRNA不仅可以作为肾脏纤维化的标志物，而且也参与了肾脏纤维化的发生发展，通过对特定miRNA进行调控可能有助于抑制肾脏纤维化，其中miR-21、miR-29、miR-192、miR-216a、miR-217等作为潜在治疗靶点受到广泛关注。miR-21能够促进UUO小鼠肾脏纤维化的进展，在糖尿病小鼠模型中也发现miR-192不仅能够减轻蛋白尿，还可以抑制肾脏纤维化。目前关于miRNA在肾脏纤维化中的研究还处于试验阶段，应用于临床还有很多前期工作需要开展。

十一、干细胞治疗

干细胞是一类具有多向分化潜能和自我复制能力的原始的未分化细胞，是形成哺乳类动物的各组织器官的原始细胞。干细胞在形态上具有共性，通常呈圆形或椭圆形，细胞体积小，核相对较大，细胞核多为常染色质，并具有较高的端粒酶活性。干细胞来源包括内源性和外源性，内源性干细胞包括成人肾祖细胞和骨髓细胞，外源性干细胞包括胚胎干细胞（ESC）、骨髓造血干细胞（HSCS）、间充质干细胞（MSCS）、BM-内皮祖细胞（BM-EPCs）、人类羊水来源的干细胞（hAFSCs）和诱导多能干细胞（iPS）。随着组织工程的发展，干细胞治疗成为生命科学的热点。干细胞是人体内具有自我更新和定向分化潜能的原始细胞，它具有较强的多种分化能力，是组织和器官结构与功能再生的理想种子。在干细胞研究的最新进展中探索用再生的方法治疗肾脏疾病的可能性，为肾脏病的修复再生提供了新的治疗手段。肾脏的再生潜能是有限的，因为所有的肾单位是在胚胎发育过程中形成的。肾脏是个复杂的器官，包括30多个终末分化的有不同的功能的细胞类型。

肾组织结构的复杂性，使得它是用于再生医学中最困难的器官之一。确定合适来源的干细胞可以有效地解释干细胞在患病肾脏细胞的形态和功能特点，这是一个非常艰巨的任务。目前大量的科学证据表明干细胞在肾脏疾病的治疗中发挥着积极的作用，包括急性和慢性肾损伤。采用干细胞治疗有益于肾脏病理改变的修复，甚至有望阻断或逆转肾脏纤维化的过程，是肾间质纤维化的有效防治措施，有着极其重要的医学价值和社会意义。目前认为促进损伤肾脏的修复可能的机制为：①迁移到肾组织并且分化为肾脏固有细胞。将人骨髓间充质干细胞注入输尿管发芽前的鼠胚中，鼠胚培养48h后将胚肾取出继续培养6d，发现人骨髓间充质干细胞可分化成足细胞、肾小管上皮细胞、间质细胞等多种肾脏固有细胞，而且还发现了完全来源于骨髓间充质干细胞的肾单位。②与宿主的固有细胞融合成新的细胞，且具有成熟细胞的表型。目前已证实干细胞可以和肝细胞、心肌细胞和普肯野纤维细胞发生融合，因此有学者推测干细胞生成非造血细胞谱系包括肾脏固有细胞的过程就是细胞的自发融合，然而这一观点尚存在着很大争议。③释放旁分泌和内分泌因子。有研究显示，将雄性小鼠骨髓间充质干细胞植入顺铂所致急性肾小管坏死模型雌性小鼠腹腔，移植后肾组织切片中并没有检测到Y染色体阳性的细胞，但肾小管上皮细胞的增生、凋亡明显减少；再将培养过外源性间充质干细胞的条件培养基通过腹腔注射到小鼠体内，同样观察到肾小管上皮细胞的增生及凋亡减少，提示间充质干细胞可通过旁分泌或内分泌机制发挥肾损伤的保护作用。④刺激局部固有细胞的再生，促进内源性的修复。有学者研究发现，同源间充质干细胞可以促进血管内皮细胞分化来修复肾小管周围毛细血管，从而改善肾小管和细胞间质的低氧状态。⑤通过免疫调节的方式介导下游多种细胞因子的表达，减轻肾间质的纤维化。

第二部分 疾病分论

第一节 慢性肾衰竭

一、概念

慢性肾衰竭（chronic renal failure，CRF）是由于各种原因引起的肾脏损害和进行性恶化，机体在排泄代谢产物，调节水、电解质、酸碱平衡以及某些内分泌活性物质的生成和灭活等方面出现紊乱的临床综合征。临床上常见倦怠、乏力、恶心、呕吐、少尿、无尿、水肿、呼吸有尿臭味、气促、皮肤瘙痒等症状。

慢性肾衰竭属于中医"关格""癃闭""水肿""溺毒""肾劳""肾风"等范畴。

二、病因病机

1.西医

一般认为肾功能受损后可见肾单位减少或肾单位数目未减少但单个肾单位功能减退。其发生机制十分复杂，其机制尚未清楚，其中临床上常用肾小球高滤过学说、矫枉失衡学说等来解释慢性肾衰竭进展的机制。

（1）肾小球高滤过学说

其产生的机制主要是残余肾单位入球小动脉较出球小动脉扩张更加显著所致。当处于高压力、高灌注、高滤过的血流动力学状态下，肾小球可显著扩展，进而牵拉系膜细胞。周期性机械性牵拉系膜细胞，可以使胶原Ⅳ、Ⅴ、Ⅰ、Ⅱ纤维连接蛋白和层粘连蛋白合成增多，细胞外基质增加，肾小球肥大在某种程度内得到缓冲并减轻了肾小球压力，增加肾小球顺应性。然而，大量细胞外基质积聚，加以高血流动力学引起肾小球细胞形态和功能的异常，又会使肾小球进行性损伤，最终发展为不可逆的病理改变即肾小球硬化。

（2）矫枉失衡学说

这一学说认为，慢性肾衰竭时体内某些物质的积聚，并非全部由于肾脏清除减少所致，而是机体为了纠正代谢失调的一种平衡适应，其结果又导致新的不平衡，如此周而复始，造成了进行性损害，成为慢性肾衰竭患者病情进展的重要原因之一。矫枉失衡学说对于进一步解释各种慢性肾脏疾病进展的原因，加深人们对慢性肾衰时钙磷代谢紊乱及继发性甲状旁腺功能亢进（SHPT）发病机制的认识具有重要意义。

2.中医

慢性肾衰可由水肿、淋证等多种病证发展而来。各种肾病日久损及各脏腑功能，以脾肾虚损为主，病情逐步发展而使病情加重，最终导致正气虚衰，浊邪、瘀血蕴滞肾络，肾脏失去开阖的功能，湿浊尿毒潴留于体内而引发本病。其病程冗长，病机错综复杂，既有正气的耗损，又有实邪蕴阻，属本虚标实，虚实夹杂之证。正虚包括气、血、阴、阳的亏虚，并以脾肾亏虚为主；邪实以湿浊、水气、血瘀为主，可伴有湿浊化热，也可兼有外邪等。常见病因病机可归纳为以下几点。

（1）风湿致病

脏腑虚损，风邪可直中脏腑，内容于肾，风性开泄，则使肾不藏精，精气下泄；风邪内扰，肾络灼损，络破血溢而见血尿；脾肾阳虚，水无所主，水湿潴留，蕴而成毒，湿毒日久，郁而化热，内攻于肾，加重肾之损伤。

（2）瘀浊内停

肾气不足，失于蒸腾气化，不能分清泌浊，以致痰浊内聚，因虚致实，实邪碍脾，脾失健运，水湿内停，日久蕴而成浊；痰阻气机，气不行血，则血停为瘀，瘀血败精阻塞于内，使肾之脉络瘀滞。

（3）饮食不节

久食醇酒、肥甘、辛辣之品，导致脾胃运化功能失常，内湿自生，酿湿生热，下注膀胱，则气化不利；或饥饱失调，脾胃气虚，中气下陷，无以气化则生癃闭。

（4）体虚久病

先天禀赋薄弱，肾气亏虚，命门火衰，膀胱开阖不利，气化无权，则溺不得生；或久病耗损阴精，肾阴不足乃至水府枯竭而无尿。

上述病因导致脾肾虚衰，浊邪壅滞三焦，浊邪尿毒不能排出体外，继而并生变证。在疾病演变过程中，由于脾肾损伤及浊毒在体内蓄积程度的不同，因此不同时期其临床表现有所不同，可以脾肾虚衰为主，或以浊邪壅滞三焦为主，或虚实证候并见。病位主要在脾、肾，波及肝、心、肺、胃等诸脏腑。本病病机关键是肾之开阖功能失调，肾失开阖，不能及时疏导、转输、运化水液及毒物，而形成湿浊、湿热、瘀血、尿毒等邪毒，进而波及五脏六腑、四肢百骸而产生临床诸证。如脾肾阴阳衰惫，尤其是肾阳亏损，肾关因阳微而不能开，故见尿少、小便不通；湿浊毒邪熏蒸，故口中臭秽或尿味；浊毒之邪外溢肌肤则症见皮肤瘙痒；内阻中焦，脾胃升降失司，湿浊阻格中焦脾胃则见呕吐、腹胀、倦怠；水湿外溢肌肤，故见面浮肢肿。由于脏腑相关，病情进展，可以累及它脏而见变证。如水湿、浊毒之邪凌心射肺，则见胸闷、心悸、气促，甚则不能平卧；如肾病及肝，肝肾阴虚，虚风内动，则见手足搐搦，甚则抽搐；如肾病及心，邪陷心包，则昏睡或神志昏迷；若正不胜邪，则可发生阴盛阳衰、阳气暴脱等危候。

三、治疗

1.西医治疗

慢性肾衰竭的治疗主要按照患者的病情分为非替代疗法（保守治疗）和替代疗法，前者主要针对慢性肾衰竭早中期患者；后者主要针对慢性肾衰晚期患者出现较为严重的并发症者。

（1）非替代疗法

1）治疗原发病：慢性肾衰竭的原发病有些是可以经积极治疗后得到逆转的，如狼疮性肾炎、结节性多动脉炎、过敏性血管炎、肾结核以及新近几个月发生的尿路梗阻等，当其病变活动时，可引起或加重肾衰竭的发展，故应积极治疗原发病。

2）消除可逆因素：慢性肾衰竭的病理改变是难以逆转的，但是对于临床上存在加剧肾衰竭进展的各种因素，如高血压、各种感染、酸碱平衡失调及电解质紊乱、血容量不足、心力衰竭、消化道出血、尿路梗阻以及劳累、高蛋白饮食、药物毒副作用等均可能加重肾功能损害进展，而这些加重肾功能损害的因素，成为肾衰竭可逆因素。如果及时消除这些可逆因素，肾功能有可能在一定程度上逆转。

3）蛋白能量营养治疗：慢性肾衰竭患者的营养治疗方案，需根据其肾功能水平、不同的病因、营养状态、摄食能力、饮食习惯等方面的情况和条件制定，并尽量做到个体化。从G3期起开始低蛋白饮食治疗，推荐蛋白质摄入量为0.6g/（kg·d）。实施低蛋白饮食治疗时，热量摄入应维持在30~35kcal/

（kg·d），60岁以上患者活动量较小、营养状态良好者可减少至30kcal/（kg·d）。对于糖尿病G3至G5期推荐蛋白质摄入量为0.6～0.8g（kg·d），必要时可补充复方α酮酸。实施低蛋白饮食治疗时，患者的热量摄入应基本与非糖尿病CKD患者相似，但对于肥胖的2型糖尿病CKD患者需适当限制热量（总热量摄入可比上述推荐量减少250～500kcal/d），直至达到标准体重。

4）调节水、电解质平衡：①水、钠调节：在进行性肾衰竭中肾对体液及电解质的调节能力降低，水及溶质的排泄限制在狭小的范围之内，摄入小于排出将引起脱水，摄入多于排出将引起潴留。因此需要严格控制水、钠的摄入量，并注意每天的尿量，一般来说成人CKD患者钠摄入量＜90 mmol/d（氯化钠5g/d），维持尿量在1500～2000mL。②高钾血症的处理：高钾血症是慢性肾衰的紧急并发症，必须及时予以积极处理。③矿物质-骨代谢异常调节：矿物质和骨代谢紊乱在慢性肾脏病早期即可出现，常表现为低血钙、高血磷、高PTH，并随肾功能下降而进展。因此在发现慢性肾衰竭后必须定期检测血磷、血钙、血清碱性磷酸酶（ALP）、全段甲状旁腺素（IPTH）和25-羟维生素D（25-OHD）。对于G3期患者，磷摄入量应限制在800～1000mg/d，若血磷水平仍高于目标值，应服用肠道磷结合剂。血钙浓度应维持在正常范围内。IPTH控制目标水平尚不清楚，建议控制在正常值上限2～5倍内，可用骨化三醇治疗。④纠正代谢性酸中毒：多数慢性肾衰患者，应经常口服碳酸氢钠，一般3～10g/d，分3次服。较为严重酸中毒，必须静脉滴注，并按血气分析或二氧化碳结合力予以调整剂量。更为严重的应考虑透析治疗。

5）贫血的治疗：G3a、G3b期，至少3个月评估1次；G4、G5期，至少2个月评估1次。多数CKD贫血患者需要使用红细胞生成刺激（erythropoiesis-stimulating agents，ESAs）治疗，开始治疗4周后调整剂量，调整幅度在25%。同时应对铁状态进行评估（主要指标包括铁蛋白和转铁蛋白饱和度）。对于成人非透析CKD贫血患者未给予铁剂治疗者，如转铁蛋白饱和度≤20%、铁蛋白≤100μg/L，建议给予1~3个月口服铁剂治疗。近年来，低氧诱导因子脯氨酰羟化酶抑制（hypoxia-inducible factor prolyl hydroxylase inhibitor，HIF-PHI）作为新型治疗肾性贫血的口服药物，逐渐应用于临床。其通过抑制脯氨酰羟化酶（prolyl hydroxylase，PHD）活性，促进红细胞生成素（erythropoietin，EPO）生成，改善患者血红蛋白水平，且不受微炎症状态影响；增加机体对铁的吸收、转运和利用，减少铁剂用量。推荐根据体重设定HIF-PHI起始剂量，同时应结合患者既往使用ESAs剂量以及基础血红蛋白水平、铁代谢等多种因素进行调整。非透析CKD贫血患者HIF-PHI起始剂量为50~70mg（体重≤60kg）或70~100mg（体重＞60kg），每周3次；透析CKD贫血患者HIF-PHI起始剂量为70~100 mg（体重≤60kg）或100~120 mg（体重＞60kg），每周3次。用药期间每4周测定血红蛋白一次，维持每月血红蛋白增加10~20g/L，上调或下调25%药物剂量直至血红蛋白达到并维持在目标值。目前主张慢性肾衰贫血的大多数CKD患者应用ESAs时，血红蛋白维持在110~120g/L，不宜超过130g/L。

6）控制血压：目前比较一致的观点是强调血压必须达到治疗目标，一般来说血压必须控制在130/80mmHg。对于慢性肾衰患者的高血压治疗，低盐饮食和利尿剂的应用仍是首先考虑的；肾衰处于不同的时期其选用降压药有所区别，如scr≤3mg/dL的慢性肾衰患者，可选用血管紧张素转换酶抑制剂（ACEI）或血管紧张素受体阻滞剂（ARB）等，而血肌酐＞3mg/dL的一般来说慎用此类药物，需严密监测血肌酐与血钾的变化。

7）控制高尿酸血症：低嘌呤饮食，尿量正常者多饮水，适当碱化尿液，避免长期使用可能引起尿酸升高的药物（噻嗪类及袢利尿剂、烟酸、小剂量阿司匹林等）。降低尿酸的药物包括抑制尿酸合成的药物（别嘌醇、非布司他等）和增加尿酸排泄的药物（苯溴马隆、丙磺舒等），根据患者高尿酸血症的分型及 eGFR 水平选择药物、调整用量，别嘌醇在 G3 期应减量，在 G5 期禁用；非布司他在轻中度肾功能不全时无须调整剂量；当 eGFR < 20 mL/（min·1.73m^2）时应避免使用苯溴马隆。CKD 继发高尿酸血症患者应积极治疗 CKD，降尿酸治疗是否可延缓 CKD 病情进展尚存争议。

8）控制血糖：钠-葡萄糖共转运蛋白 2（sodium-glucose cotransporter 2，SGLT2）抑制剂具有降糖以外的肾脏保护作用。另一类降糖药胰高血糖素样肽-1（glucagon-like peptide 1，GLP-1）受体激动剂除了可显著降低糖尿病患者心血管事件外，初步证据显示可改善肾脏预后。对于 2 型糖尿病合并CKD，当 eGFR ≥ 45 mL/（min·1.73m^2）时，推荐二甲双胍联合SGLT2 抑制剂作为一线降糖方案。当血糖未能达标或不宜使用SGLT2 抑制剂时，建议加用 GLP-1 受体激动剂。当 eGFR 处于 $30 \sim 44$ mL/（min·1.73m^2）时，二甲双胍应减量，并注意监测eGFR 变化；当 eGFR < 30 mL/（min·1.73m^2）时，二甲双胍和SGLT2 抑制剂均不建议使用。其他种类降糖药物的选择应基于血糖控制情况、并发症及药物费用等，注意根据 eGFR 水平调整降糖药物的剂量和种类，以防止低血糖及其他不良反应的发生。

9）控制血脂：他汀类或他汀类联合依折麦布适用于 50 岁以上的 CKD 未透析患者、成人肾移植和开始透析时已经使用这类药物的患者。部分他汀类药物需要注意根据 eGFR 调整剂量。建议高三酰甘油血症患者改变生活方式，包括饮食和运动等。

10）心血管疾病：慢性肾衰竭并发心力衰竭患者，在治疗措施调整和（或）临床症状恶化时，应加强eGFR、血清钾浓度及血压的监测；此外应注意，脑钠肽在慢性肾衰竭患者中诊断心力衰竭和评估容量负荷的可靠性相应降低。血管紧张素受体脑啡肽酶抑制剂（ARNI）因同时作用于肾素-血管紧张素-醛固酮系统和脑啡肽酶，对于能够耐受ARB/ACEI治疗的CKD伴HFrEF患者，建议使用ARNI替代ARB/ACEI进一步控制心力衰竭症状、延缓心力衰竭进展及降低死亡率。注意应避免ARNI与ACEI联用，因为脑啡肽酶抑制剂和ACEI联用会增加血管神经性水肿的风险。

（2）替代疗法

替代疗法主要包括维持性血液透析、腹膜透析及肾移植等。血液透析和腹膜透析治疗慢性肾衰竭的目的是：①延长患者生命；②有可逆急性加重因素的慢性肾衰，透析治疗可帮助患者度过危险期；③肾移植前准备及肾移植后急、慢性排斥或移植失败后的保证措施。

透析的时机尚无统一标准，目前我国由于医疗及经济条件的限制，多数患者透析较晚，影响了透析疗效，但过早透析使患者过早地依赖机器生存且费用昂贵。目前多主张内生肌酐清除率（Ccr）为10mL/min左右即可开始透析治疗，但不同的原发病有所区别，如糖尿病肾病的患者要求更早些透析。一般来说，用饮食疗法、药物治疗等无效，肾衰竭继续发展，每日尿量＜1000mL者，参考以下指标可考虑透析治疗：①尿素氮（BUN＞28.6mmol/L）；②血肌酐（scr≥707.2μmol/L）；③高钾血症（血钾≥6.5mmol/L）；④代谢性酸中毒（二氧化碳结合力≤10mmol/L）；⑤有明显的尿毒症症状；⑥有水钠潴留（浮肿、血压升高、高血压性心力衰竭的征兆）；⑦迸发贫血（血细胞容积＜15%）、心包炎、高血压、消化道出血、骨病、尿毒症脑病。

2.中医治疗

慢性肾衰是涉及全身多脏器的严重疾病，在治疗上应该根据病情发展的不同阶段，采用辨证施治。该病辨证多为本虚标实，寒热错杂。本虚包括气、血、阴、阳的虚损，分为脾肾气虚、脾肾阳虚、肝肾阴虚、肝肾气阴两虚、脾肾阴阳两虚等；邪实有湿浊、水气、浊毒、血瘀等。扶正可用健脾补肾、滋补肝肾、益气养阴、滋阴温阳等。祛邪可用利水除湿、行气利水、通腑泄浊、活血化瘀、清热解毒等。临床上必须分清标本虚实，正虚邪实的轻重进行辨证治疗。

（1）脾肾气虚

临床表现：倦怠乏力，气短懒言，食少纳呆，腰膝酸软，脘腹胀满，大便溏，口淡不渴。舌淡有齿痕，脉沉细。

治法：益气健脾补肾。

推荐方剂：香砂六君子汤加减。

基本药物：木香6g（后下），砂仁6g（后下），党参18g，甘草5g，茯苓15g，白术12g，黄芪20g，怀山药20g，山茱萸12g，制首乌12g，陈皮10g。每日1剂，水煎服。

加减：如脾阳不足，便稀加炮姜、补骨脂以温阳止泻；如肾阳虚弱，畏寒肢冷加杜仲、肉桂以温补肾阳。

（2）脾肾阳虚

临床表现：畏寒肢冷，倦怠乏力，气短懒言，食少纳呆，腰酸膝软，腰部冷痛，脘腹胀满，大便溏，夜尿清长。舌淡有齿痕，脉沉弱。

治法：温补脾肾。

推荐方剂：实脾饮合肾气丸加减。

基本药物：干姜10g，制附子10g（先煎），白术12g，茯苓15g，木瓜9g，草果6g，巴戟天10g，党参15g，木香6g（后下）。每日1剂，水煎服。

加减：如腹胀大，小便短少，加桂枝、猪苓以通阳化气行水；如纳食减少，加砂仁、陈皮、紫苏梗以运脾利气。

（3）肝肾阴虚

临床表现：头晕，头痛，腰膝酸软，口干咽燥，五心烦热，大便干结，尿少色黄。舌淡红少苔，脉弦细或细数。

治法：滋补肝肾。

推荐方剂：六味地黄汤合二至丸加减。

基本药物：熟地黄15g，山茱萸12g，泽泻10g，牡丹皮12g，丹参12g，茯苓15g，山药12g，何首乌12g，女贞子12g，旱莲草12g，白芍10g，枸杞子10g。每日1剂，水煎服。

加减：如头晕明显可加天麻、钩藤、白蒺藜以平肝潜阳；如大便干加锁阳、肉苁蓉、火麻仁、玉竹以润肠通便。

（4）气阴两虚

临床表现：倦怠乏力，腰膝酸软，口干咽燥，五心烦热，夜尿清长。舌淡有齿痕，脉沉。

治法：益气养阴。

推荐方剂：参芪地黄汤加减。

基本药物：黄芪25g，太子参20g，山茱萸12g，熟地黄15g，怀山药20g，茯苓15g，牡丹皮12g，制首乌10g，菟丝子12g，甘草5g。每日1剂，水煎服。

（5）阴阳两虚

临床表现：畏寒肢冷，五心烦热，口干咽燥，腰膝酸软，夜尿清长，大便干结。舌淡有齿痕，脉沉细。

治法：阴阳双补。

推荐方剂：金匮肾气丸合二至丸加减。

基本药物：生地黄15g，山茱萸12g，怀山药12g，泽泻10g，茯苓15g，牡丹皮10g，肉桂3g，熟附子10g（先煎），淫羊藿10g，黄芪18g，旱莲草10g，女贞子10g，仙茅10g。每日1剂，水煎服。

加减：如腰膝酸痛明显可加补骨脂等以补肾填髓。

上述各种证型中，如兼夹湿浊，症见恶心呕吐，纳呆腹胀，身重困倦，舌苔厚腻，可选用法半夏、春砂仁（后下）、藿香等中药以祛湿化浊；如兼夹湿热之邪，症见恶心呕吐，身重困倦，食少纳呆，口干口苦，脘腹胀满，口中黏腻，舌苔黄腻，可选用石韦、土茯苓、酒大黄等以清热利湿；如水气明显，症见全身浮肿，心悸，气促，甚则不能平卧，可选用猪苓、茯苓皮、大腹皮等行气利水之品；如夹有血瘀，症见肌肤甲错，皮下瘀斑，舌质暗，可选用丹参、桃仁、田七等以活血化瘀；如浊毒内蕴，症见恶心呕吐，口有氨味，纳呆，皮肤瘙痒，尿量少，可选用大黄、积雪草等泄浊蠲毒之药。

3.其他治疗

（1）中成药

1）百令胶囊：可补肺肾，益精气，用于肺肾两虚证。

2）尿毒清颗粒：通腑降浊，健脾利湿，活血化瘀。用于慢性肾衰竭，氮质血症期和尿毒症早期，辨证属脾虚湿浊证和脾虚血瘀证者。

3）海昆肾喜胶囊：化浊排毒。用于慢性肾衰竭代偿期、失代偿期和尿毒症早期，辨证属湿浊证者。

4）肾衰宁片：益气健脾，活血化瘀，通腑泄浊。用于脾气亏虚，瘀浊阻滞证。

（2）中药灌肠疗法（结肠透析）

根据病情，辨证使用中药（可选用大黄、牡蛎、蒲公英等药物），水煎取液，适宜温度，保留灌肠（中药结肠透析）。亦可采用中药结肠透析机等设备进行治疗。

适应证：①慢性肾衰竭患者。可延缓肾衰竭的进展，保留残留肾功能。②对由于多种原因不能接受血液透析和腹膜透析治疗的肾衰患者是唯一的选择，而且有较好疗效。③晚期肾衰竭患者。可清除晚期肾衰患者的中分子物质，提高血液透析质量，减少血液透析次数；免除腹膜透析引起的腹膜感染及纤维化。

禁忌证：生命体征不稳定时；合并严重感染者；合并肠道内及肛区出血、严重痔疮出血、直肠狭窄、结肠炎、肠道肿瘤等肠道病变者、近期肠道手术史；合并腹泻，大便每日3次以上者；妊娠及哺乳期妇女；精神病患者（不能配合）；脑血管疾病及其后遗症、高龄（行动不方便）；恶性肿瘤（体虚、恶病质）；严重心功能不全3~4级（宜休息、减少活动）。

四、中医理论在慢性肾衰竭肾纤维化治疗中的应用

肾纤维化是各种肾脏疾病发展至慢性肾衰竭的共同过程，主要病理特征为间质成纤维细胞的增生及细胞外基质的过度堆积。近年来，基于现代医学对肾纤维化机制的不断研究，中医药微观病机理论与宏观辨证干预相互融合，在中医药抗慢性肾衰竭肾纤维化方面取得了较好的应用前景。下面我们将从中医病机理论及中医治疗应用这两方面解释中医理论与慢性肾衰竭肾纤维化发病机制的相互关系。

中医古籍中并无"肾纤维化"病名记载。据其发展过程

中的临床表现及发病特点，中医主要病机为"虚、湿、瘀、毒"四大方面，在四者之中"虚"是肾脏纤维化的始动因素，"湿、瘀"是形成肾纤维化的病理基础，而"毒"是加重肾纤维化不可忽视的方面。近几年来，许多医家提出肾纤维化肾络微癥理论，进一步加深对肾纤维化病机的认识。中医认为，肾为先天之本，肾气的充盈与否决定水液代谢过程的正常与否；而脾为后天之本，亦为水液代谢的中枢器官，起承上启下作用。肾气不足，脾失运化，是水肿形成的必要条件，也是湿浊之邪生成的重要原因。慢性肾脏病中的尿蛋白属于人体精微物质，其不断丢失，最终导致机体正气亏虚，因此中医上常以健运脾气、补益肾气为治则。药理学研究提示，补益类中药如黄芪等对细胞免疫及体液免疫有明显干预和调节作用，对维持人体免疫网络的"稳态"具有确切效果。通过补益脾肾，可明显减轻肾脏免疫损伤，减少外感邪气的发生。由于脾肾失司，水湿代谢失调，湿浊在体内持续蓄积，久盛成毒，加速肾纤维化的进展，现代病理所见大量肾小球毁损及失用。此外，浊毒还与现代医学中的脂质代谢异常、氧自由基、兴奋性神经递质、酸中毒、微生物毒素、炎性介质等密切相关。因此，"化浊解毒"是延缓慢性肾衰竭进展的重要措施。如以大黄、积雪草等为主要代表药物，均通过解毒化浊，发挥抗肾纤维化的作用。我科传承经典研制的"泄浊通腑方"（生大黄30g，黄芪30g，附子6g，蒲公英30g，煅牡蛎30g，丹参30g），用于中药灌肠，有效延缓了肾衰竭进程，取得了良好的临床疗效。慢性肾衰竭病变过程的中心环节即为"血瘀"，由于正气亏虚、湿毒内蕴，导致血行迟滞，瘀血内结。肾脏纤维化的现代医学机制研究认为，由于免疫损伤，众多炎症因子激活，导致肾小球毛细血管内凝血亢进，血管内皮细胞损伤，从而使肾小球毛细血管内形成大量的微血栓。广泛的肾毛细血管受损又导致肾小球滤过屏障损害,进一步加重蛋白尿,加速肾纤维化进程,并最终导致肾小球硬化的发生。因此可以认为,慢性肾脏病过程中所形成的瘀血是导致ESRD的最终病理环节,也是慢性肾脏病难以治愈的重要原因之一。大量的研究亦证明,活血化瘀药物如大黄、当归、丹参、川芎等均具有显著的抗肾脏纤维化的作用。

肾纤维化的形成和发展是一个动态病理过程,发病机制十分复杂,主要见纤维连接蛋白、胶原蛋白等细胞外基质过度沉积,并伴随肾小管萎缩和肾脏血管病变。研究表明,肾纤维化可能与氧化应激、炎症反应、细胞凋亡等多种生理过程及相关细胞因子活化有关,涉及多种细胞因子和信号通路的异常表达调控,如TNF-α、TGF-β$_1$、核转录因子(NF-κB)、IGF及JAK/STAT通路、哺乳动物雷帕霉素靶蛋白(mTOR)信号通路、PI3K通路、Wnt/β-catenin通路等。近年来我科围绕中药复方制剂抗肾脏纤维化开展了多项分子生物学基础实验研究,近5年来立项省市自然科学基金及省中管局课题立项5项。其中温阳消癥方(黄芪30g,党参30g,淫羊藿15g,肉苁蓉15g,桃仁12g,川芎15g,莪术30g)可改善5/6肾切除小鼠肾功能,下调肾纤维化标志物α-SMA及FN的表达,减轻ECM异常堆积,其机制可能与抑制TGF-β$_1$/Smad3信号通路有关。另一方面,温阳消癥方可下调LncRNA MEG3的表达,抑制TGF-β$_1$诱导的HK-2细胞纤维化,其抑制纤维化的作用可能和调控LncRNA MEG3的表达有关。此外,温阳化瘀方(温阳消癥方)能通过对MCP-1因子的干预,影响肾脏组织内NF-κB、SIRT基因蛋白的表达,从而有效改善肾功能,降低尿蛋白,延缓肾衰竭。温阳消癥汤能通过影响MMP-2、MMP-9、TIMP-1及

TIMP-2等的表达，改善MMP-2/TIMP-2、MMP-9/TIMP-1平衡，从而使细胞外基膜降解增加，缓解肾小球损伤。目前我团队正在进行中药单药干预肾纤维化的相关机制研究。

五、名家经验

国医大师邹燕勤教授在肾脏病的中医治疗方面有许多独到的经验，临证中邹教授多采用复法大方治疗本病。邹教授应用复法大方是在传统的君臣佐使配伍原则的基础上，使用了方剂的军团化药组、模块化药组的方式，如健脾益肾药组，清热利湿药组，活血和络药组，泄浊渗湿药组，每个军团或模块组一般由3~10味相似功效的中药组成，如活血化瘀组常选用失笑散、当归、赤芍、川芎、丹参等活血化瘀药组成，相对于单一药物的药效，要增效很多，而无隔靴搔痒之弊。辨证中若有外感、失眠、情绪不畅等肾衰病人的不同加重因素，邹教授还在基础药组中分别加入疏风清热利咽药组、宁心安神药组、调畅情志药组，如此形成了药味在20~30味的大方。

国医大师张大宁教授针对慢性肾功能衰竭肾虚血瘀、湿毒内蕴、水瘀互结的病机特点，提出补肾活血排毒法为慢性肾功能衰竭治疗的基础治法。补肾法中针对脾肾气（阳）虚以平补为基础偏重于补气，如应用大剂量黄芪大补元气；应用补骨脂、仙茅、淫羊藿、肉桂等助阳化气。肝肾阴虚者用女贞子、墨旱莲、山萸肉等滋养肝肾；重用五味子养阴益精，取"善补阳者必欲阴中求阳，阳得阴助而生化无穷"之义。对于湿浊之邪蕴久化为湿热者，药用土茯苓、半枝莲、蒲公英、败酱草、白花蛇舌草等清热祛湿解毒，取其药性趋下，可利尿入膀胱。

国医大师王永钧教授常用复方积雪草方（黄芪、积雪草各30g，当归、桃仁各10g，制大黄3~10g）治肾风病中肾气血亏虚伴肾络瘀痹者。该方具有益肾气、宁肾络、行瘀痹、消癥积的功效。该方由李东垣的当归补血汤和《金匮要略》的下瘀血汤两张古方化裁而成，其中当归补血汤专注于补，下瘀血汤专注于消，但由于䗪虫久服可致胃脘不适，而积雪草在临床治疗皮肤疤痕疙瘩有良效，故王教授将原方的䗪虫改成积雪草。两方合用，消补兼施，痰瘀同治，能有效防治肾内微癥积，延缓慢性肾功能衰竭的进展。若兼血虚明显者，王教授多合用四物汤；气虚甚者，则可加用四君子汤去甘草或黄芪秫米加淫羊藿方；若合并风湿内扰者，王教授则多联合防己黄芪汤或雷公藤制剂加减。

我院首批全国500名老中医药专家之一的张沛虬先生认为脾肾衰败乃是发病之本，而脾肾衰败所致的水毒潴留、湿浊蕴结、肾络瘀阻是本病之标，所以扶助正气是治疗本病的关键。病程发展至慢性肾功能衰竭阶段，脏腑功能严重减退，病情多表现为脾肾阳气之虚，补肾扶正重点是补脾肾之阳，常以参芪六味汤、大菟丝子丸加减。此外张老亦主张中药复方汤剂内服与灌肠外治联合治疗。

六、医案分享

1.气阴两虚，湿浊毒蕴

庄某，男，1957年生，2017年4月27日初诊。

患者2015年2月体检发现血肌酐180μmol/L，未予重视，2016年2月"膀胱癌"行"腹腔镜下根治性全膀胱切除+输尿管皮肤造口术"术后查肌酐200μmol/L左右。10天前感头晕乏力，查尿蛋白（+++），肌酐607μmol/L，住院治疗未见好转。肾脏B超：左肾大小9.1cm×5.8cm×4.8cm，右肾大小9.8cm×6.5cm×5.8cm，呈慢性肾脏病改变。刻下：腰酸乏力明显，无恶心呕吐，无视物模糊，纳寐可，大便干硬难解；舌暗，苔黄腻，脉弦。

西医诊断：慢性肾衰竭。

中医诊断：肾衰病，气阴两虚，湿浊毒蕴证。

辨证：患者年近七旬，肾气虚衰，脾土又失肾阳温煦，阳损及阴，运化不及，水谷不化，气血津液无以化生，日久阴精亏耗，腰腹失养，因而出现腰酸乏力，大便干硬，肾气亏虚，则脏腑气机衰弱，无力推动气血运行，故见舌暗之瘀血征象；脾肾亏虚，水谷、水湿运化失职，湿浊毒邪内蕴脏腑，蕴久化热，故见舌苔黄之症，结合病史、检查、四诊合参辨为气阴两虚，湿浊毒蕴证。

治法：益肾健脾，补气养阴，活血清利，泄浊解毒。

处方：固本化浊汤加减。

药物：生黄芪30g，炒白术15g，黄精15g，玉竹20g，山茱萸15g，山药30g，菟丝子20g，紫苏叶20g，半枝莲15g，白花蛇舌草30g，六月雪15g，土茯苓30g，红花10g，川芎15g，失笑散20g，茵陈15g，熟大黄6g，石韦30g，紫花地丁20g。

2017年5月23日二诊。患者易疲劳，腰酸痛不显，纳寐可，大便日1次，质稀；舌暗，苔腻微黄，脉弦细。复查血肌酐495μmol/L，治从前法，加仙鹤草30g。

2017年6月30日三诊。患者近日感腰酸背痛，劳累后尤甚，耳鸣时作，纳寐可，大便日1次，成形；舌苔微黄腻，脉弦细数。复查血肌酐412μmol/L，尿蛋白（++）。治守前法。上方熟大黄改8g，加车前子20g，煅磁石10g（先煎）。

2017年7月26日四诊。患者腰背稍感酸痛，耳鸣偶作，纳寐可，大便调；舌暗，苔薄黄稍腻，脉弦细。复查血肌酐415μmol/L。嘱严禁高钾食物。上方山茱萸改30g，失笑散改30g，煅磁石改30g。

2017年8月24日五诊。患者现精神状态较前明显转好，双手指关节偶作痛，纳寐尚可，大便难解；舌淡红，苔根部黄腻，脉弦细数。复查尿蛋白（＋），血肌酐373μmol/L，处方：上方加络石藤20g，制大黄改10g。

患者大半年来坚持服用中药巩固疗效，诉腰酸耳鸣，余未有明显不适。2018年4月24日查血肌酐为358μmol/L。

按语： 此案为患者延误施治，脾肾双亏，又发"膀胱癌"，诊时已阴伤气耗，痰瘀湿热毒胶结肾络。患者虽进入肾功能衰竭期，然以实象居多，整体辨证，属正气不足，气化失常，病理产物湿浊毒邪内蕴脏腑，瘀积体内而表现于外，属虚实夹杂证，切不可误以为"至虚有盛候"，应予攻补兼施之法。健脾益肾仍用黄芪、山药、白术、山茱萸，治以调补气阴为主，酌情加黄精、玉竹补气血、润五脏，佐甘温之菟丝子阴阳并调；重用紫苏叶，一者调畅气机，二者防寒凉药偏胜损伤脾胃，三者温肾解毒降肌酐；半枝莲、蛇舌草清热解毒，活血化瘀兼有抗肿瘤作用；六月雪、土茯苓除湿泄浊；红花、川芎理气活血；茵陈、失笑散两药合用清利湿热、活血化瘀；大黄通腑泄浊；石韦、紫花地丁清热解毒兼顾尿蛋白。此案趁其肾气尚有余力，便当全力挽救，待肌酐平稳再着手蛋白尿。治法分侧重，随临证加减，取得良好疗效。

2.脾肾两虚，湿浊内蕴

郑某，男，63岁，2017年6月1日初诊。

患者患慢性肾炎10年，乏力、头晕、胸闷1周余。2年前出现血肌酐升高，时测肌酐106μmol/L；来诊时自述10天前发热，T39℃，乏力，畏寒，于当地医院静脉滴注利巴韦林、头孢类抗生素，口服清开灵及退烧药，效可。热退第2天出现胸闷，头晕，乏力，听力下降，腰酸，双下肢沉重乏力，但无水肿，口干，无口苦，口黏，纳呆，眠差，大便日1~2次，质可。小便未见泡沫，时有尿等待。舌暗红，苔黄厚腻，脉弦。查尿蛋白（+），血肌酐552μmol/L。

西医诊断：慢性肾衰竭。

中医诊断：肾衰病，脾肾两虚，湿浊内蕴证。

辨证：患者乏力头晕，口黏，纳呆，且腰酸，下肢乏力，时有尿等待，脾肾两虚之象已显，而下肢沉重感，苔黄厚腻，湿浊内蕴明显，结合病史、症状、四诊合参、检查可辨为脾肾两虚，湿浊内蕴证。

治法：补肾健脾益气，祛湿化浊消积。

处方：补肾健脾化浊汤加减。

药物：生黄芪60g，党参30g，柴胡12g，桔梗10g，炒白术20g，龙眼肉15g，升麻6g，当归15g，炒枣仁30g，茯苓15g，杭白芍15g，川芎20g，甘草6g，焦神曲、焦麦芽、焦山楂各30g。

6月8日二诊：患者头晕、乏力、双下肢沉重感均明显减轻，纳可，睡眠较前好转，时有胸闷，腰酸，大便日行1~2次，质可。舌暗红，苔黄腻，脉弦。查尿蛋白（-），血肌酐448μmol/L。上方加六月雪30g，桃仁10g，继服7剂。

6月18日三诊：患者药后症减，头昏沉不适、双下肢沉重感不显，纳眠可，二便调。舌淡，苔白，边有齿痕，脉弦。

按语：患者"慢性肾炎"10年，病情反复，迁延难愈，日久不愈，脏腑机能衰竭，正气虚损，加之起居不慎，外邪侵袭，故外感发热，热退后正气难复，加之素体虚弱，脾肾俱虚，脏腑功能虚衰，以致湿浊内生。脾失健运，瘀浊聚于中焦，清阳不升，故出现头晕、胸闷、乏力、听力下降等症状。腰为肾之府，肾精失固，腰府失养，故腰酸。湿浊内蕴，加之外感发热，湿热胶着，积聚中焦，故纳呆、舌苔黄厚腻。方中重用黄芪60g，补中固表，升阳举陷；臣以益元气之党参，健脾气之炒白术，补中气之甘草，以大补一身之气。为使所补之气有所依附，故用当归补血养血，以取"血为气之宅"之意。配伍柴胡、升麻、桔梗，使诸药上行，以资头面，使清阳得升。上药配伍，取李东垣补中益气汤之意。川芎为血中之气药，《日华子本草》载川芎"治一切风，一切气，一切劳损，一切血，补五劳，壮筋骨，调众脉"。配伍养血敛阴之白芍，补气血而不滞。茯苓利水渗湿、健脾、宁心，配伍养心安神之炒枣仁、龙眼肉，使神志得安。另患者头晕乏力伴纳呆，苔黄厚腻，为热退后湿热蕴结中焦所致，故方中重用焦神曲、焦麦芽、焦山楂各30g，三药均有消食健胃化积之功效，且作用温和，缓消中焦之积滞。且山楂兼能行气散瘀，《日用本草》载山楂能"化食积，行结气，健脾宽膈"，与上2味药合用，代行补中益气汤中陈皮使诸药物补而不滞之功，而力道更进。诸药配伍，补益一身诸气，主补脾胃之气，虽补气而不瘀滞，补益而不滋腻，既使清阳得升，亦使湿浊得运。

第二节　急性肾损伤

一、概念

急性肾损伤的概念为由各种原因引起短时间内肾功能快速下降而导致的临床综合征，其临床表现以肾小球滤过率（glomerular filtration rate，GFR）降低为根本原因，进而出现氮质产物如肌酐、尿素氮等潴留，水电解质和酸碱平衡紊乱，重症患者可出现多系统并发症。急性肾损伤现阶段仍依照2012年KDIGO指南中规定，符合下列任一情况即可定义：①血清肌酐（scr）48h内升高达0.3mg/mL（≥26.5μmol/L）及以上；②scr在7日内升高达基础值的1.5倍及以上；③尿量小于0.5ml/（kg·h），持续6h。

中医学既没有急性肾损伤的概念，也没有专篇对其论述，对于此病的认识多源于现代医学的研究，以现代医学检查为手段，溯源其临床症状。在研究中发现，急性肾损伤的发病过程中患者多呈现出急性起病、尿量减少、内环境毒素潴留等特点，可表现为发热、水肿、恶心呕吐、脘腹胀满、恶心呕吐，甚至出现胸闷喘促、四肢搐搦、神昏烦躁等症状，故现代医家通过其临床症状将其归于"水肿""癃闭""关格""溺毒"等诊治范畴。

二、病因病机

1.西医

（1）肾前AKI

1）肾前AKI是最常见的肾脏损伤形式，如果不及时纠正，通常会导致肾性AKI。损伤的来源可能是胃肠道、肾脏、皮肤（如烧伤）、内出血或外出血。肾功能衰竭或休克（如败血症、过敏反应）患者的肾灌注减少也可导致肾前AKI。

2）几种类型的药物可以在容量耗尽状态下引起肾前AKI，包括ACE抑制剂和血管紧张素受体阻滞剂（ARBs），这些药物对大多数慢性肾病患者是安全耐受和有益的。氨基糖苷类，两性霉素B和放射造影剂也有同样功效。

3）导致肾前性AKI的小动脉血管收缩可发生在高钙血症状态，也可使用放射造影剂、非甾体抗炎药、两性霉素、钙调神经磷酸酶抑制剂、去甲肾上腺素和其他升压药。肝肾综合征也可被认为是肾前AKI的一种形式，因为功能性肾功能衰竭是由供应肾脏血管的弥漫性血管收缩发展而来。

4）体液损耗可由以下原因引起：①肾脏损失：利尿剂，多尿；②胃肠道损失：腹泻，呕吐；③皮肤损失：烧伤，Stevens-Johnson综合征；④出血；⑤胰腺炎。

5）心排血量减少可由以下原因引起：心力衰竭、肺栓塞、急性心肌梗死、严重瓣膜病、腹腔间室综合征等。

6）全身血管舒张可由以下原因引起：败血症、速发性过敏反应、麻醉剂、药物过量。

7）传入小动脉血管收缩可由以下原因引起：①高钙血症；②非甾体抗炎药，两性霉素B，钙调磷酸酶抑制剂，去甲肾上腺素，放射造影剂；③肝肾综合征。

8）降低有效动脉血容量的疾病包括：血容量减少、心脏衰竭、肝衰竭、败血症。

9）可导致AKI的肾动脉疾病包括肾动脉狭窄，特别是在低血压或启动ACE抑制剂或ARBs的情况下。肾动脉狭窄通常由动脉粥样硬化或纤维肌发育不良引起，但也是遗传综合征1型神经纤维瘤病、Williams综合征和Alagille综合征的特征。

10）患者也可能发展为脓毒性栓塞病（如心内膜炎）或胆固醇栓塞，通常是由于仪器或心血管手术的结果。

（2）肾性AKI

肾脏的结构损伤是肾性AKI的标志，最常见的形式是缺血性或者细胞毒性的ATN。肾小球肾炎可能是AKI的病因之一，通常归入快速进展（RP）肾小球肾炎一类。RP肾小球肾炎活检发现肾小球新月体（肾小球损伤）；如果超过50%的肾小球含有新月体，这通常会导致肾功能显著下降。急性肾小球肾炎虽然比较少见，但应作为AKI病理诊断的一部分。

1）血管（大血管和小血管）引起肾性AKI的原因包括以下

几点：肾动脉阻塞或血栓形成，如血栓、夹层、血管炎；肾静脉阻塞或血栓形成；微血管病，如TTP、溶血性尿毒综合征（HUS）、弥散性血管内凝血（DIC），子痫前期；恶性高血压；硬皮病肾危象；移植排斥反应；动脉粥样硬化性疾病。

2）肾小球病因包括：抗肾小球基底膜（GBM）疾病，作为良性肾病综合征或肾脏局限性疾病的一部分；抗中性粒细胞胞质抗体（ANCA）相关的肾小球肾炎，如肉芽肿伴多发性肾炎（Wegener肉芽肿病）、嗜酸性肉芽肿病伴多发性肾炎（Churg-Strauss综合征）、显微镜下多发性肾炎；免疫复合物性肾小球肾炎，如狼疮、感染性后肾小球肾炎、冷球蛋白血症、原发性膜增生性肾小球肾炎。

3）肾小管的病因可能包括缺血或细胞毒性。细胞毒性病因包括：横纹肌溶解，血管内溶血，肿瘤溶解综合征；药物，如氨基糖苷类、锂剂、两性霉素B、戊脒、顺铂、异环磷酰胺、放射造影剂。

4）间歇性原因包括：①药物，如青霉素、头孢菌素、非甾体消炎药、质子泵抑制剂、别嘌呤醇、利福平、英地那韦、美沙拉胺、磺胺类药物；②感染，如肾盂肾炎、病毒性肾炎；③全身性疾病，如干燥综合征、结节病、狼疮、淋巴瘤、白血病、肾小管肾炎、葡萄膜炎。

（3）肾后性AKI

1）泌尿系统的机械性阻塞，包括肾盂、输尿管、膀胱或尿道，可导致梗阻性尿路病变或肾后性AKI。阻塞的原因包括以下几点：结石病、狭窄腔内、腔外或壁内肿瘤、血栓形成或压迫性血肿、纤维化。

2）如果梗阻部位为单侧，则由于对侧肾脏功能保留，血清肌酐水平升高可能不明显。然而，即使是单侧梗阻，也会出现明显的GFR丢失，部分梗阻的患者如果不能解除梗阻，也可能发展为进行性GFR丢失。

3）双侧梗阻通常是男性前列腺肿大或肿瘤，女性泌尿或妇科肿瘤的结果。无尿症患者通常在膀胱水平或膀胱下游有梗阻。

4）肾后AKI的原因包括以下几点：①输尿管梗阻，如结石、肿瘤、纤维化、盆腔手术结扎；②膀胱颈梗阻，如良性前列腺肥大（BPH）、前列腺癌（前列腺癌或前列腺相关癌），神经源性膀胱、膀胱肿瘤、结石、出血/血栓；③尿道阻塞，如狭窄、肿瘤、包茎；④腹腔内高压，如腹水紧张；⑤肾静脉血栓形成。

5）从肾小管水平至尿道引起尿路梗阻的疾病包括：①晶体引起的肾小管梗阻；②输尿管梗阻，例如腹膜后肿瘤、腹膜后纤维化、尿石症或乳头状坏死；③尿道阻塞，例如良性前列腺肥大、前列腺癌、宫颈癌、膀胱癌、直肠癌、膀胱血肿、膀胱结石、阻塞性膀胱导管、神经性膀胱功能障碍、狭窄。

附一　新生儿和婴儿的病因

1）肾前性AKI：患者年龄对AKI的鉴别诊断有重要意义。在新生儿和婴儿中，发生肾前性AKI的原因包括：围生期出血，如双胎输血，羊膜穿刺术并发症，胎盘早剥，出生创伤；新生儿出血，如严重脑室内出血、肾上腺出血；围生期窒息和肺透明膜病（新生儿呼吸窘迫综合征）两者都可能导致优先血液从肾脏（即前肾）分流到中心循环。

2）肾性AKI：原因包括以下几点：ATN可发生于围生期窒息；ATN也被观察到继发于给予母亲围生期服用的药物（如氨基糖苷类、非甾体消炎药）；血管紧张素转换酶抑制剂可穿过胎盘，导致血流动力学介导的AKI；急性肾小球肾炎最常见的结果是母婴传播的新生儿肾小球抗体或与急性肾小球肾炎相关的慢性感染（梅毒、巨细胞病毒）的传播。

3）肾后性AKI：肾后性AKI患者应怀疑先天性泌尿系统畸形。

附二　儿童病因学

1）肾前性AKI：在儿童中，肠胃炎是导致低血容量最常见的原因，可导致肾前性AKI。先天性心脏病和后天性心脏病也是造成这一年龄组肾脏灌注减少的重要原因。

2）肾性AKI：肾性AKI可由下列任何一种引起：急性链球菌感染后肾小球肾炎，任何出现高血压、水肿、血尿和肾衰竭的儿童都应考虑；溶血性尿毒综合征常被认为是儿童AKI最常见的原因，最常见的溶血性尿毒综合征与大肠杆菌O157∶H7引起的腹泻性前驱症状有关。这些儿童通常表现为微血管病性贫血、血小板减少、结肠炎、精神状态改变和肾功能衰竭。

2.中医

急性肾损伤发病的始动环节是正气不足，在《素问·刺法论》中提到如果正气不足，五脏六腑的功能无法保持正常，或者导致疾病的邪气太重，不在人体防御范围内，那么导致疾病的因素就很容易侵犯人体，从而出现疾病。急性肾损伤和其他的一些疾病相同，正气不足是发病的先决条件或者始动环节。现代的医学研究也表明，急性肾损伤的病人一般都存在着很多的慢性病证，例如高血压、糖尿病、肾脏疾病、肝肾综合征、心脏疾病、恶性肿瘤、胰腺炎、脑卒中等。病人原本基础的病证已经导致身体正气不足，五脏六腑的功能无法保持正常，所以容易受外来邪气影响而导致疾病的发生。

急性肾损伤具备的特点主要有毒素聚集，小便的量较少，发病急，但是证候十分的复杂，还有可能发生以下的症状，如瘙痒、胸闷、呕吐、腹胀、发热、水肿、心情烦躁等。膀胱和肾是疾病发生的主要部位，其与三焦、胃、脾、肺等脏腑功能有着密切的关系。肾所具有的功能有主纳气、生殖生长发育、水液的代谢等，它是元气的根源，先天之本；脾所具有的功能有主升清、主水谷的运化、主水湿等，它是气血生化的根源，后天之本，由此可以看出脾肾和急性肾损伤发病有着密切的关系。

三、治疗

1.西医治疗

（1）基本原则

1）概述

纠正急性肾损伤（AKI）潜在原因的措施应该从肾功能障碍的早期症状开始。由于肾小球滤过率（GFR）与血清肌酐水平之间的关系不是线性的，特别是在疾病早期，直到大量肾脏损害时，血清肌酐水平才上升到异常水平。事实上，在GFR丧失50%之前，血清肌酐的升高可能并不明显。

目前对AKI的治疗主要是支持性的，这一点不能夸大；迄今为止，还没有任何治疗方法显示出治疗该病的疗效。治疗药物（如多巴胺、奈西立肽、非诺多巴胺、甘露醇）不适用于AKI的治疗中，可能对患者有害。

维持容积内稳态和纠正生化异常仍然是治疗的主要目标，可能包括以下措施：呋塞米纠正液体过载，重碳酸盐治疗重度酸中毒，可作为透析的重要桥梁纠正高血钾症，通过输血和使用去氨加压素或雌激素等措施纠正血液异常（如贫血、尿毒症血小板功能障碍）。

2）容量过载：当患者仍有反应时，可以使用呋塞米纠正容量负荷过载，这通常需要大剂量的静脉注射。呋塞米在将少尿AKI转化为非少尿AKI或在患者无高血容量时增加尿量方面没有作用。然而，对呋塞米的反应可以被视为一个良好的预后标志。

3）高钾血症：AKI患者高钾血症可能危及生命。降低血清钾的方法包括：①减少饮食或管饲中钾的摄入量；②利用钾结合树脂在肠道内交换钾；③用胰岛素、葡萄糖溶液和β受体激动剂促进细胞内钾的转移；④建立透析。

4）肾毒性药物：在AKI中，肾脏特别容易受到各种化学物质的毒性影响。应避免使用或慎用所有肾毒性药物〔如放射性造影剂、具有肾毒性的抗生素、重金属制剂、癌症化疗药物、非甾体抗炎药（NSAIDs）〕。同样，应避免所有经肾脏排泄清除的药物，或适当调整其剂量。

2013年的一项研究表明，使用非甾体抗炎药和2种降压药物，如利尿剂和血管紧张素转换酶（ACE）抑制剂或血管紧张素受体阻滞剂（ARB）的三重疗法显著增加AKI的住院的风险，特别是在最初使用这些药物治疗的前30天。在近6年的平均随访中，发现了2215例急性肾损伤病例（发生率为每年7/10000人），并与10例对照组进行了比较。

一项对500名接受万古霉素≥72h的成年患者的回顾性观察性队列研究发现，AKI的发生率与万古霉素波谷水平相关，从8.02%的第一波谷水平低于10μg/mL到31.82%的第一波谷水平为20μg/mL或更高的多变量逻辑回归分析，AKI的发生率上升显著相关的因素包括高于15μg/mL的第一或平均水平，以及耐甲氧西林金黄色葡萄球菌感染和病态肥胖。

在AKI的治疗过程中，应尽早寻求肾脏病会诊。肾脏病专家可以帮助优化管理，避免AKI可预防的并发症。

（2）血管扩张剂

血管扩张剂治疗急性肾损伤的基本原理是改善肾灌注以减少肾损伤。然而，这种方法缺乏强有力的证据支持。

一项对16项随机研究的荟萃分析得出结论，血管扩张剂芬诺多帕降低了对肾脏替代治疗的需要，并降低了AKI患者的死亡率然而，在推荐使用芬诺多帕之前，还需要进行更大规模的试验。

小剂量多巴胺［如1~5mg/（kg·min）］可引起肾血管选择性扩张，增强肾脏灌注。多巴胺也会减少钠的吸收；这会增加尿流量，有助于防止肾小管管型阻塞。然而，大多数临床研究未能证实低剂量多巴胺灌注的这种有益作用，一项研究表明，低剂量多巴胺可能使AKI患者的肾灌注恶化。

（3）膳食改良

膳食改良是AKI治疗的一个重要方面。限制盐和液体对少尿性肾功能衰竭的治疗至关重要，因为肾脏不能充分排出毒素或液体。

由于钾和磷在AKI患者体内排泄并不理想，这些电解质的血液浓度往往较高。在经常测量的指导下，饮食中限制这些元素可能是必要的。在AKI的多尿期，钾和磷可能被耗尽，因此患者可能需要饮食补充和静脉注射替代。

氮平衡的计算可能很困难，特别是在存在体积收缩、高分解代谢状态、消化道出血和腹泻的情况下。危重病人每天应至少摄入1g/kg蛋白质，但应避免高营养，否则会导致血液尿素氮（BUN）水平和水分损失升高，导致高钠血症。

（4）透析

透析，尤其是血液透析，可能会延迟AKI患者的恢复。大多数权威人士倾向于使用生物相容性膜透析仪进行血液透析。AKI患者透析（即肾脏替代治疗）的适应证如下：无法用利尿剂控制的容积扩张、药物治疗无效的高钾血症、药物治疗难治的严重的酸碱紊乱、重度氮质血症、尿毒症。

1）时间和强度：关于透析时间的选择存在很大的争议。早期研究表明，早期和晚期开始的透析可降低死亡率，但在大型随机对照试验中尚未对透析开始时间进行评估目前的方法差别很大。急性肾功能衰竭试验网络（ATN）研究发现，增加透析强度（无论是间断或连续）并不能改善临床结果（发病率/死亡率）。有证据表明，透析依赖性AKI患者每周应至少接受3次血液透析治疗，提供的Kt/V值为1.2，或总流出速度为20mg/（kg·h）的连续血液透析（连续性静脉-静脉血液透析或血液滤过）（处方）。

2）CRRT：间歇血液透析和持续肾脏替代治疗（CRRT）的结果似乎没有差别，但这个问题目前正在研究中。CRRT可能在血流动力学不稳定以及中风或肝功能衰竭后长期肾功能衰竭的患者中起作用。这些患者可能无法忍受传统血液透析过程中液体和电解质的快速转移。

3）腹膜透析：腹膜透析在AKI患者中不常使用。尽管如此，它在技术上可以用于急性病例，并且可能比传统血液透析具有更好的血流动力学耐受性。

2.中西医结合治疗

聂卫群等提出"虚瘀浊毒"是本病的关键病机，虚则以气阴两虚为主；而邪实则以浊毒、瘀血为主。其认为病位主要在肾与膀胱，并且与肺、脾、胃、三焦等脏腑功能失调相关，治疗以益气养阴、泄浊利湿、解毒活血为治疗原则，以现代医学常规治疗结合中药颗粒剂口服、中药注射液、中药颗粒剂灌肠等手段综合论治。

赵延红等认为急性肾损伤的核心病机为湿、热、瘀、毒。少尿期治疗是本病的关键所在，本期治疗应以清热解毒、泻热逐水、活血化瘀、通腑泻浊为治疗原则。多尿期则要注意清余热，兼顾益气养液。恢复期则注意滋补肾阴或肾阳。

朱虹等认为在急性肾衰发病过程中的重要病理表现为瘀热相搏、湿毒内蕴、三焦壅塞，故在此基础上提出通导瘀热法为治疗本病重要法则，即以通下或攻下与活血作用兼具之品，凉血与化瘀作用兼备之药治疗本病，从而筛选出方剂为桃仁承气汤，为本病的治疗提供了思路。

严仲庆在长期的临床过程中遵仲景之法，运用经方治疗急性肾功能衰竭（急性肾损伤）。他根据患者的证候表现特点，基于《伤寒论》中合病与并病的理论，灵活运用六经辨证方法，重视二方乃至多方组合使用，提出本病的辨治原则应"方证相应"，药随证转，方随病变。

董盛等根据长时间的临床观察提出本病的病机多为邪实与阴伤，认为病邪深入血分，日久血热相结于膀胱，影响气化而致水道不通，进而毒壅而血凝，瘀阻于肾络，造成肾脏功能失常。湿热、浊毒、瘀血互结，真阴受损，则少尿；日久则肺肾俱损，气化失司则成尿闭。

四、名家经验

张改华、游梦琪通过总结饶向荣教授治疗急性肾损伤的经验，提出以"和解法"辨治本病，认为本病的主要病因为外感湿热、热毒。病位主要在肾、膀胱、三焦，其在疾病的发生发展过程中多因实致虚，临床证候多表现为虚实夹杂；在研究本病的证候、证型规律后认为本病的病机为湿浊化热、少阳郁滞、阻滞三焦，治疗以"和解法"为代表的小柴胡汤加减，达到和解少阳、通利三焦以祛除邪实的目的。

吕宏生等总结名老中医吕承全主任治疗急性肾功能衰竭（急性肾损伤）的经验，吕老认为本病的病机为邪毒侵袭、瘀热阻络和气血亏虚；提出把握病机必求之本的诊治观点，通过临床表现及病史将本病的病因病机总结为五类，分别为阴津枯涸、化源不足；阳气衰微、气化无能；湿热蕴结、气滞血瘀、气化受阻；热毒炽盛，肾失开阖；血瘀阻络，水气不行。指出本病虽涉及肺、脾、肾等脏腑，但病因病机复杂，三焦气化受阻，决渎失司是本病发病的关键，治疗上更是辨邪气与脏腑气血的盛衰之不同而施治，且辨治中处处注意顾护脾肾之正气。

于梅等总结名老中医张琪教授治疗因饮食及用药后致急性肾功能衰竭（急性肾损伤）的诊治经验，张老认为此类病人就诊时多表现为胃气不和、痰热内扰、浊毒内蕴，治疗应紧抓病机，治以清热和胃、降逆化痰、降浊。临床中运用半夏泻心汤和温胆汤化裁治疗而多获良效。

五、医案分享

1.瘀血阻络，湿毒内蕴

邱某，男，38岁。2005-08-21初诊。

患者入院前8日被3人殴打，伤势严重。入院前5日少尿，入院前2日无尿而入院。查体：体温37.8℃，呼吸18次/分，心率96次/分，血压22.7/12.0kPa（170/90mmHg），神清，被动体位，双眼睑、胸腹部可见大片对称性瘀血斑，约25cm×32cm，相当于体表面积的12%，呼吸动度受限，右侧第7、8、9、10肋骨骨折，左侧第4、5、6肋骨骨折。肾区叩击痛，双下肢水肿。化验检查血肌酐543μmol/L，尿素氮17.4mmol/L。立即给予血管扩张剂，碱化尿液，严格限制入量，大剂量呋塞米冲击无效，改用中药治疗。刻诊：神清，痛苦呻吟，身热烦躁，口渴欲饮，面部胸腹部大片瘀血斑，疼痛难忍，尿闭2日，大便秘结4日未行，胸部满闷，憋气，腹胀，双下肢水肿，舌质暗，苔黄燥，脉弦滑。

西医诊断：挤压综合征，急性肾衰竭。

中医诊断：腰痛，瘀血阻络证。

辨证：患者遭受外伤击打后，血络受伤，脉不统血，血溢脉外，胸腹部见瘀血斑，瘀血证明显，舌暗脉弦更是瘀血之明证，瘀血又易与他邪合并，血水不相离，水湿不化，合而成毒，辨为瘀血阻络，湿毒内蕴证。

治法：行血破瘀，解毒通利。

处方：复元活血汤加减。

药物：柴胡20g，天花粉10g，当归15g，川芎20g，桃仁10g，红花5g，制大黄10g，炙甘草5g，生黄芪30g，党参15g，延胡索10g，炒三棱15g，焦栀子10g，焦六曲10g，陈皮8g。水煎服，每日1剂。

服药后3h通下稀便650mL，排小便120mL。68h后尿量共2730mL，并多次排出大量稀便。服药后第5日进入多尿期，持续8日恢复正常，肾功能各项指标恢复正常。

按语：现代医学认为，挤压伤所致急性肾衰竭，主要因为急性肾脏缺血，肾血流量减少，肾小管上皮细胞因供血不足而坏死。加之挤压伤后肌肉损伤，释放肌红蛋白阻塞肾小管，更可加速坏死，造成少尿、无尿，药物治疗无效。目前多靠血液透析或腹膜透析治疗挤压伤所致急性肾衰竭，但疗效并不理想，病死率高达50%以上。此证早期受伤后，受挤压部位呈现青紫、肿胀、发热、疼痛，血压下降或有休克，口渴甚，喘促胸闷，气短，腹胀，二便闭，周身水肿，脉多弦滑，舌质多紫暗。严重者可出现高血容量综合征、昏迷、抽搐等。根据中医学有关理论记载，将其归为尿闭、水肿、五实证的范畴。《素问·汤液醪醴论》关于水肿病的治疗大法是："平治于权衡，去菀陈莝，微动四极，温衣，缪刺其处，以复其形，开鬼门，洁净府。"从广义上讲"去菀陈莝"含有去除血脉中陈旧的瘀血含义。《灵枢·小针》云："菀陈则除之者，去血脉也。"因水与血有密切关系，如唐容川《血证论》云："水与血本不相离，瘀血化水奕奕为肿，是血病而不离乎水者也。"又说："血既变水，即从水治之。"故水肿患者，尤其因挤压伤所致无尿、水肿的患者，更适用"去菀陈莝"法。另《素问·缪刺论》指出："人有所堕坠，恶血留内，腹中满胀，不得前后，先饮利药，此上伤厥阴之脉，下伤少阴之络。"文中所描述的症状与挤压伤所致急性肾衰竭极为类似，这正是中医学对挤压综合征的最早认识，并提出了"先饮利药"的急救方法。在此理论指导下选复元活血汤加味，柴胡24g，天花粉24g，当归15g，桃仁15g，红花15g，穿山甲15g，大黄（后下）15～30g，芒硝（冲服）15g，苏木30g，乳香、没药各10g，皂角刺30g，甘草10g。挤压伤急性肾衰竭患者多表现为大小便闭，身燥热，胸部满闷，憋气，腹部胀满，脉弦滑，舌质暗等。与《素问·玉机真脏论》所述五实证，即"脉盛，皮热，腹胀，前后不通，闷瞀"极为相似，应为死症。但文中又提出"身汗，得后利，则实者活"。我们治疗此类患者，方中重用大黄、芒硝、苏木、桃仁等荡涤瘀血，通便泄浊，消除水肿。因此案例中运用"去菀陈莝"法，选用化瘀攻下、疏肝通络之复元活血汤，取得了显著疗效。

2.湿毒浸淫

柴某，女，38岁。2020年11月24日初诊。

患者发热、水肿1月余，于10月25日在他院确诊为"肾综合征出血热并急性肾衰"，经综合治疗及血液透析等措施，出血热痊愈，肾损伤症状无明显改善。刻下：神志清，精神差，食欲缺乏，乏力，夜尿多，24小时尿量约800mL，体温正常，贫血貌，睑唇苍白，爪甲不华，畏寒怯冷，腹膨隆，腹水征阳性，双肾叩击痛阴性，双下肢中度水肿。舌淡胖大苔白腻，脉沉细。化验：血红蛋白62g/L，尿素氮16.36mmol/L，血肌酐799μmol/L。入院后经综合治疗及血液透析等措施，除水肿减轻外，其他症状无显著改善。

西医诊断：急性肾衰竭。

中医诊断：水肿，湿毒浸淫证。

辨证：患者外邪侵袭，内伤脏腑，肾与膀胱气化不利，水湿毒邪内蕴脏腑，腹部膨隆，腹水明显，双下肢浮肿；阳气不足，入夜则阳入于内而阴出于表，阳虚则水液不化，故见夜尿多；水湿已成，舌体胖大，脉沉细，更是水湿内留之象，苔白腻，食欲缺乏，呕吐，内毒泛胃，故辨为湿毒浸淫证。

治法：宣肺解毒，祛湿降浊，温阳利水。

处方：宣肺排浊汤合益肾降浊汤加减。

药物：伏龙肝（先煎）300g，荆芥、防风各10g，苏叶12g，石韦、生地榆各20g，生槐花15g，生大黄（后下）10g，大腹皮、蒲公英各30g，地肤子、五加皮各20g，海藻、沉香各10g，车前子30g，蝼蛄、蝉蜕、僵蚕各10g。水煎服，每日1剂。

制附子12g，槐花15g，煅牡蛎、土茯苓、蒲公英、大黄各30g。早晚1次，保留灌肠。

二诊：上方服用7剂，水肿消退，腹胀减轻，纳食较佳，每天尿量增至2000mL。舌质淡苔白腻，脉沉弱。复查尿常规阴性，血肌酐627μmol/L。辨析：阳气复，小便通利，则邪有出路，然湿邪久羁，脾胃湿困，运化乏力，治宜发散余邪，健脾化湿。方用经验方左金苏灵汤加味。

药物：苏叶、威灵仙各15g，黄连6g，吴茱萸2g，荆芥、防风各10g，槐花15g，丹参20g，生地榆30g，大腹皮15g，炒槟榔、豆豉各10g，生大黄（后下）5g，石韦15g，陈皮10g，白茅根、芦根各15g。水煎服，每天1剂。

三诊：连进5剂。患者略感困倦乏力，余症皆消，每天尿量2500 mL以上，复查血肌酐264μmol/L。辨析：邪去正衰，当以调理脾胃善后，方用六君子汤加味。

药物：陈皮10g，半夏（先煎1h）15g，白术15g，茯苓15g，黄连3g，党参15g，黄芩10g，干姜9g，炙甘草6g，大枣6枚。水煎服，每天1剂。

四诊：上方连服10剂后，自觉肢体困倦好转，活动较前有力，复查血肌酐103μmol/L。继上方加减调理半月。

随访1年，偶有血肌酐高于正常，病情稳定，基本痊愈。

按语：患者以肾病综合征出血热致急性肾衰而求医，经血液透析及西医治疗，虽性命无忧，但脏腑功能未复，食欲缺乏、神疲、恶心仍有。此病属于中医"关格"范畴，其发病急骤，来势迅猛，弥漫三焦，贼害五脏，致上下格拒，闭拒不通，由于邪毒来势凶猛，正气早期严重受损，形成虚实夹杂之候，甚则表现为一派虚象。虽如此，早期仍不宜贸然进补，因外邪不去，正气难安。本病的治疗，当本着急则治其标，缓则治其本的原则，有步骤、分层次地进行。盖疾病早期，外感引发伏邪，邪气充斥内外，当以祛邪为首务，以外散表邪，内祛浊毒，俾内外之邪，齐消自散，以复气机之升降，使清者自升，浊者自降。然脾胃为后天之本，气血生化之源，位居中州而统领四脏，湿邪壅盛，中焦被困，脾胃运化无力，后天乏源，四脏失养，则衰败之象立至，故在疾病后期，调理脾胃、固护胃气尤其重要。在遣方用药时，针对早期邪毒内外交固之势，治以发越郁结，祛浊排毒。方用荆芥、防风、苏叶疏散在表之邪气，复肺之宣降，通水之上源；石韦、大腹皮、生地榆、生大黄通腑降浊，利尿消肿；五加皮、蝼蛄活血通络，配以蝉蜕、僵蚕等以条达气机。诸药相伍，则内外之邪齐消共散，逆乱之气机复以恢复正常；中期，邪毒已去，则以左金苏灵汤调理中焦，兼清余邪。方中苏叶、豆豉、槟榔以行气宽中；威灵仙、丹参以通经活络；黄连、吴茱萸复胃和降之性；佐以荆芥表散余邪；槐花、地榆、大黄、白茅根内清浊毒，则中焦畅达，不健脾而脾自运。后期，余邪尽去，正气独虚，则以六君子汤善后调理。方中党参甘温益气，健脾和胃；白术苦温健脾燥湿，茯苓甘淡渗湿，参术相合，则健脾祛湿之功更著；陈皮、半夏同用，使补而不滞，炙甘草甘温，伍用生姜、大枣，益气补中，诸药相伍，共奏益气健脾而收功。如此，层层深入，环环相扣，水到渠成而疗效显著。

第三节　IgA肾病

一、概念

IgA肾病（IgA nephropathy，IgAN）是一个免疫病理学诊断名称，是一组不包括继发性肾脏疾病，肾活检病理检查在肾小球系膜区有以IgA为主的颗粒样沉积，临床上以血尿为主要表现的肾小球肾炎。IgAN是目前世界上最常见的原发性肾小球肾炎，也是导致终末期肾衰竭的一个主要原因，20%的IgAN

患者10年内进展至终末期肾脏疾病（end-stage renal disease，ESRD），30%的患者于20年内进展至ESRD。IgA肾病可发生在任何年龄，但以16~35岁的患者居多，约占80%，通常男性发病率高于女性，我国男女之比为3∶1。

在中医学，IgA肾病无特定中医病名，多归于"尿血""水肿""腰痛""肾风""虚劳"等范畴。国医大师任继学认为IgA肾病可以称之为"慢性肾风"。聂莉芳认为以血尿为主要临床症状时，称为"尿血"；以腰痛或者水肿为主要临床症状时，称为"腰痛""水肿"；患者在慢性迁延期的病机表现为正气亏虚者称为"虚劳"。

二、病因病机

1.西医

在西医学关于IgA肾病的发病机制认识中，由于黏膜免疫功能异常，造成血中IgA异常增多，这些增多的IgA与正常血清中存在的IgA不同，可能系由黏膜的浆细胞或分泌组织的淋巴细胞所产生，经血流到达肾小球，并激活补体，共同沉积于系膜区。但是真正造成临床表现的，却是由炎症反应形成肾脏局部增殖、硬化等病理破坏所造成。

IgA肾病确切的发病机制尚未清楚，多种因素与发病有关。由于肾小球系膜和毛细血管球有颗粒状IgA和C3沉积，且皮肤也有沉积，并且部分病例可测出循环免疫复合物，提示IgA肾病由循环免疫复合物、多聚IgA等大分子聚合物介导的肾小球疾病，亦有原位自泌体抗原致病的可能。

遗传因素参与了IgAN的发病，IgAN与遗传易患性有关，是一种多基因病。IgAN患者体内高水平的半乳糖缺乏的IgA1（Gd-IgA1）水平、特异性的IgG与Gd-IgA1结合并沉积于系膜区、触发免疫炎症反应攻击肾脏是IgAN发病的3个步骤。该复合物沉积于肾脏，尤其是系膜区，激发免疫炎症反应。免疫炎症反应对肾脏的损害直接反映在肾脏活检的病理表现、临床表现以及最终的预后中。

2.中医

尿血在《内经》中称为溺血、溲血，如《素问·气厥论》谓"胞移热于膀胱，则癃，溺血"，《素问·痿论》谓"悲哀太甚，则胞络绝，胞络绝则阳气内动，发为心下崩，数溲血也"，基本上认为尿血的病机与热有关。本病的病理性质总属本虚标实。一般发作期多为风热犯肺或火热炽盛，或湿热瘀阻，终致络伤血溢，以邪实为主；慢性持续阶段多因脾肾气虚，或气血双亏，或阴亏阳伤，或阴虚致瘀，以致阴络损伤，血溢于外。故辨证以正虚为主，或虚中夹实，或虚实错杂。

三、治疗

1.西医治疗

（1）生活方式

推荐低盐、低蛋白饮食，减重，锻炼，戒烟，戒酒，控制睡眠时间，避免过长或过短。

（2）RAS抑制剂

RAS抑制剂是KDIGO指南推荐的治疗原发性IgA肾病一线方案，推荐当24h尿蛋白大于1g时，使用ACEI或者ARB治疗；若24h尿蛋白在0.5～1.0g，建议使用ACEI或者ARB治疗，如果患者可以耐受，建议ACEI和ARB逐渐加量以控制24h尿蛋白小于1g；血压的控制应该首选RAS阻断剂，24h尿蛋白小于1g患者，血压的控制目标应当<130/80mmHg；当24h尿蛋白>1g则血压控制目标应<125/75mmHg。另外，虽有荟萃分析

结果显示ACEI、ARB二者联合较单独服用能够更好地降低尿蛋白，且对肌酐的变化无显著影响，但是目前仍无明确推荐ACEI、ARB二者联合治疗原发性IgA肾病，二者联合治疗仍需进行更多的研究。

（3）糖皮质激素/免疫抑制剂

在KDIGO指南中，根据目前已有的循证医学证据，糖皮质激素的应用只有在下面情况下考虑使用：①对于经过3~6个月最佳的支持治疗（包括使用ACEI或者ARB和控制至目标血压的治疗）后，24h尿蛋白仍然持续≥1g，而且GFR＞50mL/min的患者，建议可以接受6个月的糖皮质激素治疗。②对于临床上呈肾病综合征而同时病理表现为微小病变肾病（MCD）和IgA肾病并存的患者，可以按照MCD的治疗原则应用糖皮质激素。③新月体性IgA肾病或伴有肾功能快速下降的患者，可以考虑糖皮质激素联合环磷酰胺或者硫唑嘌呤治疗；急进性新月体性IgA肾病的治疗方案可参照抗中性粒细胞胞浆抗体（ANCA）相关小血管炎的治疗方案，即起始治疗通常包括大剂量口服或者静脉糖皮质激素联合口服或静脉环磷酰胺（不同的研究推荐的治疗方案各不相同），也可以考虑使用血浆置换［但是目前的随机对照试验（RCT）证据有限］。除此之外，目前没有明确证据推荐或建议糖皮质激素在其他各种表现的IgA肾病中应用，尤其需要在肾功能已经受损（GFR＜50mL/min）IgA患者中评估糖皮质激素的疗效和副反应带来的各种风险。免疫抑制剂单一用药并不能有效治疗原发性IgA肾病，且不良事件发生率较高。2012年KDIGO指南提出，除非新月体性IgA肾病伴有肾功能快速下降，不建议应用糖皮质激素联合环磷酰胺或者硫唑嘌呤；除新月体性IgA肾病伴肾功能迅速恶化外，GFR＜30mL/min的患者不建议免疫抑制剂治疗。激素联合霉酚酸酯（MMF）可能会引起重症感染（包括卡氏肺囊虫肺炎），应当小心监测。

（4）新型治疗方法

B淋巴细胞可能参与半乳糖缺乏的IgA1（Gd-IgA1）和抗Gd-IgA1抗体的产生过程。利妥昔单抗通过耗竭B细胞，RAS抑制剂布地奈德靶向释放剂通过抑制黏膜B淋巴细胞激活和Peyer斑块增殖，从而减少Gd-IgA1产生等。另外还有硼替佐米、促肾上腺皮质激素、羟氯喹、补体阻断剂、胍那苄等均有研究，但这些新型治疗方法证据尚不充分，仍需进一步开展大规模研究以明确疗效，有望成为原发性IgA肾病的早期有效治疗方案。

（5）其他治疗措施

1）鱼油：多数关于在IgA肾病患者中应用鱼油添加剂的研究为低质量的研究证据，然而考虑到该治疗危险性很小以及可能对心血管的有益性，因此鱼油可以认为是一种安全的治疗方案。

2）抗血小板药物的应用：不建议使用抗血小板药物治疗IgA肾病。

3）扁桃体切除：对于扁桃体切除目前没有前瞻性RCT证实，对此仍然需要反复评估并决定是否在那些和扁桃体炎密切相关的阵发性肉眼血尿发作的患者中进行扁桃体切除。

2.中医治疗

（1）中药辨证治疗

中医辨证治疗IgA肾病存在一定的潜力和优势。邹燕勤等主张从咽喉脾胃论治IgA肾病，用尿血宁从咽论治IgA肾病，且治疗效果显著。王继明强调在治疗IgA肾病时应该以清利咽喉，疏通经络，补肾运脾的治疗方法为关键，在中医辨证论治上主张"从咽论治"下病治上。秦佑胜对IgA肾病患者在临床治疗的基础上，加用中医辨证解毒化瘀通络的方法，明显提高了IgA肾病患者的临床疗效。黄亮智采用参芪地黄汤加味治疗气阴两虚证的IgA肾病，结果表明该方可以明显缓解患者的症状，减少尿蛋白，改善肾功能。吴飞翔等认为补气益阴、固表利咽的方法能有效缓解IgA肾病患者的临床表现和体征，并且患者感染风寒的频率也随之下降。程婷婷发现参蛭活血汤能有效缓解气阴亏虚兼有血瘀证IgA肾病患者的临床表现和体征，并且能显著降低IgA肾病患者24h蛋白尿和改善肾功能。

（2）中成药治疗IgA肾病

IgA肾病中成药凭借着见效快、携带便利、不良作用少等特点，近年来颇受欢迎。同时中成药在治疗IgA肾病等方面也取得了诸多显著的疗效。陈香美院士团队发现黄葵在早期原发性肾小球肾炎中具有降尿蛋白的作用，为进一步明确黄葵在原发性IgA肾病中的作用进行相关研究，纳入病理诊断为原发性IgA肾病，eGFR > 45 mL/（min·$1.73m^2$）且尿蛋白为$0.5 \sim 3.0$g/d的患者，分别给予黄葵胶囊和氯沙坦钾片治疗，发现黄葵组在降低尿蛋白方面不劣于氯沙坦钾片组，同时两组eGFR未见明显下降。雷公藤因其具有免疫抑制作用，被广泛应用于临床治疗肾脏疾病和自身免疫性疾病。大量研究证明雷公藤的主要有效成分之一雷公藤甲素具有诱导淋巴细胞凋亡、抑制淋巴细胞增殖、抑制多种细胞因子和黏附分子的表达来发挥抗炎作用。李文文等系统评价雷公藤治疗IgA肾病的疗效和安全性发现，雷公藤治疗IgA肾病在提高完全缓解率、部分缓解率、降低24h尿蛋白定量及稳定血浆白蛋白水平等方面有一定优势。

四、中医理论在IgA肾病纤维化治疗中的应用

中医的传统理论中有"虚久致瘀、久病必瘀、出血证多伴有瘀血"的说法，IgA肾病或由于久病气血亏虚，或肝肾阴虚，或气机不调，均可导致气血不畅，瘀阻肾络，因此瘀血阻络贯穿于IgA肾病整个病理过程，符合现代医学里引发肾小球系膜细胞增生、硬化、肾小管萎缩及间质纤维化等微观上的病理改变。根据现代中医学的相关理论可知，血瘀证可能会涉及动脉粥样硬化、血液循环障碍、各种炎症反应、血栓形成以及组织增生变性等方面，所以在出现瘀血以后，肾循环也将受阻，血流量减少，肾脏灌注量较低，最终导致肾小球缺氧、缺血。现代实验研究表明，肾局部血流量与蛋白尿量的多少呈负相关，肾局部血流量减少会导致蛋白尿增多。从IgA肾病的形成以及其进展的过程来看，瘀血这一病理产物会阻滞脉络，导致人体血液运行障碍，使患者病情逐渐加重；反过来又会导致瘀血内停，不仅会使血瘀症状更加严重，更会导致肾脏受损，从而形成恶性循环。瘀血阻着，肾气不复，疾病难消。因此，在肾脏类疾病发生及发展的过程中，"瘀"不仅仅是主要的病理产物，同时也是使病情不断加重的重要因素。研究发现活血化瘀药有改善血液黏稠度，防止血栓形成，改善微循环，使机体的肾脏血流量增加，起到保护肾脏的作用。

五、名家经验

国医大师郭子光教授提出"人–症–病–证"辨证论治体系，一方面抓住IgA肾病肺脾肾气虚、湿瘀阻络的共性病机，另一方面针对患者不同证型的个性病机进行分型论治，创制了"肾甦方"这一验方，乙方为基，分型加减治疗。既重视疾病

共性，又不忽略个性，病证结合，更能发挥中医特色优势。黄文政教授认为IgA肾病主要病机为少阳三焦枢机不利，脾肾功能失调。外邪侵袭、伏邪久羁是诱发、加重该病的重要因素，治疗上以疏利少阳三焦为基础，同时注重透伏邪、祛诱因，临床疗效显著。王永钧教授创新提出"风湿扰肾"学说和"虚、瘀、风湿"理论，运用"取象比类"的思维认识IgA肾病的内涵，通过"病证结合"的手段创新IgA肾病的诊断，并将"统筹兼顾"的思想蕴含在IgA肾病的治疗中，其学术思想呈现了他"识病-辨证-治病"的思维过程，体现了他固本求源（传承）、中西合璧（融合）和推陈出新（创新）的学术特点。王献耀教授认为风邪为IgA肾病始动因素，无形之风邪入里或传变，与体内伏痰藏湿交搏，化为有形风湿合邪，进犯于肾，致肾之体用俱损。针对风湿犯肾而致的IgA肾病患者，王教授确定了祛风利咽以清上、搜风胜湿以通络、补肾固本以防复等基本治则，临床上取得了较好的效果。刘光珍教授根据中医学"离经之血便是瘀""久病入络""久病多瘀"的观点，强调血瘀贯穿IgA肾病始终，治疗时当以活血化瘀为要。IgA肾病情复杂，迁延漫长，虚实夹杂，其基本病机为气阴两虚、肾络瘀阻，临证施治时需分清本标虚实，灵活运用活血止血、益气养阴、活血化瘀、清热利湿，活血通络、调畅气机。占永立教授从咽论治，将IgA肾病分为3型进行辨证论治（肺气不足，热毒扰咽证；脾气虚弱，热邪客咽证；肾阴亏虚，余热留咽证）。治疗上以清热解毒利咽为主，兼以扶正，根据病情灵活选方用药，取得较好的临床疗效。

六、医案分享

1.风热伤络

患者李某，女，40岁，2021年9月30日因"反复肉眼血尿10余年，再发3天"初诊。

患者罹患IgA肾病10年余，未规范治疗。3天前因劳累后外感出现肉眼血尿，查尿RBC（++++），肾功能正常，刻下症见：咽干咽痛，伴口苦烦热，纳寐不佳，腰痛不适，尿色偏红。舌红，苔黄腻，脉濡数。

西医诊断：IgA肾病。

中医诊断：尿血，风热伤络证。

辨证：患者先天不足、后天失养，脾肾气虚，劳则气耗，遂卫外不固，又外感风热，与内生湿热相合，进而热伤血络，出现咽痛，血尿，腰痛等一系列征象，舌红苔黄腻脉濡数，辨为风热伤络证。

治法：疏风清热，凉血止血。

处方：疏风清热凉血方。

药物：蝉衣6g，连翘15g，黄芩10g，虎杖10g，白茅根30g，芦根30g，桔梗6g，生甘草3g。7剂水煎服，早晚各一次。嘱患者禁忌辛辣刺激之品，注意休息。

2021年10月7日二诊：诉咽干咽痛明显好转，饮食渐起，腰痛亦好转，唯觉烦热仍显，夜寐不佳，舌红，苔薄黄腻，脉濡，复查尿常规显示尿RBC（+），患者外感风热之邪已去十之七八，阴虚湿热之象愈加明显，故上方去蝉衣以减疏散风热之力，加熟地20g，麦冬、生地各10g，加强养阴清热之功。嘱续服14剂，医嘱同前。

2021年10月21日三诊：诉残留腰部略感酸痛，及偶有乏力感，余无明显不适，舌淡红，苔薄白微黄，脉濡，复查尿常规正常。患者外感风热之邪已然尽去，或有湿热残存其间，又虑其患病日久，脾肾气虚，容易外感，故调整方药予参芪地黄汤和玉屏风散加减。

方药如下：生黄芪30g，党参15g，生白术15g，生地黄

20g，山茱萸8g，茯苓20g，温山药20g，牡丹皮10g，防风6g，绵茵陈15g，陈皮8g。14剂，以增健脾益肾，固表御邪之功。

后患者以此方式为基础方调治半年，随访病情稳定。

按语： 此案例中患者素体禀赋不足，后天失养，脾肾气虚，卫外不固，外感风热，与内生湿热相合，进而热伤血络，肾气不固，出现咽痛，血尿，腰痛等一系列征象，亦是现代医学所倡导的IgA肾病患者常在呼吸道或消化道感染后发病或出现肉眼血尿，本案中即"咽炎同步血尿"。遂遵循急则治其标、缓则治其本之原则，首诊以疏风清热、凉血止血为原则。方中蝉衣、连翘祛风清热，黄芩、虎杖清热利湿，白茅根、芦根凉血止血，桔梗可为舟楫，载药上行，生甘草调和诸药。二诊时患者诸症好转，外邪已去大半，徒留心烦夜寐不佳等不适，湿热阴虚之象明显，故稍减散风热药，加养阴清热之力。三诊时患者诉腰部偶有酸痛不适，考虑患者素体正气不足，易为外邪所感，因而调治以健脾益肾，御邪固表，终获显效。

2.气阴两虚

患者徐某，女，42岁，2021年10月7日，因"肾功能异常伴尿中泡沫增多1年余"初诊。

患者1年前曾于当地医院就诊，查尿常规：尿蛋白（＋），查血肌酐112μmol/L，并行肾穿刺示：IgA肾病伴轻度系膜增生，予以对症治疗好转后出院，后间断出现尿中泡沫增多，血肌酐升高，最高曾达120μmol/L，尿蛋白（＋＋＋），刻下症见：腰酸腰痛，尿中泡沫较多，倦怠乏力，少气懒言，口干，易汗盗汗，舌红，苔少，脉细。

西医诊断：IgA肾病。

中医诊断：腰痛，气阴两虚证。

辨证：此例患者素体禀赋不足，肾气不固，长期蛋白精微泻下，损耗肝肾精血则肝肾阴虚，气属于阳，精血属阴，阴阳互根，此为阳损及阴之候，气阴两虚兼肝肾不足，因而出现腰酸乏力，易汗盗汗，舌红少苔，脉细等一系列证候，辨为气阴两虚，肝肾不足证。

治法：补气敛阴，补益肝肾。

处方：参芪地黄汤加减。

药物：黄芪30g，太子参15g，熟地黄20g，山茱萸8g，温山药20g，炒白芍20g，川芎20g，女贞子10g，墨旱莲15g，金樱子10g，芡实30g，炒杜仲15g，桑寄生10g，陈皮8g。7剂，水煎服，早晚各一次。嘱患者禁忌辛辣刺激肥甘厚腻之品，避免劳累及外感。

2021年10月14日二诊：诉腰痛同前，尿中泡沫减少，乏力易汗稍有好转，舌红，苔薄少，脉细。复查尿常规示尿蛋白（+++），血肌酐105μmol/L，乏力易汗稍有好转，药证合拍，效不更方，前方再进14剂，医嘱同前。

2021年10月28日三诊：诉腰痛明显好转，精神明显较前振作，尿中泡沫亦明显减少，偶有乏力不适，无盗汗，脉较前有力，但诉胃纳不佳，尿蛋白（++），血肌酐95μmol/L患者气阴得补，考虑方中滋腻药物太过，遂在前方之中再加入砂仁3g，姜半夏9g，生白术15g，以健脾和胃。14剂，医嘱同前。

2021年11月11日四诊：诉偶有腰痛，但不明显，尿中泡沫较少，无乏力自汗等不适，但诉近期因家中琐事心烦，夜寐不佳，舌淡红，苔薄白，脉稍细有力，查尿常规（+），血肌酐正常，遂稍做调整，去杜仲、桑寄生、加酸枣仁10g，麦冬10g，百合15g。14剂，医嘱同前。

后间断半年余，以此方为基础方化裁调治，患者精神状态良好，尿蛋白转阴，肌酐正常。

按语： 此例患者先天禀赋不足，肾气不固，长期蛋白精微泻下，损耗肝肾精血，则有肝肾阴虚之虞，中医认为，气属于阳，精血属阴，阴阳互根，此为阳损及阴之候，患者气阴两虚，肝肾不足，因而出现腰酸乏力，易汗盗汗，舌红少苔，脉细等一系列症状，法当补气敛阴，补益肝肾，初诊方以黄芪、太子参合六味地黄汤、二至丸、水陆二仙丹加减化裁而来，近年来，黄芪已被临床验证其对改善肾功能及蛋白尿具有显著作用，与太子参共奏气阴双补之功；肝肾为乙癸同源，精血同源互化，故以六味地黄汤合二至丸及水陆二仙丹补益肝肾之精血，收涩精微；炒杜仲、桑寄生既可除腰痛，又可强筋骨，陈皮以理气和胃。二诊时患者乏力自汗好转，肌酐有所下降，首诊辨证论治无误，即嘱患者前方再进14剂，三诊时效果明显，前方加生白术补脾气，姜半夏和胃气，砂仁调脾气，四诊时肌酐正常，尿检无殊，诉心烦，夜寐不安，予以养心安神如酸枣仁之类，前后半年余调养善后。

第四节 局灶节段硬化性肾小球肾炎

一、概念

局灶节段硬化性肾小球肾炎（focal segmental glomerularsclerosis，FSGS）是一组病理诊断学名词，其病理表现为局灶性（＜50%的肾小球受累）、节段性（非累及整个肾小球）肾小球硬化性病变，常伴不同程度的肾小管间质损害。免疫荧光显示 IgM 及 C3 呈团块样沉积在肾小球病变区，电镜可见足突广泛融合。根据其硬化部位及细胞增殖特点的不同，可分为非特殊型、门周型、顶端型、塌陷型、细胞型 5 个亚型。临床上以非特殊型最多见，约占半数以上。塌陷型治疗反应差，进展快，顶端型对治疗相对敏感，预后最佳。FSGS临床多表现为肾病综合征或非肾病范围内的蛋白尿，可伴有血尿、高血压及不同程度的肾功能减退。

中医学认为，FSGS临床表现多为水肿、蛋白尿等，属中医"尿浊""水肿""虚劳"等范畴。《灵枢·水胀》曰"水始起也，目窠上微肿，如新卧起之状，其颈脉动，时咳，阴股间寒，足胫肿，腹乃大，其水已成矣"，形象描述了该病的证候特点。蛋白尿与中医之"精气""精微"相类似，是构成人体和维持人体生命活动的基本物质，《素问》曰："肾者，主蛰，封藏之本，精之处也。"张景岳云"精以至阴之液，本于十二脏之生化，不过藏之于肾"，肾气肾精亏虚，肾失封藏，精气外泄，故见蛋白尿。《素问·通评虚实论》曰"精气夺则虚"，故该病亦可归于"虚劳"范畴。

二、病因病机

1.西医

目前本病的发病机制尚无定论，其中两种假说较为流行：一是损伤-瘢痕学说，二是主动致病学说。目前认为以下几个方面在其发病全过程中可能起着十分重要的作用。

（1）遗传背景

本病遗传性病因除基因突变外，还有部分家族性致病基因陆续被发现。陈亭宇在3个FSGS家系中均找到了A基因、TRPC6、SMARCAL1基因的新突变，这些突变能从遗传学角度上解释11.3%的FSGS患者。

（2）循环渗透性因子

一些实验及临床事实提示，部分FSGS患者血清中存在某种可以增加肾小球基底膜的通透性进而引发蛋白尿的循环渗透性因子然而这种因子尚未被分离出来，其作用机制也有待进一步研究。但可以明确的是，理论上清除或拮抗"循环因子"的作用，对延缓甚至逆转FSGS的进展是有帮助的。

（3）足细胞的参与

在FSGS形成过程中，足细胞是主要的参与细胞。通过对足细胞相关蛋白结构功能及FSGS过程中足细胞病变机制的深入研究，可能为临床治疗提供新的靶点，从而有效地减轻甚至逆转肾小球硬化的进程，延缓终末期肾衰竭的发生。为此我国学者进行了大量的实验研究，首次发现部分FSGS患者肾小球足细胞钙神经蛋白A亚基α异构体表达的增加介导了足细胞的去磷酸化，导致细胞骨架紊乱，产生蛋白尿。另外，Desmin蛋白表达的增加可能是FSGS发生发展的重要因素之一。

2.中医

现代医家多认为该病总的病机为本虚标实，以脾肾虚损为本，尤以脾肾气虚、脾肾阳虚以及气阴两虚证最为多见；水湿、湿热、瘀血等邪实为标。患者先天禀赋不足，或过劳精气虚耗，肾精失藏，气化不及州都而见蛋白尿及水肿，蛋白尿经久不消，精伤无以化气，脾肾失于濡养，脾虚运化失司，水湿稽留，郁久化热，湿热内蕴，炼液成痰，阻滞气机，郁而成痰。瘀血既是病理产物，也是疾病缠绵难愈的致病因素，贯穿于疾病的始终，究其原因可能为脾肾亏虚，气血运行不畅，阻滞脉络，瘀血内生；湿热胶着成瘀；久病入络，血脉瘀阻。

三、治疗

1.西医治疗

（1）原发性FSGS的初始治疗

1）对临床表现为肾病综合征的原发性FSGS患者，建议口服足量激素作为一线免疫抑制治疗。

2）起始剂量：泼尼松1mg/（kg·d），最大剂量不超过80mg/d。

3）开始减量：足量激素4周内不应减量，减量应在完全缓解2周后开始；如果8~12周达到部分缓解，继续应用足量激素至12~16周，以尽量达到完全缓解；如蛋白尿不缓解，足量激素最多不超过16周，但大部分患者不能耐受16周足量激素治疗，如有激素副作用则激素应尽早开始减量，并加用免疫抑制剂。

4）减量：泼尼松减量可每2周左右减5mg，2周内完成。

5）如患者为激素抵抗或出现明显的激素副作用，激素应快速减量，并加用免疫抑制剂。

6）对非肾病综合征且排除继发性、遗传性因素的FSGS患者是否应用免疫抑制治疗尚存争议。国内文献报道，尿蛋白定量1.0~5g/d的FSGS患者，使用中等剂量激素联合血管紧张素转换酶抑制剂（ACEI）/血管紧张素受体拮抗剂（ARB）治疗可降低尿蛋白，延缓肾功能下降。

（2）激素抵抗的原发性FSGS治疗

对激素抵抗的原发性FSGS患者，建议采用CNI至少治疗12个月。目前临床常用的CNI主要包括环孢素A和他克莫司两种药物。CNI的起始剂量建议：环孢素A 3~5mg/（kg·d），分2次给药；或他克莫司0.05~0.1mg/（kg·d），分2次给药，定期监测药物浓度（环孢素A药物谷浓度100~175μg/L；他克莫司药物谷浓度5~10μg/L）。CNI治疗达到部分或完全缓解者，建议维持达到药物浓度的CNI剂量至少12个月，以减少复发风险。为降低CNI的副作用，应尽可能以最小的药物剂量维持。

CNI减量应缓慢进行，每2个月减量25%，并在6~12个月停用。CNI治疗6个月未缓解者应停药。

肾功能受损的激素抵抗型FSGS患者使用CNI治疗时，需关注药物的肾毒性。对估算肾小球滤过率（eGFR）＜30mL/min或病理表现为中重度肾小管间质病变者，应避免使用CNI治疗。联合应用钙离子拮抗剂和维生素D可能减轻CNI毒副作用。

对激素抵抗的原发性FSGS患者，CNI治疗失败或不耐受，考虑使用环磷酰胺、利妥昔单抗和霉酚酸酯等方案治疗。国内数据显示，激素抵抗或激素依赖的FSGS患者（肾病综合征和肾病综合征倾向），环磷酰胺（起始剂量每月$0.5\sim0.75g/m^2$）联合激素的疗效类似他克莫司联合激素，均能降低尿蛋白，稳定肾功能。用药期间需监测药物副作用，如感染、骨髓抑制、肝损害等。相比口服环磷酰胺，静脉用药累积剂量更少，毒副反应更小。

利妥昔单抗是人鼠嵌合抗CD20单克隆抗体。国内研究显示，利妥昔单抗对激素抵抗或激素依赖的FSGS患者，可增加缓解率，降低复发率，同时减少激素和免疫抑制剂的副作用。利妥昔单抗$375mg/m^2$每周1次共4次缓慢滴注，用药前需监测CD19、CD20、免疫球蛋白、中性粒细胞计数、淋巴细胞计数等，并评估潜在感染包括结核、乙型肝炎、丙型肝炎等。用药期间，需关注利妥昔单抗不良反应，多见输注相关不良反应。使用利妥昔单抗6~12个月，建议评估后强化利妥昔单抗治疗。

霉酚酸酯联合激素治疗FSGS，霉酚酸酯推荐剂量500-1000mg/次，2次/d。国外研究指出，激素抵抗的原发性FSGS患者，霉酚酸酯亦可降低尿蛋白，有利于稳定肾功能，肾功能减退者应警惕感染的发生。

（3）频繁复发和激素依赖的原发性FSGS治疗

FSGS缓解后出现频繁复发或激素依赖可加用CNI、环磷酰胺或利妥昔单抗治疗。对激素治疗后部分缓解者（蛋白量较基线下降≥50%），若肾脏病理合并较明显间质纤维化和/或血管病变，可考虑加用静脉环磷酰胺治疗。为减少复发及避免激素、免疫抑制剂毒副反应，可考虑应用利妥昔单抗，其用法见前述。

2.中西医结合治疗

（1）中药联合基础治疗

对于表现为非肾病综合征的FSGS患者，KDIGO指南仅推荐使用ACEI/ARB治疗。临床上多项研究将ACEI/ARB结合中医辨证施治，均能够更好地改善患者指标，树立治疗信心。姚天文等进行的一项前瞻性随机对照研究结果显示，对于非NS型且辨证为脾肾气虚证的FSGS患者，中药固精方（党参、黄芪、沙苑子、桑寄生、芡实、金樱子、龙骨、牡蛎、玉米须、米仁根）联合缬沙坦可改善临床症状，减少尿蛋白排泄，疗效优于单用缬沙坦组。严晓华等将60名非NS且辨证为气虚血瘀型的FSGS患者随机分为单纯予以ACEI的对照组和ACEI加脾肾通瘀饮（黄芪、党参、白术、山茱萸、全蝎、水蛭、地龙、王不留行、丹参）的治疗组，结果显示两组均能降低尿蛋白、尿结缔组织生长因子（CTGF），但治疗组降低程度优于对照组（$P < 0.01$）。梁栋等对非NS的FSGS患者给予西医基础治疗加用疏利少阳、辛通畅络的肾苏Ⅱ方（柴胡、黄芩、黄芪、当归、水蛭、细辛），不同辨证分型进行药物随证加减，结果显示肾苏Ⅱ方可明显改善FSGS患者血脂及氧化低密度脂蛋白，具有抗氧化应激作用。

（2）中药联合免疫抑制治疗

KDIGO指南建议对表现为肾病综合征的原发性FSGS，建议激素及免疫抑制剂干预。研究认为FSGS所致的肾病综合征对激素的治疗敏感性低，多数病人表现为激素依赖、激素抵抗甚至激素无效，对于这些难治型的FSGS患者，采用免疫抑制治疗加上中医辨证施治可以增强治疗效果。对于反复发作型FSGS，多与激素治疗不充分或激素疗效较好而提前撤药有关，此时辨证使用滋阴清热的中药，既可以提高激素的血药浓度，还可以拮抗激素的副作用，减少复发；对于激素依赖性FSGS，加用温补肾阳的中药能拮抗外源性激素对HPA轴地反馈抑制，减轻激素依赖；对于激素抵抗型FSGS，结合中药益气养阴、活血散瘀泄浊，可以提高临床缓解率。多数研究认为适当延长激素及免疫抑制剂的使用可使临床缓解率明显提高，但考虑激素的毒副作用，于子凯等在激素治疗基础上多配以加味黄芪赤风汤（黄芪、赤芍、防风、金樱子、芡实、蛇舌草等）合二皮玉女煎（牡丹皮、地骨皮、麦冬、生地黄、知母、生石膏、牛膝）以益气活血、滋阴清热，起到减毒增效的作用，临床疗效显著。王永钧等认为肾虚血瘀是FSGS的中心证候，临床上采用益肾消癥法，以益肾方（黄芪、何首乌、金樱子等）合消癥方（积雪草、桃仁、制大黄等）联合激素、免疫抑制剂、ACEI/ARB的中西医结合治疗，缓解显效率达80%。吕海燕等对FSGS患者的治疗，对照组采用激素、免疫抑制剂，治疗组在对照组基础上加用培肾汤（黄芪、党参、炒山药、茯苓、白术、桑寄生、杜仲、车前子）辨证加减，结果显示治疗组在提高痊愈率，改善肾功能相关指标及降低复发率方面与对照组相比，均具有统计学差异。

四、中医理论在FSGS纤维化治疗中的应用

FSGS病理呈局灶、节段分布，表现为受累节段的硬化（系膜基质增多、毛细血管闭塞、球囊粘连等），足细胞足突消失，肾小管萎缩、肾间质纤维化。FSGS病因共同的特点是足细胞损伤或脱落，同时可存在肾小管和间质灶状萎缩及纤维化。因此肾小管间质瘢痕形成，肾间质纤维化是预后不良的病理指征。如何减轻肾间质纤维化在防治FSGS中意义重大。

而微观病理的出现丰富和延伸了中医肾病传统辨证的依据，结合FSGS的西医发病机制，认为FSGS肾小球细胞外基质（extracellular matrix，ECM）增生或炎细胞浸润的病理变化当属中医辨证之"湿热蕴结"证；湿热内蕴，阻滞气机，气机不畅，血脉瘀阻，或久病多虚，气虚不足以行津，影响气血津液正常的输布渗灌，有形之瘀血与无形之痰相互胶结，导致足突融合、肾小球与包曼氏囊粘连、间质纤维化，最终形成肾小球硬化的病理特点，归纳为"肾络瘀滞"证。由此可见，湿热证、血瘀证是FSGS不同阶段的共同病机，是疾病发生、发展的关键。

针对这一重要机制，窦一田等以"辛通畅络"为治法，中药复方肾苏Ⅱ作为该治法的载体，筛选组合具有疗效优势的方案所形成的中药复方，方用柴胡、黄芩畅达三焦，枢转气机；黄芪、当归益气和血，扶正理虚；水蛭、细辛辛通畅络，化瘀利水。以FSGS这一难治性肾病的常见类型为研究对象，把肾素Ⅱ作为干预药物，观察辛通畅络法对FSGS进展的阻抑效果及其可能的干预机制。实验证明肾苏Ⅱ可降低FSGS模型大鼠尿蛋白排泄量、调节血脂，改善肾脏功能学指标。通过抑制FSGS大鼠肾小球ECM的主要成分纤维连接蛋白

（fibronectin，FN）、Ⅳ型胶原（collagen，Col Ⅳ）与层粘连蛋白（laminin，LN）含量增加，从而减缓肾小球ECM过度积聚，对鼠肾脏病理改变具有较好的干预效果。进一步研究结果显示，其可抑制转化生长因子-β_1（TGF-β_1）及纤溶酶原激活物抑制物-1（PAI-1）的表达，阻抑基质过度积聚，延缓FSGS大鼠肾间质纤维化进展。

五、名家经验

檀金川教授认为，对于FSGS，要针对微观，五法论治，塌陷型予扶正补络法，尖端型予清热利湿法，细胞型予化浊解毒法，门部型予散瘀通络法，非特异型予化癥消积法。杜金行教授治疗FSGS，强调以气血水辨证为纲、结合脏腑辨证为目；治疗以益气（温阳）行水活血为主，以参芪五苓散、参芪猪苓汤为主方，结合临床主症表现和疾病程度调整用药层次，依据疾病不同阶段灵活调整中西药的合用。刘玉宁教授治疗FSGS，注重辨病论治，紧扣肾脏病理；辨病亦当辨治，强调病证结合；辨病从络论治，力倡选用中药；针对激素治疗，突出增效减毒。陈以平教授认为FSGS病机特点为本虚标实，虚实夹杂。本虚责之于脾、肾两脏，标实以瘀、湿、热为主，其病位在脾、肾，涉及肺、肝、膀胱、三焦等脏腑。其主证分为气阴两虚型（四君子汤合二至丸加减）、肝肾阴虚型（方选陈氏尿B加尿C方加减）、脾肾气虚型（陈氏肾7方加减）；兼证分为瘀血（活血之中药）、湿浊（四妙丸加减）、湿热（陈氏尿D方加减）。

六、医案分享

1.脾肾阳虚，血瘀湿浊

患者男性，36岁，主因"双下肢水肿1月余，加重3日"

于2019年6月15日前来就诊。

患者自诉1月余前无明显诱因发现双下肢水肿，伴尿中泡沫增多，消失减慢，无尿急、尿痛，无肉眼血尿，无皮肤紫癜等，即就诊于石家庄市某医院，查肌酐56μmol/L；尿蛋白（+++）；并行肾穿刺检查，结果显示局灶节段性肾小球硬化症（门部型）。予口服药物进行消水肿、降蛋白、护肾等对症治疗（具体药物不详），经治疗后病情无明显缓解，遂前来就诊。现主症：双下肢指凹性水肿，尿中泡沫多，畏寒肢冷，腰酸，周身乏力，纳稍差，寐尚可，大便黏腻，夜尿多，舌质紫暗，苔白厚腻，舌体胖大，边有齿痕，脉沉细。

西医诊断：局灶节段性肾小球硬化症（门部型）。

中医诊断：水肿，脾肾阳虚，血瘀湿浊证。

辨证：青壮年男性，突发水肿，与肺脾肾密切相关，脾肾阳虚，肾主水，脾主运化，脾肾阳虚则水湿不化，因而垂涎凹陷性浮肿，伴畏寒不适，且阳虚为气虚之渐，气不摄精，则尿中泡沫增多，大便黏腻，舌胖大，边有齿痕，脉沉细，湿浊内蕴明显，舌紫暗为瘀血之据，结合病史、体征等辨为脾肾阳虚，血瘀湿浊证。

治法：温补脾肾，化瘀祛湿。

处方：益肾通络方加减。

药物：黄芪50g，党参15g，麸炒白术20g，茯苓20g，猪苓15g，防己12g，当归15g，川芎15g，丹参15g，青风藤20g，海风藤15g，烫水蛭9g，全蝎3g，地龙15g，益智仁15g，芡实15g，穿山龙15g，甘草3g。

2019年7月14日二诊：患者自述双下肢水肿，畏冷，乏力得以改善，尿中泡沫较前减少，出现口舌干燥，烘热汗出，食欲亢进，夜寐差，大便稍干，舌红，苔薄黄，脉弦细数。化验检查尿常规：尿蛋白（+++），隐血（+）；中医辨证为脾肾两虚，阴虚火旺证，治以健脾补肾，滋阴降火，去猪苓、防己、地龙、芡实、益智仁，加知母、墨旱莲、醋龟甲、女贞子、酸枣仁以助滋阴降火，养心安神。

2019年9月16日三诊：患者精神可，水肿、睡眠明显改善，烘热汗出、口舌干燥稍有缓解，神疲乏力，尿中有泡沫，余未诉不适，二便可，舌暗红，苔黄，脉细数。检查示：尿蛋白（++），中医辨证为气阴两虚证，治宜补益脾肾，益气养阴，去酸枣仁，加太子参、女贞子、沙参、麦冬以助益气滋阴之功。

2019年12月15日四诊：上方临证加减服用3个月后，患者前来就诊，自述腰酸痛、手足怕冷、神疲倦怠，纳可，寐安，小便偶有泡沫，大便质偏稀，日行2次，舌淡，苔白，脉沉细无力。化验示尿蛋白（+），24h尿蛋白0.65g/24h，中医辨证为脾肾阳虚，治宜健脾益气，温补肾阳。

上方服用30d后，阳虚症状逐渐缓解，随之减少补阳药物，继服上方加减巩固1月余，即可停用中药。此时嘱患者避风寒，调饮食，慎起居，以防复发。

按语：患者原发性肾病综合征，局灶节段性肾小球硬化（门部型）。患者初诊时即有大量蛋白尿，双下肢指凹性水肿，尿中泡沫多，畏寒肢冷，食欲缺乏，寐可，大便黏腻，夜尿多，舌体胖大，舌质紫暗，苔白厚腻，脉沉细。中医辨为脾肾阳虚，血瘀湿浊证，治以温补脾肾、化瘀祛湿，方用益肾通络方加减，予黄芪、白术、茯苓、益智仁、芡实温补脾肾，党参健脾生津，当归、川芎、丹参、水蛭、全蝎、地龙活血化瘀通络，青风藤、海风藤、穿山龙祛湿泄浊，猪苓、防己利水消肿，甘草调和诸药。2诊时，患者水肿、畏冷得以改善，尿蛋白较前下降，但服用激素已1月，渐渐出现口舌干燥、烘热汗出、食欲亢进、夜寐差，大便稍干，舌红，苔薄黄，脉细数等阴虚火旺之候，故在上方基础上加知母、墨旱莲、醋龟甲、女贞子、酸枣仁以助滋阴降火，养心安神。3诊时患者逐渐出现神疲乏力、舌暗红，苔黄，脉细数等气阴两虚之候，在上方基础上去酸枣仁，加太子参、女贞子、沙参、麦冬以益气养阴。此方临证加减服用3个月后，尿蛋白(+)，患者出现腰酸痛，手足怕冷，大便质偏稀，舌淡，苔白，脉沉细无力等脾肾阳虚之象，故加用干姜、山茱萸、补骨脂、淫羊藿、菟丝子以温阳气，补脾肾，以增疗效。

2.脾肾亏虚，火郁湿蕴

徐某，男，19岁。2021年2月19日初诊。

患者双下肢轻度浮肿8年，再发4天。现病史：患者2013年7月15日无明显诱因出现双下肢浮肿，乏力，尿常规示尿蛋白(++++)，为求中医治疗，遂由中国中医科学院西苑医院门诊收治住院，查24h尿蛋白定量(24hUTP)9.225g；血浆总蛋白(TP)52.3g/L，血浆白蛋白(ALB)22.6g/L，血清肌酐(scr)正常；尿红细胞计数(U-RBC)327/μL；肾脏病理诊断为FSGS(顶端型)。经对症治疗水肿消退，4天前再发，刻下：双下肢轻度浮肿，乏力腿软，面部痤疮，纳眠可，尿量正常，大便偏稀。查体：血压138/92mmHg，形体偏胖，双下肢轻度浮肿。舌体胖大、舌质淡红，苔黄腻，脉沉缓。既往有"面部痤疮"史2~3年。

西医诊断：FSGS(顶端型)，肾病综合征。

中医诊断：水肿，脾肾亏虚，火郁湿蕴证。

辨证：青年男患，先天不足、后天饮食调护不当，脏腑功能亏虚，肾气亏虚，水湿不化，内蕴肌表，发为水肿；脾虚湿阻，水谷不能化生精微，并走大肠则便稀；清浊不分，肌肉失养，四肢乏力；湿郁化热，内蕴肌表，发为痤疮；湿性黏腻，不易速去，迁延反复，故水肿反复发作；舌体胖大，苔黄腻，则有热有湿，脉沉主里虚，缓则有湿，结合病史、检查，四诊合参，辨为脾肾亏虚，火郁湿蕴证。

治法：健脾益肾，疏风散火，祛湿和络。

处方：健脾祛湿和络方合水陆二仙丹加减。

药物：生黄芪30g，汉防己20g，苍术15g，白术15g，茯苓30g，蝉蜕10g，荷叶10g，紫苏叶20g，防风10g，金银花30g，连翘10g，白花蛇舌草30g，生甘草10g，芡实10g，金樱子15g，当归15g，川牛膝10g，怀牛膝10g。14剂，每日1剂，水煎，早晚分服。并配合口服黄芪鲤鱼汤，每周2次。

3月6日二诊：查24h UTP 5.852g，ALB 34.8g/L，患者双下肢水肿消失，乏力好转，面部痤疮改善。舌质红、苔黄，脉沉。准患者出院，并于前方加生薏苡仁、蒲公英、丹参各30g，蜂房10g，去川牛膝、怀牛膝。后以此方加减治疗近2个月。于5月查24h UTP 0.648g，ALB 40.9g/L，血尿消失，患者无明显不适，唯面部仍有痤疮，遂维持前方加减治疗，停服黄芪鲤鱼汤。

8月初复查，尿检正常，患者未诉不适。后仍间断复诊服用汤药巩固疗效。

按语： 本例为FSGS（顶端型）伴肾病综合征。初诊时患者形体偏胖、双下肢轻度浮肿、乏力、大便稀及舌体胖大辨为脾肾阳气亏虚，面部痤疮、舌苔黄腻辨为郁火、湿热，符合"阴火证"，治宜健脾益肾、疏风散火、祛湿和络，予健脾祛湿和络方合水陆二仙丹加减。方中黄芪、白术、苍术、茯苓、生甘草、芡实健脾益气兼祛湿，芡实合金樱子为水陆二仙丹，二药配伍使肾气得补，精美自固，防己祛风行水，蝉蜕、紫苏叶、防风、荷叶疏风行气、胜湿和络，考虑患者面部痤疮日久，加金银花、连翘、白花蛇舌草泻火解毒，川牛膝偏于活血通经，合当归则活血之力增，怀牛膝偏于补肝肾，二者又可引火下行。2周后患者诸症改善，但仍有面部痤疮，考虑郁火未散，湿蕴未解，加蒲公英泻火解毒，生薏苡仁利水除湿，丹参活血通经，蜂房祛风兼补肾。服药半年尿检正常，采用单纯中医治疗达到临床完全缓解，避免了使用激素及免疫抑制剂的副作用，对于患者来说可谓最佳选择。

第五节 糖尿病肾病

一、概念

糖尿病肾病（diabetic kidney disease，DKD）是糖尿病导致的慢性肾脏病（chronic kidney disease，CKD），临床表现为持续性的白蛋白尿和/或估算肾小球滤过率（eGFR）低于60mL/min，2011年起，由糖尿病导致的CKD发病率超过了高血压和肾小球肾炎，成为我国CKD的主要病因。糖肾的肾脏病理特点为电镜下最早的结构改变是肾小球毛细血管基底膜弥漫性增厚，免疫荧光下典型的IgG白蛋白沿肾小球毛细血管基底膜和肾小管基底膜呈弥漫的线样沉积；光镜下可见系膜基质，系膜区增宽，病情进展可出现弥漫性的系膜基质重度增生，形成典型"kw结节"。

DKD在中医内科学中并没有明确的命名，但据其临床表现如消瘦乏力、水肿、泡沫尿等，可归入"消渴""水肿""尿浊""肾消""消渴肾病"中。明朝戴厚礼《证治要诀》云："三消久而小便不臭，反作甜气，在溺中滚涌，其病为重。更有浮溺，面如猪脂，此精不禁，真元竭也。"恰合现代医学中糖尿病肾病日久会出现蛋白尿、水肿等并发症的观点。

二、病因病机

1.西医

糖尿病肾病组织学损伤的主要特征是肾小球系膜和肾小管间质中存在进行性沉积的胶原、纤维连接蛋白等细胞外基质（Extracellular Matrix，ECM）成分，最终导致不可逆的肾纤维化。DKD目前发病机制尚不明确，可能与肾血流动力学因素、代谢紊乱、氧化应激、炎症机制、遗传及自噬等方面有关。

（1）肾血流动力学

DKD早期肾血流动力学改变出现"高滤过、高灌注、高内压"三高状态。

（2）代谢紊乱

DKD患者糖代谢异常主要通过晚期糖基化终末产物（AGEs）增多、蛋白激酶C（PKC）通路激活、多元醇途径增强参与DKD的发展；在DKD患者中，血脂异常和肾脏异位脂质积聚常促进其病程的发展，最近的证据表明，脂质的数量和质量都与肾损害有关。

（3）氧化应激

高糖环境下前氧化酶诱导的活性氧（ROS）增多，伴随着抗氧化剂耗竭，从而出现氧化/抗氧化系统失衡，造成细胞组织损伤，是DKD发病的最关键因素之一。

（4）微炎症状态

微炎症位于PKC途径、AGEs途径、多元醇途径下游促进DKD的进展，三种途径诱导肾小球内皮细胞损伤，伴随着炎症途径相关分子（包括转录因子、促炎细胞因子、趋化因子、黏附分子、Toll样受体、脂肪因子和核受体）的表达，导致巨噬细胞浸润肾组织，促进糖尿病肾病的发展。

（5）自噬

在正常血糖水平下，自噬是肾上皮细胞（包括足细胞、近端小管、系膜和内皮细胞）的重要保护机制。在高血糖状态下，高糖显著抑制肾细胞，自噬机制下调，可导致糖尿病肾病的发展和进展。

2.中医

消渴病肾病的发病部位主要在肾络，属于中医典型的肾络病变。消渴病肾病是在消渴日久的基础上发展而来。消渴病日久，气阴两虚，燥热内生，气虚血行无力，阴虚血涩难行，停而成瘀，加之燥热灼津炼痰，痰瘀胶结，阻滞气机，气行不畅，郁而化热，"热、瘀、痰、郁"充斥肾络，彼此加剧，恶性循环，终致肾络瘀结肿胀，息以成积，形成"微型癥瘕"。

三、治疗

1.西医治疗

（1）DKD的综合治疗

DKD为常见的慢性非传染性疾病，包括生活方式干预、血糖、血压、血脂等控制在内的综合管理一直是DKD治疗的基石。多项指南强调了生活方式干预（特别是限制钠摄入）的重要性，以及对血糖、血压等管理的个体化原则。

1）DKD患者的生活方式干预：最近的国内外指南（共识）强调了生活方式干预作为一线基础治疗的重要性和个体化原则，具体包括：①健康饮食（如地中海饮食和以植物来源为基础的饮食）；②合理的营养物质摄入：根据CKD分期控制蛋白质的摄入为0.6～0.8g/（kg·d），按需要补充α-酮酸；选择血糖生成指数较低的食物作为热量来源；适当补充维生素；低盐饮食（氯化钠5～6g/d）；③合理、规律、适度的运动及控制体质量；④戒除所有烟草制品，同时限制饮酒量。

2）DKD患者的血压控制与管理：严格的血压管理可以减少DKD患者白蛋白尿的发生率，延缓肾功能恶化，降低心血管终点事件的发生风险。关于血压的控制目标应个体化，各指南针对不同的患者对血压的靶标略有不同（收缩压控制在120～140mmHg），各指南均推荐糖尿病伴高血压或白蛋白尿的患者，在无禁忌证的情况下首选血管紧张素转化酶抑制剂/血管紧张素受体阻滞剂（ACEI/ARB）类药物，并使用至可耐受的最高批准使用剂量，同时监测血钾和血肌酐水平。

3）DKD患者的血糖控制与管理：最新的指南均强调了血糖控制目标的个体化和分层管理原则，根据患者年龄、病程、预期寿命、CKD分期、并发症、对低血糖等不良反应的意识和耐受等因素的低（少）至高（多）制定相对严格至宽松的血糖控制目标（糖化血红蛋白6.5%～9.0%）。此外，加强血糖监测（如患者自我血糖监测和持续血糖监测）有利于更精准的血糖控制和管理。

4）DKD患者的血脂调节：纠正DKD患者的脂代谢紊乱有助于降低DKD患者心血管及肾脏不良事件的发生和死亡风险。推荐根据患者动脉粥样硬化性心血管病（Atherosclerotic cardiovascular disease，ASCVD）风险的高低制定调脂目标〔低密度脂蛋白胆固醇（LDL-C）＜1.8～2.6mmol/L〕。应在生活方式干预的基础上选用中等强度的他汀类药物并根据疗效、患者肾功能水平及耐受情况进行剂量调整。

（2）新型降血糖药物的直接肾脏保护作用

SGLT2i主要通过抑制肾脏近曲小管的钠－葡萄糖协同转运蛋白2，阻止钠和葡萄糖的重新收，从而降低血糖、体质量和血压；还可以纠正球管失衡，降低肾小球高滤过状态，减轻肾小球硬化和肾小管间质纤维化。近年来，多项研究表明其具有降低血糖之外的心、肾保护作用，对临床肾脏预后具有显著的改善作用，特别是可以减少蛋白尿的进展、延缓肾小球滤过率下降、减少因肾损伤而导致的透析和死亡。SGLT2i的使用需要注意以下几点：①初始治疗时，eGFR因血流动力学改变出现可逆性下降，鉴于eGFR的长期获益，改善全球肾脏病预后组织（KDIGO）指南特别指出：即使eGFR低于30mL/（min·1.73m^2），除非药物不耐受或已经开始肾脏替代治疗，不建议停用SGLT2i；但是目前大部分中国糖尿病肾脏病防治指南仍推荐eGFR < 45mL/（min·1.73m^2）时慎用，< 30mL/（min·1.73m^2）时禁用SGLT2i类药物。②SGLT2i可致容量减少，对伴有容量不足风险（如同时使用利尿剂）的患者应相应减量，加强随访，避免容量不足和低血压。

GLP-1RAs和DPP-4i是通过肠促胰岛素系统发挥降糖作用，同时具有一定的肾脏保护作用。肠促胰岛素和肠抑胃肽均在葡萄糖摄取后由远端小肠分泌，刺激胰腺β细胞分泌胰岛素。GLP-1RAs直接发挥此作用，而DPP-4i通过阻止肠促胰岛素的降解而间接发挥作用。目前关于DPP-4i对DKD患者的肾保护作用仍存在一定争议。GLP-1RAs类药物可以显著降低心血管不良事件，还具有潜在的延缓CKD进展的作用，《中国糖尿病肾脏病防治指南（2021年版）》推荐其用于无法使用SGLT2i或使用后血糖仍不达标的2型糖尿病患者。其他包括肾素拮抗剂、盐皮质激素受体拮抗剂、内皮素1受体拮抗剂和维生素D受体激动剂也被报道具有一定的降低DKD患者尿蛋白水平的作用，但因潜在的不良反应和循证医学证据不足而未被指南推荐。

2.中医治疗

（1）分证论治

冯丽萍等以糖肾方治疗脾肾阳虚型糖尿病肾病患者30例，治疗组运用基础治疗和糖肾方（生黄芪、太子参、车前子、杜仲、淫羊藿、金樱子、芡实、黄精、巴戟天、猪苓、茯苓皮、熟地黄、丹参、肉桂、白术、水蛭、大黄），对照组采用基础治疗和缬沙坦，治疗组总有效率80%，对照组总有效率53.3%（$P < 0.05$）；治疗组肾功能、尿蛋白水平、中医证候积分方面治疗前、后组内比较差异有统计学意义（$P < 0.05$），两组的组间比较差异有统计学意义（$P < 0.05$）。吴海艳等运用芪苓肾消汤治疗气阴两虚型糖尿病肾病的患者，治疗组40例予对照组加芪苓肾消汤（生黄芪、茯苓、生地黄、山茱萸、蒲公英、藿香、佩兰、薏苡仁、枳壳、山药、丹参、牡丹皮、太子参、地龙、桃仁、僵蚕、麦冬、泽泻、陈皮），对照组39例，予西医基础治疗，总有效率治疗组90%，对照组66.7%（$P < 0.05$）；两组治疗后24h尿蛋白定量、尿素氮、尿微量白蛋白、中医证候积分显著降低，与同组治疗前比较差异有统计学意义（$P < 0.05$）。

（2）分期论治

武西芳等将糖尿病肾病早期的病机分为气阴两虚、瘀血阻络，自拟益气养阴活血方（生黄芪、生地、川牛膝、山茱萸、玄参、鬼箭羽、三七、白花蛇舌草、莪术、茯苓）。结果表明，治疗组在改善中医证候、降低尿微量白蛋白、血浆同型半胱氨酸水平方面明显优于对照组。杜小静等把早期糖尿病肾病患者随机分入治疗组和对照组各48例。治疗给予糖肾清宣合剂（黄芪、葛根、黄柏、黄连、生地、防风、川芎、泽泻、酒大黄、炙麻黄、五味子、栀子），对照组予贝那普利，结果表明，治疗组在改善中医证候积分优于对照组（$P < 0.05$）；在降低尿微量白蛋白、24h尿蛋白方面显著低于对照组（$P < 0.05$）。

（3）经验方治疗

李平提出益气柔肝、活血通络法改善糖尿病肾病患者的显性蛋白尿，予糖肾方，含三七总皂苷、黄芪总黄酮、大黄酸成分，改善脂代谢紊乱、磷脂代谢异常，减少脂毒性对肾小球滤过膜的损害；改善炎症与纤维化，减轻对于肾小管重吸收功能和肾小球滤过屏障的损伤，降低尿蛋白。胡筱娟认为糖尿病肾病以肾气亏虚、肾络瘀阻为理论基础，总结补肾活血汤、尿毒宝胶囊治疗本病，补肾活血汤用于气阴亏虚、肾络瘀阻证；尿毒宝胶囊用于缓解期消渴病肾病长期调养。方水林从虚从瘀入手，运用经验方扶正祛浊方（黄芪、太子参、制大黄、红花、桃仁、当归、地骨皮等）治疗糖尿病肾病患者40例，与单纯西医基础治疗组40例对照，观察12周，结果表明，治疗组较对照组能显著缓解中医临床症状，治疗组总有效率85%，高于对照组57%（$P < 0.05$）；治疗组在降低肌酐、尿素氮、尿蛋白/肌酐比值等优于对照组（$P < 0.05$）。

四、中医理论在糖尿病肾病肾间质纤维化治疗中的应用

清代叶天士指出凡病"初为气结在经，久则血伤入络"，消渴病肾病是在消渴日久的基础上发展而来。消渴病日久，气阴两虚，燥热内生，气虚血行无力，阴虚血涩难行，停而成瘀，加之燥热灼津炼痰，痰瘀胶结，阻滞气机，气行不畅，郁而化热，"热、瘀、痰、郁"充斥肾络，彼此加剧，恶性循环，终致肾络瘀结肿胀，息以成积，形成"微型癥瘕"。而在

"癥瘕"形成的动态过程中，正气也与之抗衡，不使邪气抟聚过度成积，阻塞肾络，亦不使邪气耗散过度致虚，肾络不荣，时刻处于聚散消长的变化之中。聚属阳，散属阴，聚与散消长平衡，对立制约。若势均力敌，则阴平阳秘，聚散平衡；若某一方增长强盛，而另一方无法制约抗衡，便会阴阳失衡，聚散失调。在肾络系统中，若聚强盛，正气消散之力长期不能与之抗衡，瘀血、痰浊等病理产物便会形成，阻塞肾络，形成"肾络癥瘕"，致使肾体受损，肾用失司，相当于西医的肾间质纤维化；若散强盛，正气收摄之力长期不能与之抗衡，便会伤津耗气，造成气阴两虚，甚则阴损及阳、阴阳两虚，致使络虚不荣，肾体失用，相当于西医的肾功能衰竭。

　　总的来讲，聚偏盛表现为邪实，多见瘀血、痰浊等病理产物的堆积，散偏盛表现为正虚，多见于气、血、津、液等"正气"的减弱。聚与散对立制约，消长平衡，当一方出现偏盛偏衰、消长失衡时，聚散消长的最终结局便是聚散完全失衡，表现为肾络癥瘕、肾体受损、肾用失司。结合临床表现和中医病机理论，可将糖尿病肾病的发展进一步细分为早、中、晚三期：早期的临床表现为微量白蛋白尿，此时肾络癥瘕初现，但可消散，为聚散功能态；中期时病理已经出现典型的K-W结节，临床出现大量蛋白尿，此时肾络癥瘕大量形成，难以逆转，为聚散消长态；晚期的病理表现为肾小球硬化和纤维化，临床表现为肾功能进行性下降，此时肾络癥瘕更加广泛，固定不移，为癥瘕形成态。

　　针对"微型癥瘕""聚散偏胜"的病因病机，DKD早期治疗重在引邪透邪，截断其传变入里的趋势，缓解临床症状，控制血糖，减轻微量白蛋白尿；中期以辨证候病机为要点，注重对各类实邪的祛除；晚期以"浊邪次生"的衍生病机为主要矛盾,治疗当以化浊解毒兼培补肾元为法。

五、名家经验

国医大师薛伯寿针对DKD不同分期的特点,结合三焦辨证,分别治以宣肺解表、祛风除湿;益气健脾,化湿理气;健脾滋肾兼顾化湿泄浊解毒。全小林院士认为虚、浊、瘀为DKD的核心病机,基于"非重剂无以起沉疴"的理论,善用益气活血降浊方药并施以重剂治疗。李平教授及其团队总结DKD的病机为肝失疏泄、肾络瘀阻、肝肾两虚,针对疾病微量白蛋白尿期和显性蛋白尿期,分别以"益气疏肝、活血利湿"和"益气柔肝、活血通络"为治法的"柴黄益肾颗粒"和"糖肾方"在降低蛋白尿、延缓肾功能进展方面优势显著。赵宗江教授提出糖尿病肾病"肾痿"学说,并组方糖肾平和糖肾宁,分别治疗气阴两伤、瘀血阻络、精微下泄和阴阳两虚、瘀毒内阻证。

六、医案分享

1.脾肾不足,瘀阻肾络

张某,男,59岁,2021年7月27日初诊。

患者自诉有糖尿病病史30余年,规律服用"优泌乐50早10u晚14u"血糖控制欠理想,空腹血糖水平在6.0~8.0之间波动。半年前出现双下肢水肿,查尿蛋白(+++),血肌酐159μmol/L,于当地医院内分泌科予相关对症治疗,好转后出院。3天前因劳累后双下肢水肿再发,伴双下肢麻木酸胀,纳少腹胀,泡沫尿,夜尿频多4~5次/晚,无发热腰痛,无肉眼血尿,体检查尿蛋白(+++),白蛋白40.2g/L,尿素12.68mmol/L,肌酐178μmol/L,钾6.22mmol/L,刻下症见双下肢水肿，按之凹陷不易恢复，舌质暗红，苔白腻，舌下脉络色暗红，脉细滑。

西医诊断：2型糖尿病肾病，慢性肾脏病3期，肾性贫血。

中医诊断：消渴病，脾肾亏虚，瘀血阻络证。

辨证：患者老年男性，素体脾胃虚弱，运化失职，水液停聚则发为水肿，肢体筋脉失养则见水肿部位麻木酸胀肾虚封藏失司，尿中精微物质外泄则见泡沫尿，观其脉症，知其属脾肾亏虚日久，湿浊水邪日久化瘀，瘀阻肾络之证。

治法：补益脾肾，活血化瘀。

处方：温阳消癥汤加减。

药物：生黄芪30g，党参10g，当归10g，川芎15g，僵蚕10g，制大黄5g，莪术15g，陈皮5g。7剂，水煎服300～400mL，早晚分服。

二诊：患者自诉下肢水肿及麻木酸胀感明显减退，查尿蛋白（++），生化常规示：白蛋白43.2g/L，血肌酐159μmol/L，但大便偏软，胃纳一般，遂减原方中制大黄至3g，加山药20g，芡实10g，积雪草10g。14贴，水煎300～400mL早晚分服。

后门诊定期随访，随证加减，未见复发。

按语：糖尿病肾病（DN）是糖尿病最严重的全身微血管并发症之一，初始表现为早期肾小球超滤过出现微量蛋白尿，随病程进展出现持续大量蛋白尿、高血压、水肿，肾小球滤过率降低进而肾功能不全。中国古代文献并无糖尿病肾病确切的病名记载，但古籍中所记载的消渴继发"水肿""尿浊""关格"等病证皆属此病范畴，宋代《圣济总录》指出"消渴病久，肾气受伤，肾主水，肾气虚衰，气化失常，开阖不利，能为水肿。"阐述了消渴日久引发水肿并发症的病机。从解剖学的角度而言，糖尿病肾病的肾脏病理表现为肾小球基底膜弥漫性增厚，肾小球系膜基质增宽及Kimmelstiel-Wilson结节形成，伴见渗出性病变及肾小球毛细血管瘤，肾小球入、出球小动脉常发生玻璃样变等组织学病变，而这也符合《素问·痹论》"病久入深，营卫之行涩，经络时疏，故不通"，以及清代医家叶天士在《临证指南医案》中提出的"凡经主气，络主血，久病血瘀"，"初为气结在经，久则血伤入络"关于病程久远的疾病要考虑到瘀血的理论。本案中患者患糖尿病30余年，素体脾肾虚弱，水液运行不畅，必然会产生瘀水互结，瘀阻肾络的情况，观其舌及舌下脉络暗红，更进一步明确了患者体内瘀血的存在，故当以补益脾肾，活血化瘀为法，方选温阳消癥汤加减，方中重用黄芪为君，《本草纲目》言其主"小便不通，白浊，萎黄焦渴"可知其善补脾益肾，升清降浊。现代药理学研究也表明黄芪具有良好的抗炎抗氧化、改善肾小球滤过屏障、改善水钠代谢、抑制炎症因子的作用，配伍当归、川芎以养血活血，僵蚕活血通经，引药入络，大黄、莪术荡涤瘀血，佐以少量陈皮以助药力，诸药合用，共收脾肾生化有力，瘀血去而新血生之功。

2.气阴两虚

陈某，女，2021年9月10日初诊。

患者自诉糖尿病史4年余，目前规律口服降糖药物，血糖控制尚可，半月前体检查尿蛋白（＋），近来感腰背酸痛乏力，尿多泡沫，无发热，无肉眼血尿，刻下症见：面色少华，双下肢轻度浮肿，大便正常，小便多泡沫，舌红，苔白腻，脉弦细。辅助检查：糖化血红蛋白5.9%，血肌酐165μmol/L，尿蛋白（＋），尿蛋白定量839mg/24h。

西医诊断：2型糖尿病，糖尿病肾病。

中医诊断：消渴病，气阴两虚证。

辨证：患者先天禀赋不足，后天饮食不调，形体失于调养，致使气阴两虚，津液输布功能障碍而发为消渴，消渴日久，久病及肾，加之风湿内扰，下元不固，肾失封藏，开阖失司则精微物质随尿液排出故见尿多泡沫，结合病史及患者症状体征，辨证属气阴两虚证。

治法：益气养阴，化痰祛瘀。

处方：养阴化瘀汤加减。

药物：黄芪30g，太子参20g，积雪草30g，芡实10g，女贞子20g，炒苍术10g，当归6g，焦六曲10g，汉防己15g，陈皮8g，雷公藤6g。7剂，水煎服300mL，早晚分服。

二诊：患者自诉乏力腰酸及泡沫尿较前好转明显，水肿消退，大便偏稀，舌淡红，苔薄白，脉沉细。复查血肌酐133μmol/L，尿微量白蛋白/肌酐114mg/g，尿蛋白（±），原方基础上加赤石脂10g，石榴皮10g，温山药20g。14剂，水煎300mL，早晚分服。

后门诊定期随访，守方治疗，病情稳定。

按语：对于糖尿病及糖尿病肾病的病因病机，《素问·奇病论》云："此肥美之所发也，此人必数食甘美而多肥也，肥者令人内热，甘者令人中满，故其气上溢，转为消渴。"即指脾胃损伤可致运化失职，积热内蕴，化燥伤津，消谷耗液，进而引发为消渴。《医学纲目·消瘅门》云："盖肺藏气，肺无病则气能管摄津液之精微，而津液之精微者收养筋骨血脉，余者为溲。肺病则津液无气管摄，而精微者亦随溲下，故饮一溲二。"中医学及现代医学研究都认为糖尿病肾病应早发现，早诊断，早治疗。"未病先治，既病防变"既要防止无蛋白尿患者发生微量蛋白尿，又要防止微量蛋白尿发展至临床蛋白尿。在控制血糖基础上，中医药的治疗主要以祛风除湿，活血通络，化痰祛瘀为主，兼顾次症随症加减，标本同治，疗效显著。本方包含防己黄芪汤，其是《金匮要略》治风湿和风水的主要处方，《别录》谓汉防己能"疗水肿、风肿"，合黄芪共奏祛风行水益气固表之功，加积雪草、莪术以活血消肿瘕，当归配黄芪乃当归补血汤益气补血，女贞子、芡实能滋补肝肾，陈皮、焦六曲能化湿祛痰，更加以雷公藤，能祛风除湿、活血祛瘀，有研究表明，雷公藤的有效成分雷公藤多苷能有效减少患者尿蛋白水平，还具有抗炎镇痛，免疫抑制的作用。雷公藤虽疗效显著，但在临床使用时需观测患者血常规、肝功能，及月经周期变化。二诊时，患者尿蛋白好转，主方既效，随证加减，大便偏稀，加用赤石脂、温山药增加健脾温中之力。

第六节　膜性肾病

一、概念

膜性肾病是导致成人肾病综合征的一个常见病因，其特征性病理学改变为肾小球毛细血管袢上皮侧可见大量免疫复合物沉积。膜性肾病分为原发性膜性肾病（primary membranous nephropathy，PMN）和继发性膜性肾病（secondary membranous nephropathy，SMN）。PMN是一种以肾小球足细胞抗原为靶点的自身抗体循环引起的特异性自身免疫性疾病，会导致肾小球基底膜免疫复合物沉积，进而损害肾小球滤过屏障，产生蛋白尿。而恶性肿瘤、系统性红斑狼疮、乙肝、丙肝感染等疾病以及非甾体抗炎药等药物都可导致SMN的发生。在西方国家，PMN的发病率为（6～10）/100万人口，在原发性肾小球肾炎中约占30%。发病高峰多在40～50岁，男女比例约为2∶1。而在我国，据统计，PMN占原发性肾小球肾炎的比例约为9.89%，较之明显偏低。但近年来，PMN占原发性肾小球肾炎的比例有上升趋势，且40岁以下膜性肾病患者发病率增加，具体原因未明。本文主要叙述PMN。

饶向荣教授认为膜性肾病中医病名为"水肿病"。因大多数膜性肾病患者都具有水肿症状，所以应当归于"水肿病"范畴。余仁欢教授则认为膜性肾病中医病名为"水气病"。膜性肾病的发生发展过程与《金匮要略》中"水气病"从风水到皮水到正水的过程相近，并且按照水气病的理论指导临床治疗，效果满意，故应当归于"水气病"范畴。

二、病因病机

1.西医

PMN的诊断以肾活检为基础，发病机制如下。

1）免疫异常

①免疫复合物。其形成机制是足细胞足突上的固有性肾小球抗原作为循环抗体的靶抗原，导致免疫沉积的原位沉积以及在上皮下沉积先形成的循环免疫复合物。②补体。有研究证据表明，补体在人类MN中起重要作用，尤其是补体的末端成分C5b-9（膜攻击复合物）。还有研究证据表明，来源于补体固定羊抗肾刷状缘抗体诱导的PHN异源相通过C5b-9的组装导致足细胞损伤和蛋白尿。③牛血清白蛋白。在儿童人群中，牛血清白蛋白免疫被认为是MN的潜在病因。阳离子牛血清白蛋白通过与阴离子肾小球血管壁结合并在原位形成免疫复合物而导致儿童MN的发生。

2）遗传因素

研究表明，磷脂酶A2受体（PLA2R）和人类白细胞抗原-DAQ1（HLA-DAQ1）基因中的一些单核苷酸多态性与PMN有显著相关性。99%的PLA2R阳性患者携带至少一个HLA危险等位基因，存在一个HLA危险等位基因可使PMN发生率提升近100倍。

3）环境因素

动物研究表明，暴露的细颗粒物可促进自身抗体和免疫复合物的产生，并导致免疫失调。侯凡凡团队分析了来自中国282个城市的938家医院的71151名患者的11年肾活检数据，研究结果表明，PM2.5的高暴露水平与PMN的发病率呈正相关，中国15.2%的PMN可归因于PM2.5空气污染暴露。

2.中医

现代医家多认为该病临床上以水肿为主要特征。水肿的发病都是外因通过内因而起作用的，主要影响脾、肾及三焦的气化功能，本病的基本病机以脾肾虚为本，水湿、湿热及瘀血为标，标实中常以瘀血为主；因"虚"生"湿"，因"虚"生"瘀"，致"湿""瘀"夹杂，为膜性肾病反复发作、缠绵难愈的病理基础。

1）正虚：主要以脾肾亏虚为主。脾虚失于运化，水湿内留，日久形成湿浊，脾为湿困，不能升清，精微下注，症见蛋白尿。肾精亏虚，肾失封藏，精气外泄，故见蛋白尿。长期蛋白尿，大量精微物质随小便而去，脾肾失于濡养，虚损进一步加重。

2）邪实：主要为湿、热、瘀互结。膜性肾病久病缠绵，各脏腑机能减退，脾虚水湿内停，郁久化热，湿热内蕴，凝滞成痰。肾虚水液蒸腾气化失常，水无所主，水湿内聚。痰湿、湿热既是病理产物又是致病因素，易阻滞三焦，影响其正常功能，由此变生他证，如气滞、血瘀等。

三、治疗

1.西医治疗

膜性肾病患者的临床自然病程差异悬殊，表现出三种转归形式：即自发缓解、持续蛋白尿伴肾功能稳定、持续蛋白尿伴肾功能进行性减退，因此对膜性肾病的治疗一直存在很大的争议。有学者认为膜性肾病有较高的自发缓解率（30%），故不主张确诊后马上开始免疫抑制剂治疗；另一种观点则认为有部分膜性肾病患者逐渐进展至终末期肾衰竭，应积极给予免疫抑制剂治疗。目前较为共识的观点是：对于初发的、表现为非肾病范围蛋白尿，肾功能正常的患者可以暂不给予免疫抑制剂治疗，在进行非特异性治疗的同时，密切观察病情进展；对于临床表现为大量蛋白尿者，早期进行免疫抑制剂治疗可能是必要的，希望达到降低蛋白尿，减少并发症，延缓肾功能恶化的目的。

（1）治疗建议

1）肾功能正常、尿蛋白 < 3.5g/d的PMN不推荐使用免疫抑制剂，给予ACEI、ARB类药物治疗。同时密切随访，监测肾功能、蛋白尿和血压，及时调整治疗方案。

2）肾功能正常、尿蛋白 > 3.5g/d的PMN：一般认为此类患者需要激素和免疫抑制剂治疗。特别是对于血浆白蛋白浓度较低，保守治疗后仍无上升趋势者，更支持给予免疫抑制剂治疗。也有观点认为，对于尿蛋白 < 6g/d的患者，可首先考虑给予ACEI、ARB类药物治疗，并随访6个月，病情无好转者再给予免疫抑制剂治疗。

3）伴有肾功能损害的PMN：对于伴有肾功能轻度损害的IMN患者，可以考虑使用激素联合免疫抑制剂治疗，但应密切观察肾功能变化，必要时减量或停药。对于血清肌酐＞4mg/d的患者，若肾活检显示广泛肾小球硬化和严重肾小管间质纤维化，一般不应给予免疫抑制治疗。

（2）免疫抑制剂治疗方案

循证医学证据表明单用糖皮质激素对IMN无效，故不建议单独使用糖皮质激素。

1）糖皮质激素+细胞毒药物

主要有激素+苯丁酸氮芥和激素+环磷酰胺（CTX）两种方案，疗效肯定，能减少蛋白尿和保护肾功能。在我国，建议采用糖皮质激素+静脉注射CTX方案，CTX 200mg，隔日静脉用药，或CTX 600～1000mg，每月1次，达到累积剂量（6～8g）。

2）糖皮质激素联合钙调磷酸酶抑制剂（CNIs）

一般建议CNIs从小剂量开始应用，他克莫司从0.05mg/（kg·d）开始，环孢素从3mg/（kg·d）开始，诱导治疗6个月，然后逐渐减量维持6～12个月。初始治疗期间应定期监测CNIs血药浓度，他克莫司的血药谷浓度控制在5～10ng/mL，环孢素A谷浓度控制在100～150ng/mL。如出现不明原因的血清肌酐升高（＞基础值20%），应及时检测血药浓度，必要时减量。CNIs与小剂量糖皮质激素0.4～0.5mg/（kg·d）的联用方案起效较快。

3）糖皮质激素联合吗替麦考酚酯（MMF）

糖皮质激素（20~60mg/d）联合MMF（1~2g/d）治疗6个月，对部分膜性肾病患者有效，MMF可能有助于加快激素的减量速度。

4）利妥昔单抗（rituximab）

Rituximab是一种特异性针对B淋巴细胞表面CD20的人鼠

单克隆抗体，能与CD20抗原高亲和力结合，从而导致B淋巴细胞的清除。目前RTX静脉输注方案大致分为4种：①大部分研究采用"标准四剂量"；②部分参照类风湿性关节炎的治疗方案，1000mg/次，间隔14d，供给药2次；③RTX每次375mg/m²，间隔7d，供给药2次；④RTX每次375mg/m²，根据B细胞耗竭情况决定下一次剂量（B细胞滴定方案）。方案①和②的总RTX剂量基本一致，疗效比较差异无统计学意义。方案④与方案①出自同一家研究单位，但降低了RTX用量，初步研究显示疗效大致相似。有研究比较了Nice试验（RTX总2000mg，每次1000mg，间隔2周重复1次）和GEMRITUX试验（RTX每次375mg/m²，间隔1周重复1次，中位剂量约1400mg），发现治疗3个月时Nice试验RTX的血药浓度更高（$P < 0.001$），蛋白尿更低，提示RTX疗效呈现剂量依赖性。而Bagchi等发现间隔一周、每次500mg共2次RTX治疗的缓解率（61.3%）与间隔1周、每次1000mg共2次疗效相似。有研究认为PMN患者存在RTX自尿液排泄流失、半衰期变短的可能。总体来讲，RTX治疗的剂量和方案尚未获得充分的共识，需要更深入和个体化的研究。

预后不良因素比较肯定的是：尿蛋白量及其持续时间、起病时肾功能不全或病程中肾功能恶化、高血压、重度肾小管间质病变；可能的影响因素：老年、男性、西方人（与亚洲人比较）、尿中C5b-9持续增高、病理分期较晚等。

2.中西医结合治疗

（1）中药联合基础治疗

毛竞宇等予益肾通络方（黄芪20g，党参15g，麸炒白术15g，淫羊藿15g，绞股蓝15g，当归15g，莪术12g，地龙12g，水蛭9g），联合西医对症治疗：①调整血压：酌情予

ACEI/ARB类降压药口服，若血压调节不理想者可加CCB类，使血压低于130/80mmHg。②控制血脂：酌情选用他汀类或贝特类药物口服。③抗凝剂：当白蛋白＜25g/L时，酌情使用抗凝药物治疗。④利水消肿：若水肿明显且有限盐无效者则酌情给予呋塞米片或螺内酯片以利水消肿。与单纯西医对症治疗组对照，治疗组在改善蛋白尿、升高白蛋白、降低血脂方面疗效更优。

刘朝业等予桃红四物汤（基本方为黄芪20g，白芍10g，当归10g，川芎6g，桃仁10g，红花6g，随症加减）、金匮肾气丸，联合西医常规疗法治疗（控制感染、纠正电解质紊乱、控制血压、纠正酸中毒，予ACEI/ARb等缓解蛋白尿），与纯西医常规疗法治疗对照，治疗组总有效率为83.3%（25/30）、对照组为60.0%（18/30），2组比较差异有统计学意义（$x^2 = 4.022$，$P = 0.045$）。

（2）中药联合免疫抑制治疗

于萧等选取膜性肾病患者30例，中药（益气活血利水复方：黄芪30g，山药30g，茯苓20g，桔梗20g，丹参20g，牡丹皮10g，地黄20g，墨旱莲20g，芡实30g，金樱子20g，生牡蛎20g，柴胡6g）联合西药治疗（醋酸泼尼松片加注射用环磷酰胺或者他克莫司胶囊），与单纯应用西药治疗（醋酸泼尼松片加注射用环磷酰胺或者他克莫司胶囊）对比，治疗组总有效率73.3%，对照组总有效率46.7%，在降低患者24小时尿蛋白定量、降低血脂、改善患者水肿、乏力、腰膝酸软、肢体麻木等症状效果优于单纯西药组。

胡广等使用益肾化湿颗粒（人参、黄芪、白术、茯苓、泽泻、半夏、羌活、独活、防风、柴胡、黄连、白芍、陈皮、炙甘草、生姜、大枣等）联合激素［泼尼松片0.5mg/（kg·d），顿服〕和免疫抑制剂（他克莫司／环孢素）治疗，对照组常规使用激素联合免疫抑制剂治疗，结果显示益肾化湿颗粒组在治疗第3、6个月时，患者病情缓解率及血清PLA2R抗体降至正常的比率均明显高于对照组，免疫抑制剂的副反应亦低于对照组。

四、中医理论在膜性肾病治疗中的应用

董晋舟等认为风邪内伏是膜性肾病病因病机的关键。本病临床表现重则颜面、双下肢乃至周身水肿，轻则仅尿中泡沫增多，其病象隐匿则如微风流布无形，病象彰显则如大风兴涛作浪。本病病情常迁延反复，责风邪循经络入里，深伏而成宿根，伺机而动。风邪由肺卫门户内袭，因脾运不畅而与湿胶结，气虚反复外感、嗜食肥甘厚味而内蕴湿热者病情尤其迁延，是为风湿相搏，邪由太阴而入；本病好发于脏腑气血渐亏的老年人群，青年人多劳伤精气，是为风虚相兼，邪入少阴而伏；日久病深，精血不复，阴阳互损，水、湿、浊、瘀等病理产物驳杂，是为主客混受，邪自厥阴而陷；伏邪之治，以升达透发为要，三焦不通则风邪郁陷三阴，三焦通调则邪有出路，是为气展风疏，邪自少阳转出；一身络脉，横布表里，在表皮肤，在里脏腑，邪气出入，必经之处，是为邪气游贯纵横、缠绵于络脉。故本病治疗过程较长，需通补两施，而以导邪外出为关键，疏风畅络贯穿全程，并严格生活方式管理，方可力起沉疴。

郭小云等认为痰瘀互结贯穿膜性肾病的始终，膜性肾病的进展分为3个阶段。第1阶段：疾病初期以风湿为主，多由风邪侵袭人体导致水肿的发生；第2阶段：进展成为湿浊，导致阴盛阳衰，血行不畅，湿阻中焦；第3阶段：痰瘀互结阶

段，水湿蕴结成瘀，瘀血阻碍气机，可促进湿浊加重。故治疗膜性肾病的根本方法需扶正祛邪、行气、活血、化瘀。

陈以平教授提出肾脏病"微观辨证"的学术观点，认为基底膜弥漫性增厚与大量免疫复合物沉积有关，属中医"瘀血"，最终可形成肾络瘀阻格局。MN在发病过程中由于各种免疫复合物的沉积，并伴有大量蛋白尿使体内人血白蛋白偏低的患者，更易导致血液黏稠度增高、血流阻力增大、血流速度缓慢。由此可见，PMN以"脾肾阳虚、瘀血内阻"为主要病机，与西医肾脏"微观辨证"所提示的病理变化有许多相似之处，其发病原因为补体激活形成的终末产物即大量补体攻膜复合物C5b-9沉积致使足细胞损伤。在MN患者尿液中所检测到的C5b-9为补体攻膜复合物C5b-9被足细胞吞噬后经尿液排出体外所致，故而检测MN患者尿液中C5b-9含量对IMN的诊治、活动度和疗效判定具有一定的临床意义。

曹式丽等认为在人体中，络脉是经脉逐级分支的网络，其纵横交错、网络全身，是气血运行的通路，亦是病邪转变的途径。肾络即肾中络脉，由于肾络细小致密的结构基础，使其具有易瘀易滞的病理特点，而肾络病变是肾失于藏精和利水的病理基础。肾作为藏精贮液之脏、利水排毒之官，其"藏"和"利"的功能，与西医学中肾小球基底膜作为滤过屏障，具有"选择滤过性"的功能极具相似性，同时在膜性肾病的病机演变过程中，风邪入络、湿浊郁络、浊瘀阻络等不同阶段病机特征，均体现肾络病变贯穿膜性肾病的病理过程。因此，膜性肾病病位主在肾络，病机关键为肾络瘀滞，即风湿、湿浊、浊瘀等侵袭肾络，致肾失藏精贮液、利水排毒之功，进而精微外泄、水毒内蕴。由此可见，肾络病变是贯穿膜性肾病发生发展的病理基础，而此病机特点为临床从络论治膜性肾病提供了理论基础，并为辛通畅络法治疗膜性肾病提供了理论依据。

五、名家经验

曹式丽以肾络瘀滞为病机关键，中医辨证论治膜性肾病的根本目的在于保持肾络通畅，其治法当以辛通畅络为主。常施以辛开通络、辛咸通络、辛甘通络之品，以及辛温通络、辛香通络、辛润通络之品，其中辛开通络药常用柴胡、半夏、陈皮等枢转气机，散邪通络；辛咸通络多用虫蚁搜剔之品，如水蛭、地龙、土鳖虫等破血清癥，祛瘀畅络；辛甘通络常选黄芪、当归等益气和血，理虚通络；辛香通络多加降香、乳香、木香等以畅通气机，行气通络；辛温通络常以细辛、桂枝等入络祛邪；辛润通络多以辛通、柔润之品相配伍，常选川芎、泽兰、茜草、赤芍、狗脊等宣通濡养脉络。诸药协同，发挥辛通肾络或引药入络，畅达肾络之功。

吕仁和教授在长期诊治疾病的临床实践中，在"整体观"和"辨证论治"总体思想指导下，逐渐形成了"六对论治"的疾病论治方法。它包括：①对症论治；②对症辨证论治；③对症辨病与辨证相结合论治；④对病论治；⑤对病辨证论治；⑥对病分期辨证论治。治疗时要顾及病因病机的各个方面，既要扶助正气，又要兼顾湿热、血瘀、水气等因素，补气、清热、活血、利水。用药时以黄芪、当归补气运脾为君药。赤芍、丹皮二药相合，针对热、毒二字，功可清热活血，清血分之热毒；太子参、丹参，入心经，补心气、活心血，使心肾相交、水火既济；土牛膝、萹草功可清热利湿解毒，针对湿热、热毒，对于膜性肾病是特效药对。以上三对共为臣药，有补有泻，有清有散。猪苓、茯苓健脾利水消肿，对于水肿较重的患者尤为适宜，二者相配既可健脾，又可利水，扶正祛邪兼顾。狗脊、续断、川牛膝，可通督任，督任二脉的通，则肾气通畅，正气可入，邪气可出。对于难治的膜性肾病患者，还可加入少量虫类药物以通络散结，如全蝎、僵蚕、蝉衣。

邹教授认为肾主水，而水与血生理上皆属于阴，相互倚行，相互化生，所以肾脏病病理状态下，水病可致血瘀，瘀血可致水肿。水肿日久，水湿停积，一则久病入络，气机不利，血流不畅，成为瘀血；二则脏腑阳气受损，血失温运而滞留。与此同时，瘀血在肾，肾之温煦失司，膀胱气化失调，可致水停下焦。可见，水蓄可病血，血结亦病水。初期：活血和络，病轻者采用"活血和络"法，用药如牡丹皮、丹参、赤芍、川芎、当归、桃仁、红花、泽兰之类。中期：活血化瘀，病久者采用"活血化瘀"法，用药如莪术、三棱、三七等。后期：破血逐瘀，顽疾者采用"破血逐瘀"法，投以"虫类药"，如水蛭、蜈蚣、全蝎、土鳖虫、僵蚕之类。

六、医案分享

1.脾肾亏虚，瘀水互结

林某，男，47岁，2021年11月25初诊。

患者自诉1年前因下肢水肿于宁波市第一医院就诊，尿蛋白（++++），经肾穿刺活检术后提示膜性肾病，后予以对症治疗好转后出院，现规律服用"厄贝沙坦150mg，qd"，一周前，因搬家劳累后出现双下肢水肿，无发热、无肉眼血尿，查尿常规提示尿蛋白（+++）。刻下症见：双下肢水肿，按之不易恢复，舌淡红，苔黄腻脉沉细。

西医诊断：膜性肾病。

中医诊断：水肿，脾肾亏虚，瘀水互结证。

辨证：本病发于一周前搬家过力劳累之后，加之素有旧疾，生活饮食习惯不规律，脾肾功能受损，气化失常，以致水液输布异常，内排脏腑，外溢肌肤，而发为水肿。脾失升清，肾失摄纳故见尿中蛋白。观其舌脉：舌淡红，苔黄腻，脉沉细，舌下脉络粗胀青紫，结合其病史及体质状态辨证属脾肾亏虚，瘀水互结之证。

治法：健脾益肾，活血通络。

处方：方选补虚消癥汤加减。

药物：生黄芪30g，党参15g，丹参10g，川芎15g，当归10g，赤芍10g，桃仁10g，地龙10g，炒莪术15g，薏苡仁30g，炒山楂15g，积雪草20g，徐长卿10g，白花蛇舌草30g，金樱子10g，芡实30g。7剂，水煎服300~400mL，早晚分服。

二诊：患者自诉药后诸证改善，下肢水肿仍比较明显，小便量少，口淡不渴，查尿常规示：尿蛋白(++)，舌淡红，苔黄腻，脉沉细，遂去前方金樱子，加茯苓30g。14剂，水煎服300~400mL，早晚分服。

半月后复查尿常规未见明显异常，现规律门诊定期随访。

按语： 因大多数膜性肾病患者都具有水肿症状，所以应当归于中医"水肿病"范畴。《素问·上古天真论》中记载，女子"五七，阳明脉衰……六七，三阳脉衰于上"，男子"五八，肾气衰……，六八，阳气衰竭于上"。对于中老年人来说脾肾亏虚是这一年龄阶段的体质特点，或因饮食失宜，损伤脾胃，以及房劳、体劳、神劳过度，损伤肾中精气。由于脾肾亏虚，气化失常，以致水气失调，气不化水、水不化气，从而导致水液停聚，而出现水肿。血栓栓塞是膜性肾病常见的并发症，这提示瘀血是本病重要的病机组成，这也符合叶天士"久病血伤入络"的理论。水、瘀即成，可以互相化生搏聚，而成水瘀互结之机，日久而化火生热。所以膜性肾病的基本病机是脾肾亏虚，湿热血瘀。补虚消癥汤补益气血与行瘀消癥并举，方中黄芪乃补气要药，《神农本草经》云黄芪"主痈疽，久败疮"。在膜性肾病治疗中，黄芪能深入络道，托邪外出。另外，黄芪色黄、味甘、性温，得土之色、味、气俱全以入脾，故为补脾之佳品、益气之良药。由于脾胃中焦，如堤坝之居中，有制约肾水之泛溢、固摄肾精之流失的重要作用。并且《景岳全书·肿胀》指出，凡水肿等证，乃脾、肺、肾三脏相干之病。盖水为至阴，故其本在肾；水化于气，故其标在肺；水为畏土，故其制在脾。今肺虚则气不化精而化水，脾虚则土不制水而反克，肾虚则水无所主而妄行。故治疗膜性肾病当以补益脾肾为要务，用药首选黄芪，使脾气得健，肾气得充则升清降浊，水精四布，无湿邪内聚、精微外泄之虞。黄芪与当归相伍，有气血双补功效。当归、川芎、桃仁乃是桃红四物汤中活血之主药，与黄芪配伍，可奏益气、养血、活血之效，以调畅血行，通和络脉。更用积雪草、莪术搜剔死血，破血消癥，使瘀着之血，逐而散之。诸药各携所长，融于一方，相须相使，共奏益气补血、活血化瘀之功效。西医常规治疗膜性肾病疗效有限，部分免疫抑制剂甚至可能给患者带来急性肾损伤等风险。在临床上以大量蛋白尿为主要表现的病人，在常规使用ACEI或ARB类药物时结合中医辨证施治能取得不错的疗效。

2.脾肾亏虚

马某，男，67岁，2020年7月20日初诊。

患者自诉3月前因双下肢水肿于当地医院就诊，经肾穿刺活检确诊为：Ⅰ期膜性肾病，予激素及环磷酰胺治疗后效果不佳，为求中医药治疗，遂于我处就诊，刻下症见：双下肢轻度浮肿，面色少华，形寒肢冷，食欲缺乏，夜寐尚安，大便尚调，小便多泡沫，舌淡红，苔黄腻，脉沉细弱，查尿蛋白（++），血肌酐80μmol/L，白蛋白24.7g/L，血红蛋白137g/L。

西医诊断：Ⅰ期膜性肾病。

中医诊断：水肿，脾肾亏虚证。

辨证：患者老年男性，脾肾亏虚，脾气虚则升清功能失常，无以固摄水谷精微，则精微物质不能向上输布，故见乏力怕冷，水液运化失职，则见肢体水肿，肾气虚则肾失封藏，故见精微下注外泄，所以有蛋白尿的表现。结合病史及患者舌苔脉象，辨证属脾肾亏虚证。

治法：补肾健脾，化瘀解毒。

处方：温阳消癥汤加减。

药物：黄芪30g，党参12g，温山药20g，炒白术10g，芡实20g，桑寄生10g，积雪草20g，鬼箭羽10g，茯苓20g，地龙15g，川芎10g，僵蚕10g。7剂，水煎服300~400mL，早晚分服。

二诊：患者自诉双下肢水肿减轻，尿中仍有泡沫，二便尚调，查尿蛋白（+），血肌酐74μmol/L，舌淡红，苔薄黄，脉沉细，患者症状好转，无明显其他不适，效不更方，继续守方使用14剂。

后门诊定期随访，随症加减至蛋白尿转阴。

按语：对于膜性肾病的中医病机现代医家多认为脾肾两虚是导致膜性肾病的根源，脾气既虚，则气血生化乏源，脏腑组织失养，肾中精气亏损不足，脾肾皆虚，两者又可互为因果，使病情逐渐加重。同时《温病条辨》中指出："脾主湿土之质，为受湿之区，故中焦湿证最多。"当脾肾两虚时，很容易滋生水湿，徐灵胎曰："有湿必有热，虽未必尽然，但湿邪每易化热。"湿邪久居体内，或从阳化热，或因饮食积滞，化生瘀热，湿邪转为湿热。本案方中用黄芪、炒白术健脾益气，加山药、桑寄生补肾，共奏补脾益肾之功；川芎、地龙、僵蚕活血通络，茯苓利小便消肿；积雪草、鬼箭羽解毒化瘀。在临床加减应用中，若患者蛋白尿明显，可加金樱子、五味子，腰膝酸软者杜仲、牛膝，大便不畅者加当归，同时也要重视活血通经类药物的应用。由于肾络交错复杂，所以性质走窜的虫类药物能够搜剔入络的伏邪，也能有效地预防膜性肾病常迸发的血栓栓塞性疾病。又如川芎，现代药理学表明，川芎嗪降低肾炎肾皮质内血小板活化因子血栓素B_2的含量而保护肾功能，还能通过对血液流变学的调节改善微循环，降低血液黏度、改善血液流变，降低血压，减轻肾小球代偿性肥大，延缓肾小球硬化过程。

第七节　狼疮性肾炎

一、概念

系统性红斑狼疮（systemic lupus erythematosus，SLE）是一种累及多系统、多器官的自身免疫性疾病，主要见于女性患者，80%为育龄期女性，儿童、青少年、老年人及男性少见。

狼疮性肾炎（lupus nephritis，LN）是其常见且严重的系统损害，也是SLE患者死亡的主要原因。25%的SLE患者以肾脏受累为首发症状，约50% SLE患者在病程发展中会导致肾脏损害，最终逐渐发展为狼疮性肾炎，而经肾活检，几乎所有的SLE患者均有不同程度肾脏损害。狼疮肾炎是我国终末期肾病的常见病因之一。

中医并无LN病名，根据其不同的临床表现，本病属中医的"水肿""阴阳毒""红蝴蝶疮""虚劳""腰痛"等范畴。

二、病因病机

1.西医

SIE原因和发病机制尚不清楚。大多数患者的发病可能是由于某些环境因素（如病毒感染、紫外线辐射、药物等）或（和）性激素（主要是雌激素），具有一定的遗传质量（可能有一种或多种与疾病相关的易感基因）的人有异常的免疫反应，继续产生致病性自身抗体和免疫复合物，最终导致疾病的发生。虽然狼疮肾炎的发病机制复杂，但狼疮肾炎被公认为免疫复合介导性肾炎。狼疮肾炎的发展至少包括四个环节：①抗DNA肾损伤是由抗体和免疫复合物引起的；②B淋巴细胞产生致病性抗病性DNA抗体等自身抗体；③辅助性T淋巴细胞（Th）参与激活B细胞；④体内核小体增多或出现异常核小体。

2.中医

中医认为本病的形成，内因多为禀赋不足，素体虚弱，肝肾亏损，气阴两虚，脉络瘀阻；外因多与感受邪毒有关，还可能与过度劳累、七情内伤、房事不节等因素有关。阴虚、热毒、瘀血是本病的关键病机，阴虚火旺，热毒炽盛，一为虚火，一为湿热，二者同气相求，肆虐不已，戕害内脏，耗伤气血，随着病情的迁延和病程的推移，可渐致气血亏虚，从而显现出正虚邪实、虚实夹杂的复杂病机。若邪热耗气伤津，阴液亏耗，正气耗伤，则可呈现气阴两虚之征象。后期常因久病不愈，阴损及阳，致阳气衰微或阴阳两虚。此外，本病由于邪毒炽盛、脏腑受损、水液代谢的多个环节障碍，气化失司，致水湿内停，表现为水肿；脏腑虚损，精微外泄，可见蛋白尿等。本病治不及时，病变可弥漫三焦，致五脏六腑俱损，如上入巅脑，则为危证。

三、治疗

1.西医治疗

狼疮性肾炎治疗包括诱导缓解和维持治疗两个阶段，治疗目标是减少尿蛋白、保护肾脏、阻止或延缓肾功能恶化和改善患者预后。2019年，欧洲抗风湿病联盟/欧洲肾脏协会和欧洲透析与移植协会制定的狼疮肾炎治疗指南中提出，狼疮肾炎诱导缓解治疗的目标为开始治疗3个月内尿蛋白至少减少25%，6个月时尿蛋白减少50%以上，12个月时随机尿UPCR＜500mg/g。完全缓解的标准为尿蛋白＜0.5g/24h或随机尿UPCR＜500mg/g。表现为肾病综合征的狼疮肾炎患者的治疗目标可适当放宽。表现为大量蛋白尿（＞3.5g/24h）者达到完全缓解的时间可能需要延长6个月，即治疗18个月后评估疗效。缓解后的治疗应至少维持3年。

（1）基础治疗

糖皮质激素和羟氯喹为治疗狼疮肾炎的基础用药。

1）激素：激素用法和剂量尚无统一意见，应根据肾病理类型、活动性、严重程度及其他脏器受累情况个体化使用。一般口服泼尼松0.5~1.0mg/（kg·d），根据病情使用4~6周开始减量，每1~2周减量10%至最低维持剂量（≤7.5mg/d）维持治疗。近来报道的几项关于狼疮肾炎的前瞻性对照研究亦表明，口服泼尼松0.5~1.0mg/（kg·d）亦能较好地诱导狼疮肾炎缓解，可见诱导缓解治疗的激素剂量有减少趋势。

2）羟氯喹：一般剂量不超过5mg/（kg·d），分1~2次口服。羟氯喹安全性较高，主要不良反应是视网膜毒性，应注意监测。

（2）免疫抑制剂

免疫抑制剂的选择主要根据肾脏病理类型和病变活动性，

并结合肾外病变来选择。常用的免疫抑制剂有吗替麦考酚酯、环磷酰胺、硫唑嘌呤、钙调神经磷酸酶抑制剂等。

1) I型和II型狼疮肾炎：对尿蛋白 < 0.5g/24h 的 I 型和 II 型狼疮肾炎，激素和免疫抑制剂的使用应根据肾外器官损害情况而定。尿蛋白 > 0.5g/24h 者可单用激素或激素联合免疫抑制剂（如吗替麦考酚酯或硫唑嘌呤）治疗。尿蛋白 > 3.0g/24h 者，按狼疮足细胞病治疗。

2) 增生型狼疮肾炎：III型、IV型、III型 ± V型和IV型 ± V型狼疮肾炎的诱导缓解方案采用激素联合吗替麦考酚酯或激素联合环磷酰胺。2012年ACR和2019年欧洲抗风湿病联盟/欧洲肾脏协会和欧洲透析与移植协会关于狼疮肾炎的治疗指南中推荐吗替麦考酚酯 2.0 ~ 3.0g/d，其在亚洲人群中推荐使用的剂量偏小，一般不超过 2.0g/d。环磷酰胺剂量的选择可选用大剂量、小剂量两种方案，大剂量方案环磷酰胺累积剂量较大，适用于有肾衰竭高风险（GFR急剧下降，新月体形成或纤维素样坏死或严重间质性炎症）的狼疮肾炎患者，静脉注射环磷酰胺 $0.75g/m^2$（$0.5 ~ 1g/m^2$），每月1次，使用6 ~ 8次。欧洲方案的环磷酰胺剂量较小，静脉注射 0.5g，每2周1次，使用6次，累积剂量亦小，治疗时间短（3个月），3个月达到完全缓解的比例较低。其他替代方案还包括多靶点联合方案和利妥昔单抗治疗。多靶点联合治疗方案尤其适用于肾病综合征范围尿蛋白的狼疮肾炎患者，由激素、吗替麦考酚酯和他克莫司组成。利妥昔单抗治疗常用方案为每次 $375mg/m^2$ 体表面积，每周1次，连用4周；或每次1000mg，间隔2周，共使用2次，用药周期为半年。

增生性狼疮肾炎维持治疗采用吗替麦考酚酯或硫唑嘌呤，前者疗效稍优。多靶点方案或小剂量激素联合钙调神经磷酸酶抑制剂亦可用于狼疮肾炎维持治疗，并根据狼疮肾炎病情酌情减少药物剂量。目前狼疮肾炎维持治疗的趋势是尽量使用更低剂量的激素（泼尼松 2.5 ~ 5.0mg/d）来维持。羟氯喹可长期使用，并根据肾功能调整药物剂量，并监测其视网膜毒性。

3）V 型狼疮肾炎：V 型狼疮肾炎的治疗首选血管紧张素转化酶抑制剂（ACEI）/血管紧张素受体拮抗剂（ARB）类药物来降低尿蛋白。出现肾病综合征范围尿蛋白的 V 型狼疮肾炎患者，在使用足量 ACEI 或 ARB 治疗 3 个月后，尿蛋白仍 > 1.0g/24h 时加用免疫抑制剂。常用的诱导方案包括激素联合吗替麦考酚酯或钙调神经磷酸酶抑制剂或环磷酰胺，亦可以考虑单用钙调神经磷酸酶抑制剂。疗效不佳者亦可采用多靶点联合方案治疗或利妥昔单抗治疗。V 型狼疮肾炎的维持治疗同增生性狼疮肾炎。

4）狼疮足细胞病：狼疮足细胞病以足细胞的足突广泛融合为特征，伴或不伴系膜细胞或基质增生，除肾小球系膜区有免疫复合物沉积外，内皮下和上皮侧均无免疫复合物沉积。足细胞病主要表现为肾病综合征，尿蛋白量大，血白蛋白低，容易因血容量不足而导致急性肾损伤。目前，狼疮足细胞病是否作为狼疮肾炎一个独立的亚型尚有争议。狼疮足细胞病对激素敏感，治疗上先单用激素，但其诱导缓解后易复发。对激素无效、复发或病理改变类似原发性局灶节段肾小球硬化者，可考虑加用钙调神经磷酸酶抑制剂。有报道，狼疮足细胞病可用利妥昔单抗治疗。

5）狼疮血栓性微血管病（thrombotic microangiopathy，TMA）：狼疮性肾炎伴 TMA 者往往提示其肾脏预后不良，需早期识别和治疗。狼疮肾炎伴 TMA 的免疫抑制治疗方案根据狼疮肾炎病理类型和肾损害程度选择，肾损害严重者优先选择静脉注射环磷酰胺作为初始治疗。除激素和免疫抑制剂治疗外，如出现肾功能进行性下降或严重肾功能不全时，需行肾脏替代治疗，亦应考虑联合血浆置换。针对TMA不同病因，还可选用利妥昔单抗、卡普赛珠单抗［抗血管性血友病因子（vWF）单抗］或依库珠单抗（抗C5单抗）治疗。

（3）其他治疗

尿蛋白＞0.5g/24h的狼疮肾炎患者均应使用ACEI/ARB类药物，血压控制在＜130/80mmHg。根据血脂和冠状动脉风险评估结果考虑使用他汀类药物。抗磷脂抗体阳性的狼疮肾炎患者加用小剂量阿司匹林。大量蛋白尿而血白蛋白＜20g/L的狼疮肾炎患者血栓风险较高，可考虑抗凝治疗。贝利木单抗已被批准用于SLE的治疗，有助于控制肾外狼疮活动和减少激素用量。狼疮性肾炎的前瞻性对照研究表明，在标准治疗基础上加用贝利木单抗可提高狼疮肾炎诱导缓解的成功率，减少复发。

2.中医治疗

我国传统中医药治疗在减轻西药毒副作用、提高治疗效果、降低复发率等方面具有一定优势。故目前对于狼疮性肾炎的治疗多主张采用中西医结合的方法。中医辨证论治参照国家中医药管理局印发的狼疮性肾炎中医诊疗方案（2018年版），具体如下：

（1）风水相搏

临床表现：泡沫尿，眼睑头面先肿，继而遍及全身，上半身肿甚，来势迅速，皮肤薄而发亮，小便短少，或见恶寒重发热轻，无汗，舌淡，苔薄白，脉浮紧。

治法：疏风清热，宣肺行水。

推荐方剂：越婢加术汤合五苓散加减。

基本药物：生石膏、白术、生姜、大黄、浮萍、泽泻、茯苓、甘草、赤小豆。或具有同类功效的中成药（包括中药注射剂）。

（2）阴虚内热

临床表现：泡沫尿，下肢浮肿，乏力，腰膝酸软，两颧红赤，形体消瘦，潮热盗汗，五心烦热，夜热早凉，口燥咽干，舌红，少苔，脉细数。

治法：养阴清热。

推荐方剂：玉女煎合竹叶石膏汤加减。

基本药物：生地黄（重用）、生石膏（重用）、麦冬、知母、玄参、淡竹叶、川牛膝、忍冬藤、接骨木、青蒿、莪术、山豆根、半夏、粳米、陈皮、甘草。或具有同类功效的中成药（包括中药注射剂）。

中药熏洗：选用养阴清热中药随症加减，煎煮后，洗按足部，每日1次，每次30min，水温宜在37～40℃，加水至膝关节以下，水温不宜过高，以免烫伤皮肤。

（3）脾肾阳虚

临床表现：泡沫尿，腰膝酸软，面部四肢浮肿，乏力，面色无华，畏寒肢冷，腹部胀满，纳少，便溏泄泻，尿少，舌淡胖，苔白，脉沉细弱。

治法：温补脾肾。

推荐方剂：真武汤合济生肾气丸加减。

基本药物：茯苓、泽泻、猪苓、白术、淡附片、熟地黄、大腹皮、黑大豆、山萸肉、山药、竹茹。或具有同类功效的中成药（包括中药注射剂）。

中药外敷：将适量芒硝置入棉布袋中，外敷浮肿的四肢和腹部，每日1～2次。

中药熏洗：选用散寒除湿、活血通络中药随症加减，煎煮后，洗按足部，每日1次，每次30min，水温宜在37～40℃，加水至膝关节以下，水温不宜过高，以免烫伤皮肤。

（4）气血亏虚

临床表现：泡沫尿，神疲乏力，腰膝酸软，面浮肢肿，面色萎黄，纳谷不香，舌淡，苔白，脉细弱。

治法：益气养血。

推荐方剂：八珍汤加减。

基本药物：太子参、白术、茯苓、当归、白芍、川芎、黄芪、桑寄生、五味子、黄精。或具有同类功效的中成药（包括中药注射剂）。

中药熏洗：选用益气、补血中药随症加减，煎煮后，洗按足部，每日1次，每次15～30min，水温宜在37～40℃。

（5）湿浊瘀毒

临床表现：腰膝酸软，重度浮肿，尿少尿闭，腹胀，腹部膨隆，恶心呕吐，头晕目眩，耳鸣，面色紫暗，身发瘀斑，或见神昏，舌淡胖有齿痕，苔白滑，脉沉细涩。

治法：温阳补肾、解毒化瘀、通腑泄浊。

推荐方剂：养生肾气丸加减。

基本药物：生地黄、山萸肉、山药、泽泻、茯苓、枸杞子、菊花、白芍、猪苓、龟板、女贞子、旱莲草。或具有同类功效的中成药（包括中药注射剂）。

中药灌肠：大黄附子细辛汤加减。

基本药物：生大黄、附子、蒲公英、煅龙骨、煅牡蛎、丹参、六月雪，浓煎120mL，保留灌肠，每日1次。

四、中医理论在狼疮性肾炎纤维化治疗中的应用

狼疮性肾炎以肾小球、肾血管和间质损害为特征，后期可发展为肾小球硬化、纤维性新月体、肾小管萎缩和间质纤维化等，终末期发展为肾间质纤维化，导致肾脏功能衰竭，肾脏病变是影响SLE远期预后的最主要因素，因而对狼疮性肾炎肾间质纤维化的发病机制的研究是治疗SLE的一个重要方面。

从中医学角度来看，近年来有医家提出"微型癥积"理论，认为肾脏之微型癥积是基于慢性肾脏病包括狼疮性肾炎之肾小球硬化和肾小管间质纤维化的病理变化，结合中医学的癥、积理论而形成的中医病机学说。

刘玉宁教授提出微型癥积是指病发于五脏的"上下有所终始，左右有所穷处"，且有形可征、坚硬不移的病理性块状物，由于需要借助病理才能诊断，故称微型癥积。癥与积是同一病理变化的不同称谓，如《医宗金鉴》有"以牢固不移有定处者，为癥为积"。微型癥积从现代医学来讲，是指肾组织病理学诊断中有形可征，有质可查的实质性块状物，其主要成分为细胞外基质或纤维蛋白成分，当这些成分在肾小球和（或）肾小管间质大量堆积时，则引起肾小球和（或）肾小管间质不同程度的硬化和纤维化等病理改变。

樊均明教授提出基于"痿"的理论认识慢性肾脏病包括狼疮性肾炎微型癥结的病机特点。"痿"是以功能衰退甚至不用为病机的疾病。具体表现为：①"不用"，即功能的衰退或废用；②"不荣"，即失于濡养，甚则萎缩或枯槁。慢性肾脏病的临床特点与中医学"痿"的功能废用及形体失荣的表现相似，因此，樊教授认为慢性肾脏病属于"脏痿"的范畴，可称为"肾痿"。是由痰湿、瘀血、湿热、湿邪四种邪实相互

兼夹，互为因果，交织发展，形成湿结、血结、热结、毒结，也就是CKD微癥结的病机特点。

鲁盈教授应用络病学理论阐释慢性肾脏病包括狼疮性肾炎微型癥积证的病理机制。肾络分布于肾脏，相当于现代医学肾小球毛细血管网及肾内小血管。肾络易滞易瘀、易入难出、易积成形的病理特点是引起肾脏病微型癥积形成的重要因素。肾脏病微型癥积形成主要病机为正虚邪实，外邪侵袭肾络，伏而不去，或先天不足，肾络亏虚，致使肾络气血运行失常，气郁成滞，血聚成瘀，津凝成痰，痰瘀互结化为毒，痰、瘀、毒相互搏结，日久渐成有形之癥积痹阻肾络，导致肾脏损伤，出现毒素堆积，血肌酐升高，以及肾小球硬化、肾间质纤维化、肾小动脉狭窄或闭塞等肾脏病理改变。

刘玉宁教授指出癥积的病机特点可归纳为"虚、痰、瘀、毒"四大方面：①"虚"是癥积形成之始动因素。《医宗必读》强调正虚致积论，说积之成也，正气不足，而后邪气踞之。②"痰、瘀"是构成癥积的病理基础。《医林绳墨》指出"积者，痰之积也，血之积也"，《血证论》中强调"瘀血在经络脏腑间，则结为癥瘕"。③"毒"是导致和加重癥积的重要因素之一。是以外感、内生之邪久伏肾络，蕴郁成毒，进一步炼血为瘀，灼津成痰，从而加重痰、瘀，使癥积益甚。现代研究提示"毒"的概念包含了免疫复合物的沉积、补体活化、炎症细胞浸润，炎症介质、细胞因子的产生以及代谢性疾病肾损害之微炎症状态等，均可导致和加重肾小球硬化及间质纤维化。

基于微型癥积理论，故无论在急性活动期还是在慢性缓解期或久病迁延期，活血消癥也就成为LN治疗的基本大法。在LN的治疗过程中，活血消癥之法应贯穿于疾病治疗的全过程。针对癥积辨证，应重视宏观与微观辨证相结合，不必拘泥于临床典型血瘀癥积之象。对于早期无临床症状和体征时，可以结合微观辨证，肾脏病理出现肾小球硬化、肾小管萎缩、肾间质纤维化、基底膜增厚、血管襻挤压、闭塞以及血管壁增厚、小动脉硬化等微观病理改变，实验室检查出现血液黏度增加、血小板聚集、纤溶激活等血液流变学异常以及影像检查显示肾脏缩小、结构紊乱时都可以辨证为血瘀癥积证，应给予活血消癥治疗。轻者养血活血，如当归、丹参、川芎、赤芍等；重者活血化瘀，如红花、桃仁、乳香、没药等；重者破血化瘀通络，如三棱、莪术、地龙、水蛭等。同时，注重气血辨证，用药注意祛邪而不伤正，辨阴阳寒热虚实，合理配伍补气、清热、滋阴诸法。

五、名家经验

张铎运用"与狼共舞"思想，急性活动期用清瘟败毒饮和犀角地黄汤加减集清热、解毒、凉血、化瘀功效于一体，配合西药快速控制病情；缓解期用参芪地黄汤合四物汤加减益气养阴为主，辅以清热解毒，凉血活血达到免疫调节和促进脏器功能恢复；稳定期以养阴温阳，健脾补肾为法，方用金匮肾气丸化裁以扶正，平衡阴阳，减少复发。黄世林根据温毒犯肾病机，确立清温解毒、健脾益肾总治则。急性期时温毒炽盛，而正气未衰，自拟清温解毒方集清温、解毒、凉血于一体。慢性期以脾肾亏虚为甚，温毒亦未尽除，自拟清温益肾方清温益肾、补脾祛浊。旷惠桃将LN分为活动期和稳定期，活动期"急则治标"，足量使用激素联合中药以养阴清热、解毒泄浊，迅速控制疾病发展；稳定期"缓则治本"，联合中药滋养肾阴，活血化瘀，改善病情以达增效减毒目的。也有学者根据激素不同用量分阶段治疗。温成平等通过统计1356例LN患者中医证型发现，LN证型以热毒炽盛证和阴虚内热证为主，血瘀证则始终存在。而激素用量不同阶段各证型不同。激素纯阳之品，易助热伤津，大剂量使用阶段加重内热，当清营凉血、滋阴降火，方选犀角地黄汤等加减；激素减量时多见阴虚或气阴两虚，此时用二至丸合大补阴丸或杞菊地黄汤加减滋阴清热、益气养阴；维持量阶段阴液渐耗，皮质功能抑制减退阳气相对不足，多见脾肾阳虚和肝肾阴虚证，多用真武汤化裁健脾温肾、益气养阴。张鸣鹤提出热毒致病说，认为清热解毒法应贯穿于全程，兼活血补肾。基本方为金银花20g，贯众15g，连翘20g，红花10g，山萸肉12g，菟丝子20g，丹皮20g，金樱子15g，桑螵蛸10g，覆盆子20g，芡实20g，车前子30g，荜澄茄10g，高良姜5g。曹式丽除主张辨证论治外，尚认为本病久病时毒伏于络，络脉瘀阻，当从络论治，治当辛通畅络。此时草木类药物难以生效，多用虫类药物水蛭、全蝎、蜈蚣、地龙等，取其性善走窜，剔邪搜络之功。鲁盈认为风湿乃LN维持治疗阶段病情变化的关键环节，治疗中常用抗风湿药雷公藤、青风藤、络石藤、青风藤、徐长卿、穿三龙、白芍总苷、三七总皂苷等药物祛风除湿。

六、医案分享

1.湿热侵袭

王某，女，47岁，2020年5月27日初诊。

患者自诉8年前因关节痛于当地医院确诊系统性红斑狼疮，狼疮性肾炎Ⅴ型，当时查血肌酐89μmol/L，尿红细胞（+++），尿蛋白（+++），行激素联合环磷酰胺后，尿蛋白稳定（+），3天前患者发现尿中泡沫增多，乏力食欲缺乏，无肉眼血尿，无尿频尿急等不适，舌质淡红，苔薄黄，脉弦细，查尿常规示：尿红细胞（＋），尿蛋白（＋＋＋），血肌酐87μmol/L。

西医诊断：狼疮性肾炎，系统性红斑狼疮。

中医诊断：尿浊，湿热侵袭证。

辨证：患者中年女性，素体脾胃虚弱，水谷精微摄纳不足以致正气虚弱，加之风湿之邪侵袭，入里化热，流注关节故见关节疼痛，久病入肾伤络，以致血中精微物质失于固涩则见血尿或蛋白尿，结合病史及舌苔脉象，辨证属湿热侵袭证。

治法：祛风除湿，益气养阴。

处方：益气祛风汤。

药物：黄芪30g，太子参30g，生地黄10g，防风15g，青蒿30g，茯苓30g，炒白术10g，白芍10g，当归12g，川芎10g，鬼箭羽10g，白花蛇舌草20g，炒杜仲10g。7剂，水煎服300~400mL，早晚分服。

二诊：患者自诉泡沫尿减少，精神稍振，双下肢轻度浮肿，无腰背酸痛等不适，查尿蛋白（＋），24h尿蛋白364mg/d，遂加芡实20g，金樱子10g。

后门诊定期随访，随症加减，蛋白尿消失。

按语：LN在古代医学中未有明确的记载，但根据其病因病机和临床表现推断，可归属于"红蝴蝶疮""肾痹""肾脏风毒""温毒发斑""水肿"等范畴。《素问·风论》云："肾风之状，多汗恶风……其色黑。"现代医家将LN的病因病机归纳为，内因多为先天禀赋不足，肝肾亏虚，尤以阴虚为主，外因多为外感邪毒，以热毒为要，但风湿扰肾对于狼疮性肾炎的影响也同样重要。本案患者尿蛋白和红细胞在原有基础上突然增加，考虑风湿内扰后引起LN发作，治当祛风清热除湿，兼以补虚。黄芪、生地、太子参益气养阴，杜仲补其肝肾虚损，当归、芍药滋阴养血，川芎、鬼箭羽兼顾活血通经，茯苓、白术益气健脾，以助运化，青蒿、白花蛇舌草以清热利湿。现代药理学研究表明，青蒿除有优秀的抗疟原虫作用之外，还具有良好的抗内毒素、解热镇痛及免疫调节作用，对于狼疮性肾炎患者具有一定的免疫抑制作用。方中温清并用，以行祛风除湿、益气养阴之效。现代医学中的激素和免疫抑制剂在治疗狼疮性肾炎具有良好的疗效，但在预后及副作用上也存在弊端，而全身淋巴结X线照射法、抗CD4单克隆抗体治疗法，体外免疫吸附治疗法，干细胞移植等新型疗法的成本高昂。中医药对于LN的治疗优势在于减轻激素和免疫抑制剂的不良反应的同时，还能够缓解患者的临床症状，减少LN的复发，保护肾脏功能，减缓肾脏慢行纤维化的过程，并且其低廉的成本更易在临床上推广。

2.脾肾亏虚，湿毒夹瘀

陈某，女，41岁，2020年5月22日初诊。

患者自诉半年前因面部蝶形红斑于当地医院确诊为"系统性红斑狼疮，狼疮性肾炎"予激素及免疫抑制剂治疗好转后出院，现为求中医药治疗，遂来我处就诊，刻下症见：面色淡红，神疲乏力，食欲欠佳，腰部酸痛，月经量少，无肢体浮肿，二便尚调，舌红，苔黄厚伴花剥，脉沉细。查尿蛋白（+++），ALB 21.8g/L，dsDNA 56.56 IU/mL，SSA（+），SSB（+），IgG 1910mg/dL，

西医诊断：系统性红斑狼疮，狼疮性肾炎。

中医诊断：尿浊，气阴两虚，湿毒夹瘀证。

辨证：患者先天素体亏虚，加之后天饮食不节，情志不遂使脏腑内损，耗伤精血，而机体正气不足，湿热毒邪乘虚而入，病势日久则耗气伤阴，湿热邪气日久损伤肾脏，水液气血

运行不畅，则瘀血阻络，结合病史及舌苔脉象，辨证属肾气阴两虚，湿毒夹瘀证。

治法：益气养阴，解毒化瘀。

处方：参芪地黄汤加减。

药物：黄芪15g，党参12g，当归10g，赤芍10g，金银花15g，连翘15g，山药10g，丹参15g，鸡血藤20g，生地黄6g，熟地黄6g，苍术10g，山茱萸12g，牡丹皮10g，茯苓20g，牛膝15g，车前草15g，薏苡仁30g，杜仲10g，麦冬10g，五味子8g，陈皮8g。14剂，水煎300～400mL，早晚分服。

二诊：患者自诉腰痛明显好转，精神稍振，胃口稍开，大便略干，舌淡红，苔薄黄，脉沉细。遂去原方中五味子，以太子参易党参，当归加至12g。14剂，水煎300～400mL，早晚分服。

后门诊定期随访病情趋于稳定。

按语： 狼疮性肾炎（LN）是由于系统性红斑狼疮（SLE）肾脏受累，免疫复合物在肾小球沉积密切相关，使机体产生自身免疫抗体，随血循环，按其理化特性沉积于肾小球不同部位，从而诱发的肾炎。中医典籍中并无SLE及LN的明确记载，部分医家根据其临床表现或病因病机，常将其归于"阴阳毒"的范畴，阳毒以"面赤斑斑如锦纹，咽喉痛，唾脓血"为特点，阴毒以"面目青，身痛如被杖，咽喉痛"为特点，对于本病的急性期与慢性期都有类似的表述，其急性发作期以热毒证为主，慢性缓解期则以气阴两虚、血瘀证为主。本案患者确诊狼疮性肾炎半年余，病程较长，故治当以益气养阴，兼顾清热祛湿化瘀为主，参芪地黄汤出自《杂病犀烛》，是治疗肠痈溃后气血大亏之虚证。该方由党参、黄芪、熟地黄、山茱萸、山药、茯苓、丹皮八味药物组成，即六味地黄汤去泽泻加人参、黄芪。以六味地黄汤滋补肝肾，去有利水伤阴之弊的泽泻，加人参、黄芪益气生津养血，共奏益气养阴之功效，是临床应用中益气养阴、补益精气的代表方剂。本案于原方基础上随症加减，《本草纲目》载"忍冬，热毒血痢水痢……一切风湿气，及诸肿毒、痈疽、疥癣、杨梅诸恶疮，散热解毒"，连翘苦、微寒，清热解毒，消痈散结。二药合用，不仅增强清热解毒之效，且能祛本除湿、瘀之邪。当归、丹参、鸡血藤补血活血通络，茯苓健脾以助运化，牛膝配伍杜仲，在补肾强筋的同时引药下行，诸药合用，使脾肾共补，瘀血、湿毒并去。二诊患者症状明显好转，大便偏干，遂去方中涩肠之五味子，以甘平之太子参易甘温之党参，当归加量以增润肠之功。

第八节　高血压性肾损害

一、概念

当收缩压（systolic blood pressure，SBP）≥140mmHg或舒张压（diastolic blood pressure.DBP）≥90mmHg可诊断为高血压（hypertension）。原发性高血压（primary hypertension；essential hypertension）是指无明确继发原因引起的血压升高。肾脏是高血压最常损害的靶器官之一，高血压性肾损害通常是指由原发性高血压所导致的肾脏小动脉或肾实质损害。

高血压肾损害无中医病名，根据其出现的临床症状及特点，将其归类为"眩晕""头痛""虚劳""水肿"等范畴。眩晕是由于情志、饮食内伤、体虚久病、失血劳倦及外伤、手术等病因，引起风、火、痰、瘀上扰清窍或精亏血少，清窍失养为基本病机，以头晕、眼花为主要临床表现的一类病证。眩即眼花，晕是头晕，两者常同时并见，故统称为"眩晕"，其轻者闭目可止，重者如坐车船，旋转不定，不能站立，或伴有恶心、呕吐、汗出、面色苍白等症状。眩晕为临床常见病证，多见于中老年人，亦可发于青年人。

二、病因病机

1.西医

原发性高血压的发生机制不完全清楚，根据文献的报告，主要与神经、体液、内分泌异常相关，部分还可能与遗传及环境因素有关。肾脏在高血压的发生、进展中扮演了重要角色，并可在高血压发生后受到不良影响，发生高血压性肾损害。

（1）交感神经系统（sympathetic nervous system，SNS）

血压患者SNS活性常常是升高的，特别是年轻或临界高血压的患者。一些研究表明，原发性高血压患者血浆去甲肾上腺素水平升高，心率及心脏指数增加，这些患者在应激、运动或情感变化时，常常出现血压升高。部分患者血浆肾素水平也升高，这可能是去甲肾上腺素与β受体结合的结果。SNS活性升高，去甲肾上腺素从肾上腺释放，导致外周血管收缩、心率增加，从而导致系统血压的升高，并进而导致血管的肥大和僵硬，除了系统血压传递到肾脏造成的损伤，去甲肾上腺素等介质还能通过与肾脏α肾上腺素能受体结合，直接收缩肾脏血管，使肾脏血管阻力增加、肾血流量减低，引起肾单位缺血、氧化应激增加、促进肾素从肾小球旁器的释放，进一步通过与肾素血管紧张素系统的相互作用促使血压增高。

（2）肾素–血管紧张素系统（renin-angiotensin system，RAS）

肾素血管紧张素系统在原发性高血压中扮演的角色是复杂的。临床研究发现，2%的患者血浆肾素活性是升高的，而大多数则是正常或降低的水平。但是观察发现盐的消耗或输注会导致这些患者血浆肾素水平出现明显的变化，而且这些患者的血压对血管紧张素转化酶（angiotensin-con-verting enzymes，ACE）抑制剂有良好的反应，提示许多血浆肾素水平正常者相对于机体总钠水平可能是不适当升高的。也有作者认为肾素水平的不同与个体肾脏肾单位的不均一性有关，即缺血的肾单位过度分泌肾素，而其他高滤过的肾单位肾素的分泌则受抑制。肾素进入血液循环中使血管紧张素原转化为血管紧张素Ⅰ，然后进一步在ACE或糜蛋白酶的作用下生成血管紧张素Ⅱ（angiotensin Ⅱ，A Ⅱ）。A Ⅱ刺激血管平滑肌的收缩和肥大；增加心脏的收缩力；刺激中枢和外周SNS的活性；增加口渴感和加压素的释放，促进醛固酮的合成。A Ⅱ的作用绝大部分是由AT1受体介导的。此外，A Ⅱ还通过对醛固酮的影响、增加球管反馈的敏感性，以及直接促进近端肾小管对钠的重吸收。上述一系列级联反应导致了钠潴留和高血压的发生。A Ⅱ同样引起肾脏血管的收缩，造成了肾脏血流量的下降和肾脏血管阻力的增加，肾小球内压力也随之升高，系膜细胞收缩，导致对蛋白的选择性通透性增加、并能激活与纤维化相关的生长因子。在短期内肾小球滤过率（Glomerular filtration rate，GFR）升高或保持不变，但长期以后将出现蛋白尿、肾小球硬化和肾衰竭。

（3）盐的负荷

研究发现，许多原发性高血压患者都是盐敏感的，限制盐的摄入及产生对减少盐的负荷对血压产生明显的影响。肾脏是调节机体水盐代谢的重要器官在长期血容量和血压的控制上扮演了重要角色。当肾小球出现高灌注和压力增高时损害肾脏排泌盐的胞能力，因此压力尿钠排泄曲线发生改变，容易出现盐的潴留。急性盐水输注的动物实验研究显示，其可造成血容量和心排血量的增加，但心排血量的增加是短暂的，随之以系统血管肾阻力升高取代。上述现象可能有多种机制参与。对盐的负荷增加的正常反应本来应该是SNS活性受到抑制，但是对盐敏感的高血压患者不仅SNS活性未被抑制，甚至升高，这可能与肾小管间质的损伤及肾内缺血有关。盐的负荷触发了增强的球管反馈信号以及肾脏传入SNS的活性，随后使中枢神经系统交感神经的活性升高。另外，循环中的一些因子如Na^+K^--ATP酶抑制剂、一氧化氮合成酶抑制剂可能参与了伴有盐负荷的高血压患者外周血管阻力升高。这些物质促进钠的排泄，使血管平滑肌细胞钠钙交换增加，从而引起细胞内钙的增加，刺激血管平滑肌的收缩，血管阻力升高。血管减压物质的丢失可能是另外的参与机制。有证据显示，一种脂质样血管减压物质在肾脏髓质和近髓质部位细胞亚群表达。该物质进入循环中依赖于髓质的血流，但当肾脏SNS活化或一氧化氮的抑制导致肾脏血流减少时，由于肾小管间质的损伤和肾内缺血，循环中的该物质水平反而减少。此外，压力增加伴随的盐的潴留使外周血管张力增加，导致微血管稀疏，从而增加了外周血管的抵抗。

（4）遗传/先天因素

不同人种发生高血压的比例不同，出现肾损害及进展至ESRD的比例也不同。研究报告显示，非裔美国人较高加索人种更易发生高血压，并且在同等血压水平时更易出现肾损害，由于高血压肾损害导致ESRD的比例在非裔美国人中也远远高于高加索人种。非裔美国人与高加索人种的高血压性肾损害病理表现也存在不同。上述现象提示，不同人种之间高血压导致肾损害的基因易感性不同。

（5）高血压状态下肾小球前小动脉阻力增加及肾小球内高压

在上述神经、内分泌、旁分泌等多种因素的作用下，高血压与肾脏持续相互作用，促进疾病的不断进展和肾脏损害的发生。有关原发性高血压的早期研究即发现肾小球前小动脉收缩，随着高血压的发展，部分入球小动脉逐渐出现管壁增厚、管腔狭窄。肾小球前动脉阻力持续增高的结果首先是导致部分肾小球处于低灌注的缺血状态，致使高血压所致的压力利钠效应受到抑制，致密斑和肾小球旁器受缺血刺激使肾素释放、RAS系统激活，进而使外周血管阻力及肾小管重吸收钠进一步增加，引起钠潴留，进而维持并加重系统性高血压的进展。与此同时，高血压状态下肾小球前动脉阻力持续增高的结果还使肾小球毛细血管处于高灌注、高滤过和高跨膜压的状态，进而影响肾脏固有细胞的生长状态和生物学功能。目前已知：肾小球内高压产生的高应切力可损伤血管内皮细胞，诱导局部细胞因子或血管活性物质的产生（如：血管紧张素Ⅱ、血小板衍生生长因子、内皮素1、前列腺素等）；可导致肾小球系膜区张力增高，使系膜细胞增殖、分泌促纤维化因子TGFB增多并合成细胞外基质增加；还可使肾小球上皮细胞损伤导致肾小球滤过膜的通透性增高。这些血管内皮细胞或肾脏固有细胞的生物学异常最终可导致肾小球硬化及肾小管间质损害。因此，高血压状态下的肾小球内高压是导致高血压性肾损害的主要病理生理机制。

2.中医

高血压性肾损害在中医范畴无具体病名，根据临床症状及特点在中医中属于"眩晕""头痛""腰痛""水肿""虚劳"范畴。

病因不外乎内伤和外感。内伤无非先天禀赋不足，或后天劳逸不当、饮食失节或情志失调。外感主要为痰湿蕴结。病位主要在肝、脾、肾，主要在肝，与脾、肾相关。最常见的主要包括：

（1）痰湿内蕴：饮食伤脾或先天脾阳不足，导致脾失健运，导致痰湿内结，以致上窍不清，发为眩晕。

（2）风阳上扰：多因怒气上冲，或素体阳盛，或肾阴素亏，导致阴不致阳，风阳升动，导致肝气上冲，发为"眩晕"或"头痛"。

（3）病后体虚：久病不愈，或失血后虚而不复，致气血两虚，清阳不展，脑失所养，发为眩晕。

（4）肝肾阴虚：多因先天肝肾阴虚或后天过劳后暗耗肝肾之阴，终致肝肾阴虚，无以濡养肝阳，导致肝气上逆，发为"眩晕"。

（5）痰浊中阻：嗜酒肥甘，饥饱劳倦，伤于脾胃，痰浊中阻，清阳不升，浊阴不降，发为眩晕。

（6）气滞血瘀：气虚血瘀，痰瘀交阻，导致脑痹阻，脑失所养，发为眩晕。

（7）阴阳两虚：疾病后期，肝肾之阴日渐枯竭，后消耗肝肾之阳，终致肝肾阴阳两亏，发为"眩晕"。

三、治疗

1. 西医治疗

（1）控制血压

积极有效地控制高血压是避免或减轻其对靶器官（包括肾脏在内）造成损害的根本措施。AASK研究显示，只要能够充分控制血压达标，那么在达标范围内的不同血压水平之间在临床重点事件的发生无明显区别。ALLHAT研究也证实，在同等水平血压控制情况下，不同降压制剂之间在减少临床心血管事件上无差别。因此，积极降压使血压达标是治疗的第一要义。

（2）分层评估

针对不同人群达到理想降压目标美国高血压的预防、检查、评估和治疗全国联合委员会第6次报告（JNC6）建议在决定高血压患者的治疗时首先应进行危险性分层。患者通常被分成3个危险组：低危患者被定义为那些没有已知CVD或靶器官损害，无糖尿病，除了高血压外也无其他CVD危险因素者。高危患者为无CVD或靶器官损害，无糖尿病、但有一项或一项以上的CVD危险因素者。极高危患者为有CVD及靶器官损害或降压药物强制指征，如糖尿病、CKD者。JNC6和JNC7对低危和高危组推荐的血压控制目标值为SBP < 140mmHg和DBP < 90mmHg。极高危组血压控制的目标值为 < 130/80mmHg。这些定义和目标值在不同年龄（成人）、性别、种族中均无不同。而JNC7则简化了上述分层，对高血压合并肾损伤的患者直接建议控制血压目标值为 < 130/80mmHg。

（3）血压监测

24小时动态血压监测的应用使我们能够更好地估计患者的真实血压和血压变化情况。一系列前瞻性的研究显示动态血压监测对心血管事件的预测优于基于临床的检测，并且与靶器官，包括肾脏的损害更为密切相关。而且动态血压监测使我们可以进一步研究血压节律与预后的关系。因此，在临床实践中，除了诊室血压的监测，还应注意定期进行24小时动态血压监测，以期能更好地评价降压治疗的效果以及进行治疗方案的进一步优化。

（4）合理的治疗方案

1）非药物治疗：研究表明，肥胖者高血压的患病率要比普通人群高3倍。可能与交感神经系统的过度活化以及高胰岛素血症增加了肾脏钠的重吸收有关。对于肥胖的高血压患者或血压处于正常高限的患者，减少4~5kg的体重可使血压显著下降。因此减轻体重（指肥胖患者）可能是除药物治疗外最有效的干预措施，当然并非所有肥胖的高血压患者都能达到使血压下降的效果。规律的体力活动可以改善心血管的适应性，有助于体重的下降，改进胰岛素的敏感性，并且降低血压。对于大多数患者而言，应该采取逐渐增加体力活动量的方式。到底什么是理想的运动量、频率、强度尚有争议。一般建议每日锻炼30~45分钟，每周锻炼5天。对于没有心脏疾病和其他禁忌证者，运动的强度应该足以使脉搏速率增加最大值的70%。当然，运动时血压会升高，因此控制好平时的血压是前提。总之，运动计划的制定需个体化，并且要长期的坚持。

2）药物治疗：合并高血压肾损害的患者在生活方式调整的同时应开始使用药物治疗。降压药物的选择、应用剂量、配伍及其服用方法对于充分控制血压都是十分必要的。研究显示，合并肾脏损伤的高血压患者常需多药联合以达到目标血压。联合用药选择药物的原则是：与当前用药联合更有效，减轻当前用药的副作用，对并发症有益，同时考虑对生活质量、费用及依从性的影响。

具体药物选择上，不同种类的降压药物均有其不同的强适应证。ACE抑制剂、血管紧张素Ⅱ受体阻滞剂（angiotension-receptor blocker，ARB）是高血压肾损害的首选治疗药物。研究显示，使用RAS系统阻滞剂不但有降压的作用，还有非血压依新型的肾脏保护作用。同时，已有一些大型研究显示，应用

RAS系统阻滞剂还可减少高血压心血管并发症。因此，如无禁忌证，首选RAS系统阻滞剂进行治疗。如果血压不能达标，则可联合应用利尿剂β肾上腺受体阻断剂或钙通道阻断剂进行治疗。但目前尚无大型前瞻对照研究就最佳联合用药方案进行过研究，临床可根据患者具体情况进行联合。需强调的是，无论采用哪种单药或联合治疗方案，血压控制达标都是第一位的。

2.中医治疗

（1）肝阳上亢

临床表现：眩晕，耳鸣，头胀痛，心烦易怒，失眠多梦，口苦胁痛，面红目赤，便秘溺赤，每因情志刺激或精神紧张而头痛头晕发作或加重，舌红，苔黄，脉弦。

治法：平肝潜阳。

推荐方剂：天麻钩藤饮加减。

基本药物：天麻12g，钩藤30g，石决明30g，川牛膝30g，夜交藤30g，杜仲12g，山栀子10g，黄芩12g，益母草30g，桑寄生12g，茯神15g，生龙骨30g，生牡蛎30g，炒麦芽15g。

加减：若肝火偏盛，可加龙胆草、丹皮清肝泄热，或改用龙胆泻肝汤加石决明、钩藤以清泻肝火。若兼腑实便秘者加大黄、芒硝通腑泄浊。

（2）肝肾阴虚

临床表现：眩晕，头痛，耳鸣，咽干，目睛干涩，腰膝酸软，健忘失眠，舌红少苔，脉细数。

治法：滋补肝肾。

推荐方剂：杞菊地黄汤加减。

基本药物：枸杞15g，菊花15g，熟地黄15g，山药15g，山茱萸10g，茯苓15g，泽泻12g，白芍30g，珍珠母30g。

加减：目涩昏视者加石斛，或合一贯煎加减；失眠多梦者加炒枣仁、生龙牡。

（3）痰热内蕴

临床表现：眩晕，耳鸣，头痛，头重，口苦黏腻，食欲不振，胸闷呕恶，形体肥胖，舌红苔黄腻，脉弦滑数。

治法：清热化痰。

推荐方剂：黄连温胆汤加减。

基本药物：黄连9g，枳实12g，竹茹9g，陈皮12g，半夏12g，茯苓15g，石菖蒲12g，胆南星12g，黄芩12g，白术15g，泽泻12g。

加减：若眩晕、头重如蒙属痰浊中阻者改用半夏白术天麻汤加减。

（4）阴阳两虚

临床表现：头晕耳鸣，腰膝酸软，畏寒肢冷，小便清长或夜尿频多，阳痿遗精，舌淡嫩，脉沉无力。

治法：育阴助阳。

推荐方剂：金匮肾气丸加减。

基本药物：肉桂6g，附子10g，熟地黄15g，山药15g，山茱萸10g，茯苓15g，泽泻10g，丹皮10g。若兼腰部刺痛，舌质暗淡者加桃仁、红花、怀牛膝。

四、中医理论在高血压性肾损害治疗中的应用

中医学历代古籍中无高血压性肾损害病名的明确记载，根据临床证候表现，多将高血压性肾损害归属于"眩晕""腰痛""水肿""虚劳""肾劳""关格"等范畴。中医认为，高血压性肾损害与饮食不节、先天不足、七情失调、劳伤过度及年老体衰等有关。目前多数学者认为本病病机有虚实两个方面：虚则以肝脾肾亏虚为本，实则责之于血瘀、痰阻及湿滞

等，发病过程中多虚实相间，互相兼杂。有学者认为高血压性肾损害的病机分本虚标实，本虚为脾肾两虚，标实为血瘀、挟湿、水泛；也有学者认为高血压早期肾损害以肾虚肝亢为本，血瘀为标，系肾虚不能固摄，肝失疏泄，加之瘀阻于肾络，导致肾分清泌浊功能失调。

五、名家经验

1.经典方剂

"古方今用"的经典方剂治疗高血压性肾损害疗效显著。常用经典名方如防己黄芪汤、六味地黄丸、补阳还五汤和泽泻汤等。防己黄芪汤出自《金匮要略》，是治疗风水的经典名方，症见浮肿，以下肢为明显，身体困重，汗出恶风，此方在高血压肾损害中临床运用极广。马氏等研究发现，防己黄芪汤加减配合西药治疗能够明显减轻原发性高血压病肾损害水肿，改善乏力及心慌等临床症状，减少利尿剂剂量。六味地黄丸最早记载于宋代钱乙的《小儿药证直诀》，由《金匮要略》桂附地黄丸变化而来。原治小儿肾虚，发育不良，囟开不合，五迟五软，肾气不足等，被誉为"补阴方药之祖"。现代临床常用于治疗肝肾阴虚，虚火上升所致的腰膝酸软、头晕目眩、耳鸣耳聋、遗精盗汗、骨蒸潮热、舌红少苔脉细数等。陶氏等观察发现，六味地黄丸合并西药可明显降低高血压肾损害患者尿微量蛋白、2微球蛋白，改善肾功能，保护原发性高血压病早期肾损害的作用。补阳还五汤出自王清任的《医林改错》，为治疗气虚血瘀证的经典名方，多用于高血压肾损害患者肢体麻木不仁，下肢浮肿，自汗，舌淡胖的患者。王氏等研究表明，补阳还五汤加味能显著提高血清中NO、降低ET-1的水平，从而显著改善了肾脏微循环，纠正了肾脏的缺血状态，保护了肾功能。泽泻汤出自《金匮要略》，主治"心下有支饮，其人苦冒眩"。现多用于治疗高血压患者伴有冒眩、心悸水肿、身体困重、气短等。陈氏等实验研究,泽泻汤加味方通过对高盐高血压大鼠降压及肾脏RAS的影响而达到预防肾损害的目的。

2.自拟方

多数学者选用以补肾活血、祛痰利水等为治法的自拟方药治疗原发性高血压病肾损害,疗效明显。胡勇以补肾祛痰活血通络法(桑寄生20g,淫羊藿10g,女贞子10g,怀牛膝10g,黄芪30g,泽泻10g,钩藤20g,葛根30g,丹参30g,水蛭粉3g)治疗原发性高血压病早期肾损害,发现可显著降低尿微量蛋白的排出量。曲氏以补益肾气、利水化瘀法(黄芪30g,泽泻24g,淫羊藿24g,杜仲12g,水蛭6g)治疗高血压肾损害,可明显降低尿微量蛋白。丁氏以滋肾养肝、活血化浊法(生地黄15g,怀山药10g,白术10g,生黄芪30g,甘枸杞15g,菊花15g,钩藤8g,丹皮10g,丹参10g,地龙10g,蝉蜕10g,泽泻12g)治疗原发性高血压病早期肾损害,治疗后尿MA,尿NAG酶,尿β_2微球蛋白明显减少。马氏以养阴活血、清热敛阴法(熟地黄10g,山茱萸10g,何首乌15g,枸杞子15g,杜仲15g,丹参15g,水蛭10g,川芎10g,川连10g,当归12g,绞股蓝18g)治疗原发性高血压病早期肾损害,尿mALB,2-MG含量和24h尿蛋白均明显降低。戴氏以补益肝肾、活血固精法(黄芪、菟丝子、益母草、芡实、怀牛膝、丹参),能持久降低SHR大鼠血压,降低SHR大鼠肾脏组织ET-1浓度;升高SHR大鼠肾脏组织NO浓度,从而起到保护肾脏的作用。

六、医案分享

1.脾肾亏虚,浊瘀阻脉

王某,45岁,2019年3月8日初诊。

患者自诉1年前出现双下肢水肿，于当地医院检查肌酐171μmol/L，尿酸492μmol/L，尿蛋白（＋），肾小球滤过率43.9mL/min，视网膜病变Ⅳ级；诊断为慢性肾衰竭3期；诊前2年体检相关指标均正常，排除其他病因；刻下症见：面色少华，神疲乏力，形体消瘦，常自觉头晕恶心，纳少腹胀，夜寐差，大便干结，夜尿多，舌淡红，苔白腻，脉弦细。"原发性高血压病"史16年余，血压控制欠佳。

西医诊断：高血压性肾损害，慢性肾衰竭3期。

中医诊断：水肿，脾肾亏虚，浊瘀阻脉证。

辨证：患者中年女性，素体脾胃虚弱，饮食水谷不易消化，加之高血压病史10年余，久病入络伤肾，脾不升清则胃气不降，或因精微不能上承荣养头窍，或因水湿阻络，日久生瘀，故见头晕恶心，夜寐不安，水液代谢失常，故见肢体水肿，肾气不固则精微下泄故见蛋白尿，故辨证属脾肾亏虚，浊瘀阻脉之证。

治法：补益脾肾，利湿化浊。

处方：温阳化浊汤加减。

药物：黄芪45g，熟地黄20g，山萸肉8g，山药10g，当归15g，丹参15g，炒三棱15g，牡丹皮30g，茯苓30g，制半夏6g，薏苡仁20g，浙贝母6g。14剂，水煎服300mL，早晚分服。

二诊：诉乏力、头晕、腰酸、腹胀及双下肢水肿减轻，但大便干，小便有泡沫，食欲渐增，纳食可，寐可，舌红，苔白腻，脉弦，查尿蛋白（＋）。遂原方加制大黄8g，麦冬10g，14剂，水煎服300mL，早晚分服。

后门诊定期随访，随症加减，病情稳定。

按语：现代医学认为肾脏是高血压最常损害的靶器官之

一，其通常会导致肾脏小动脉或肾实质损害。中医古籍并没有明确的原发性高血压病名记载，现代医家多认为高血压肾损害多是本虚标实之证，或由先天禀赋不足，或由后天肝阳上亢，水不涵木，致使肝肾亏虚，正气不足，则脉道运行无力，水湿之邪深入肾脉，血液代谢紊乱，日久湿浊痰毒瘀滞于脉，反致肾脉受损。故在治疗上要兼顾补益脾肾和祛湿化浊，以助脾肾正常的气化。本案方中以黄芪重用为君，一则补益脾肾之气以恢复正气，一则改善水液代谢以消肢体水肿，再配伍熟地黄、山药、山萸肉三味六味地黄汤中的主药以实现肝脾肾同补，当归以补血活血，配伍丹参、牡丹皮、三棱以活血化浊，《医学衷中参西录》云："或用黄芪六钱，三棱、莪术各三钱，或减黄芪三钱，加野台参三钱，其补破之力皆可相敌，不但气血不受伤损，瘀血之化亦较速，盖人之气血壮旺，愈能驾驭药力以胜病也。"指出了三棱、莪术与黄芪联用治疗瘀血的方法，此外，现代药理学研究表明丹皮酚能够很好调节患者免疫功能，对原发性高血压病血管内皮细胞有很好的保护作用，再配伍薏苡仁以健脾祛湿，半夏、贝母以化痰，诸药合用，使脾气得健，肾气得充，痰湿瘀得化，二诊时患者症状明显好转但大便偏干，恐碍诸药温燥，遂加制大黄8g，麦冬10g，荡涤肠腑热结瘀血兼顾滋阴润燥。

2.肝阳偏亢，肾气不足

叶某，男，56岁，2021年12月10日初诊。

患者自诉高血压病史13年，规律服用"苯磺酸氨氯地平片10mg，qd"血压控制尚可，半月前开始出现双下肢轻度浮肿，检查尿蛋白（＋），血尿素氮8.85mmol/L，血肌酐181μmol/L，24小时尿蛋白定量1.52g/24h。刻下症见：神疲乏力，时觉头晕，心烦易怒，夜寐不安，多梦纷纭，腰背酸软，双下肢轻度浮肿，舌红，苔薄黄，脉沉弦细。

西医诊断：高血压性肾损害，慢性肾功能不全。

中医诊断：水肿，肝阳偏亢，肾气不足证。

辨证：患者高血压病史多年，因肝肾阴亏，不能潜阳，兼长期懊恼焦虑，气火内郁，暗耗阴液以致肝阳上亢，气血随肝阳上冲则见头晕，肝失柔和，故见急躁易怒，阳热内扰，故见失眠多梦，肝肾阴亏，腰府失养故见腰膝背酸软，肾与膀胱气化不利，水液潴留则见肢体水肿，精微外泄，结合其舌苔脉象，故辨证为肝阳偏亢，肾气不足证。

治法：平肝潜阳，补益肾气。

处方：天麻钩藤寄生汤加减。

药物：钩藤20g，天麻10g，桑寄生15g，蝉蜕5g，防风15g，党参15g，僵蚕10g，地龙10g，川芎10g。14剂，水煎服300~400mL，水煎服。

二诊：患者自诉药后诸症好转，夜寐好转，双下肢浮肿消退，腰背仍有时酸软，查尿蛋白(+)，血肌酐168μmol/L，舌淡红，苔薄黄，脉沉细。

遂原方基础上加炒杜仲10g，牛膝10g。14剂，水煎服300~400mL，水煎服。

后门诊定期随访，随症加减，病情趋于稳定。

按语： 在高血压肾损害的临床治疗中，控制血压是重要的环节，ACEI、ARB是高血压肾损害的首选治疗药物。研究显示，使用RAS系统阻滞剂不但有降压的作用，还有非血压依赖性的肾脏保护作用。同时，还可减少高血压心血管并发症。虽然西药的降压作用明显，但有研究表明中西医协同治疗，不但能稳定持久降压，而且可减少西药降压药物的用量，减轻其不良反应。本案天麻钩藤寄生汤中钩藤有抑制血管运动中枢，扩张外周血管，降低外周阻力和阻滞交感神经和神经节，抑制神经末梢递质的释放，缓解肌紧张的作用。《本草新编》云："钩藤，味甘、苦，气微寒，无毒。入肝经。治寒热惊痫，手足瘈疭，胎风客忤，口眼抽搐。此物去风甚速，有风症者，必宜用之。"天麻有疏经活络、息风止痉的功效，对疏通血管有良好的效果，对冠状动脉、外周血管也有一定程度的扩张作用。桑寄生，《神农本草经百种录》言其"味苦平，主腰痛，小儿背强"，可以治疗对于肝肾不足之风湿痹痛、腰膝酸软、筋骨无力等症。川芎、僵蚕、地龙有良好的活血通络的作用，防风、蝉蜕有很好的祛表里风的作用，现代药理学的研究也表明蝉蜕有效成分乙酰多巴胺二聚体具有良好的降低蛋白尿的作用。二诊，患者仍诉腰痛，遂加牛膝和炒杜仲以起到补益肝肾，强壮筋骨的作用。

第九节　过敏性紫癜性肾炎

一、概念

过敏性紫癜（HSP）是以皮肤紫癜、出血性胃肠炎、关节炎及肾脏损害为特征的综合征，该病是IgA免疫复合物介导的白细胞破碎性全身性小血管炎。过敏性紫癜引起的肾损害称过敏性紫癜性肾炎（HSPN）。临床症状轻重不一，从单纯的尿检异常（血尿和/或蛋白尿）至典型的急性肾炎综合征、肾病综合征、甚至肾衰竭。血尿（肉眼或镜下）是其常见表现，大多数患者呈良性、自限性过程，多于数周内痊愈。但也有反复发作或迁延数月、数年者，约50%患者病程反复发作。预后取决于病理变化的严重程度。

国内报道HSPN发病率在HPS中占30% ~ 50%不等，但可因所采用的诊断标准不同而异，国外有以肾活检为标准则发病率达90%以上。本病任何年龄均可发病，多见于儿童及青少年，儿童紫癜性肾炎仅次于急性肾炎和肾病综合征，在儿童继发性肾脏病中占首位。

过敏性紫癜性肾炎属于中医学的"尿血""肌衄""葡萄疫""水肿""斑疹"等病范畴。

二、病因病机

1.西医

病因可能与遗传、感染和食物及药物有关。部分病例起病前有感染，最常见的是上呼吸道感染（非特异性或链球菌感染），其他如衣原体、水痘和寄生虫等。一些病例病前有药物（抗生素、磺胺、异烟肼、水杨酸盐等）过敏或食物（乳类、鱼虾、蟹等）过敏。此外也有报告发生于接种疫苗或昆虫蜇咬之后。本病非遗传性疾病，但存在遗传好发倾向。本病与HLA-B35之间有弱关联。

西医认为本病发病机制尚未明确，主要与免疫、炎症、凝血异常等相关。

（1）免疫机制

1）体液免疫：现有的研究证实，HSPN是一种免疫复合物介导的系统性疾病，部分患者血中可检测出IgA，主要是IgA1。最新研究表面，多聚糖化IgA1免疫复合物不能被降解，在血中积聚，最后在肾小球系膜区沉积，刺激系膜细胞增殖，分泌细胞外基质，引起肾脏损伤，提示多聚糖化IgA1可能在HSPN中有重要作用。补体亦参与免疫复合物的形成，可诱发炎症反应而加重肾损害。

2）细胞免疫：急性期HSP患者中可见CD4$^+$/CD8$^+$和Th1/

Th2比值异常，提示T细胞亚群功能紊乱引起免疫系统病理性应答，并造成肾脏损害。

（2）炎症机制

HSPN患者肾小球内有单核-巨噬细胞浸润，释放炎症因子和细胞因子。有研究发现，HSPN患者血清IL-4、IL-10、TNF-α含量高于健康人，IL-2含量低于健康人。另有研究显示，细胞间黏附分子、血管细胞黏附分子-1在HSPN急性期显著上调，且与皮肤紫癜、关节炎、胃肠道症状有相关性。

（3）凝血系统异常

HSP是免疫复合物介导的血管炎，肾血管内皮细胞受损，释放血管性假血友病因子（vWF），与血小板膜糖蛋白Ⅱb、Ⅲa结合，刺激血小板活化因子（PAF）的分泌，后者可引起肾小球系膜细胞受损，降低肾小球滤过率，使肾小球基底膜通透性增加，诱导多种炎症因子释放，促进血栓形成等。

2.中医

中医认为HSPN是由于内有脏腑虚损，或血热内蕴，或湿热内阻，外感时邪（风、湿、热、毒、瘀），或过食燥热荤腥动风之品，或因药物过敏，禀赋不耐，以致风热相搏，扰动血络，迫血妄行，血不循经，外溢肌肤则为紫癜发斑；湿热迫于胃肠，则腹痛频作，便血；湿热毒邪损伤肾络，血溢脉外而为尿血，耗伤肾气，肾虚固摄无权，则见泡沫尿；气血循行不畅，瘀滞于关节之脉络，不通则痛，则关节疼痛；病情缠绵，反复发作，则致脾肾两亏，浊邪内停而成溺毒之重症。

概而言之，本病初期多由风、湿、热、毒、瘀所致，中后期瘀热互结，气血阴阳俱虚，其中瘀血是贯穿病程的重要因素。

三、治疗

紫癜性肾炎多属本虚标实，发病初期常见风热、血热等标实为主，治疗以疏风清热，凉血止血，解毒祛湿为主；病程迁延不愈，紫癜反复不退，或尿血持续迁延，应予益气养阴，补益脾肾兼活血化瘀法治疗。另外有的患者先天不足，或后天失养，导致正气不足，卫外不固，易感外邪，而感外邪后，更易戕伤元气，治宜扶正与祛邪兼顾。

1.西医治疗

本病尚无特异治疗，对于大部分呈轻微、一过性尿检异常者，无须特殊治疗。重症患者，如表现为急性肾炎综合征、肾病综合征和急进性肾炎综合征患者需积极治疗，包括采用肾上腺皮质激素、免疫抑制剂、抗凝治疗和血浆置换等，但疗效难于确切评价。

（1）一般治疗

急性期应注意休息，重症应予卧床休息。去除可疑诱因，如感染、食物、药物等因素，如有明确感染和存在感染灶时，应予抗生素治疗和清除病灶。停止服用和接触可能是过敏原的食物和药物，必要时予脱敏治疗。

皮肤损害可用抗组胺药物如氯雷他定或氯苯那敏等，并与改善血管通透性的药物如维生素C、复方芦丁、H_2受体阻断剂等。亦可静脉使用钙剂以脱敏。

腹痛明显及便血者可使用肌注维生素K_1、阿托品等，H_2受体阻断剂可改善血管通透性，减轻黏膜及内脏水肿、出血。

严重关节肿痛和腹痛患者可使用糖皮质激素。一般泼尼松每日 1～2mg/kg，用7～14日即可。可酌情使用降压、利尿等药物。

（2）紫癜性肾炎的治疗

1）对症处理

对于尿常规轻度改变、肾功能正常、肾活检呈轻微或局灶性系膜增生者，先对症处理（如水肿者利尿消肿，高血压患者予降压处理），随访观察，定期监测。

2）糖皮质激素

适应证：临床表现为肾炎综合征、肾病综合征或急进性肾炎，病理表现为弥漫性系膜增生，伴局灶性细胞新月体生成，或膜增生性肾炎者。泼尼松1～2mg/kg，疗程3个月，必要时可适当延长。严重患者可用泼尼龙冲击治疗，15～30mg/kg，每日或隔日1次，3次为一个疗程，后续予泼尼松1mg/kg口服，并逐渐减量停用。

3）免疫抑制剂

用于一般治疗无效的肾炎综合征、肾病综合征或急进性肾炎，尤其是有明显新月体形成并肾功能不全的患者。一般与糖皮质激素联用。

霉酚酸酯（MMF）：能有效控制血管炎病情，缩短病程，改善预后。每日15～30mg/kg分次口服，至少6个月，常用1～2年。

环磷酰胺（CTX）：适用于重症HSPN单用激素效果不佳者，剂量每日2.5mg/kg分次口服，或静脉冲击，疗程8～12周。累计量口服不超过250mg/kg，静脉不超过150mg/kg，以减少副作用。

硫唑嘌呤：每日2～3mg/kg，疗程视病情而定，在12个月左右。

雷公藤：有较强的抗炎和免疫抑制作用，每日1mg/kg分次服用，疗程3～6个月。

（3）抗血小板、抗凝治疗

HSP虽无血小板数量改变，但血小板存在活化亢进。可用双嘧达莫或阿司匹林等抗血小板。血液黏稠度增高易使免疫复合物沉积、血小板黏附增加等，以下情况可启动抗凝治疗：血白蛋白［20g/L，纤维蛋白原］6g/L，抗凝血酶原［70％，和（或）D二聚体］1mg/L。可选用肝素、低分子肝素等，疗程1～2周。

（4）ACEI/ARB

可减少细胞外基质堆积，延缓肾小球硬化及肾间质纤维化。对新月体超过50％，表现为急进性肾炎的治疗，一般认为应早期采用四联疗法（糖皮质激素＋免疫抑制剂＋双嘧达莫＋肝素、华法林）、甲泼尼龙冲击疗法和血浆置换等。对终末期肾衰竭患者应予透析和肾移植，但移植肾约有1/3复发，应在活动性病变静止1年以后再做肾移植。

2.中医治疗

紫癜性肾炎的辨证要点应注意风、热、毒、瘀、虚五个方面。

（1）风热外侵

临床表现：急性起病，皮肤紫癜，色鲜红，可觉瘙痒，尿色深，可见有发热，咽痛，咳嗽等外感症状，或有关节痛，腹痛，便干，舌红，苔薄黄，脉数。

治法：祛风清热，凉血止血。

推荐方剂：消风散和小蓟饮子加减。

基本药物：防风10g，牛蒡子10g，荆芥10g，蝉蜕6g，生地15g，黄芩10g，苍术10g，小蓟10g，蒲黄10g，僵蚕10g，赤芍10g，牡丹皮10g，甘草4g。每日1剂，水煎服。

加减：兼有水肿者加麻黄、桑白皮、茯苓皮以利水消肿；

尿血甚者加茜草、地榆凉血止血；咽喉肿痛加金银花、连翘、山豆根清热解毒利咽；水肿加茯苓、猪苓等利水消肿。

（2）热毒亢盛

临床表现：皮肤紫癜色鲜红，分布稠密，此起彼伏，尿涩赤，色略深或暗红，口干渴，伴腹痛，便血，甚则见高热烦躁，头痛，抽搐，谵语等重症，舌红绛，苔黄，脉洪数或滑数。

治法：清热解毒，凉血止血。

推荐方剂：清营汤和犀角地黄汤加减。

基本药物：水牛角片15g，白茅根10g，牡丹皮10g，赤芍10g，生地10g，金银花15g，连翘15g，玄参10g，黄连4g，淡竹叶10g，车前子30g（包煎），小蓟15g，地榆10g。每日1剂，水煎服。

加减：大便干燥者加大黄、芒硝以通腑泄实；血尿甚加茜草、三七、蒲黄炭等止血；热重加石膏、知母清热泻火；如见热扰神明者，可灌服安宫牛黄丸，或加用水牛角解毒开窍。

（3）湿热瘀阻

临床表现：皮肤紫癜，尿深赤，口苦，口黏，身重乏力，头重如裹，胸脘痞闷，舌红，苔黄腻，脉滑数。

治法：清热利湿，活血止血。

推荐方剂：桃红四物汤和甘露消毒丹加减。

基本药物：茵陈10g，黄芩15g，连翘10g，石菖蒲10g，白豆蔻10g，滑石10g，桃仁10g，红花8g，当归10g，白芍10g。

加减：尿血明显加三七粉、蒲黄；蛋白尿较多加金樱子、芡实。

（4）阴虚火旺

临床表现：皮肤紫癜时发时止，血尿、蛋白尿反复，大便干，伴五心烦热，口干咽燥，头晕耳鸣，潮热盗汗。舌质红，苔薄黄或少苔，脉细数。

治法：滋阴降火，清热凉血。

推荐方剂：六味地黄汤加减。

基本药物：生地黄10g，牡丹皮10g，山萸肉10g，茯苓15g，山药15g，泽泻10g，女贞子10g，旱莲草10g，仙鹤草20g，茜草10g，知母10g，黄柏10g。每日1剂，水煎服。

加减：紫癜尚在者，加蝉衣、白蒺藜祛风脱敏；腰膝酸软甚者可加枸杞、杜仲；血热偏甚者，加紫草、赤芍清热凉血；津液亏极者，加龟甲、鳖甲滋阴复脉；尿中红细胞多者，加地榆炭、蒲黄炭收敛止血；白细胞多者，加半枝莲、马齿苋等清利湿热。

（5）肺脾气虚

临床表现：紫癜散在，斑色暗淡，身倦乏力，气短纳呆，尿赤，尿中以蛋白为主，面浮肢肿，易感冒，舌质淡胖，边有齿印，苔薄白，脉弱。

治法：补益脾肺。

推荐方剂：参苓白术散加减。

基本药物：党参10g，白术10g，茯苓15g，甘草6g，桔梗10g，山药15g，白扁豆10g，赤小豆10g，冬瓜皮20g，莲子10g。每日1剂，水煎服。

加减：尿浊者加萹蓄、瞿麦清利湿热；腹痛腹泻者加黄连、黄芩、葛根清肠止泻；蛋白尿明显者加重黄芪用量以补气固涩。

（6）气阴两虚

临床表现：紫癜基本消退，遇劳则发，面色少华，口干，头晕耳鸣，气短乏力，自汗盗汗，手足心热，舌红，少苔，脉沉细数。

治法：益气养阴。

推荐方剂：参芪地黄汤和二至丸加减。

基本药物：太子参10g，黄芪20g，熟地15g，山萸肉10g，茯苓15g，桃仁10g，女贞子10g，旱莲草10g，地骨皮10g，芡实15g，莲子10g。每日1剂，水煎服。

加减：偏气虚者，加党参、山药、白术；偏阴虚者，加何首乌、龟甲；潮热甚者，加青蒿、牡丹皮以清虚热；血尿明显者加白茅根、大、小蓟凉血止血。

（7）脾肾阳虚

临床表现：皮肤紫癜色暗，神疲乏力，腰膝冷痛，四肢欠温，纳呆便溏，全身浮肿，甚至胸、腹水，尿少，舌淡胖，苔白滑，脉沉细迟。

治法：温阳利水，活血化瘀。

推荐方剂：真武汤加减。

基本药物：附子10g，茯苓15g，白术10g，白芍10g，生姜3片，泽泻15g，桂枝6g，杜仲10g，枸杞10g。每日1剂，水煎服。

加减：水肿甚者加防己、车前子以利水消肿；尿蛋白多者加黄芪、芡实以补气固涩；邪实明显，腹胀甚者，可先用中满分消丸治之以祛邪扶正。

3.中成药治疗

（1）雷公藤总苷片：适用于紫癜性肾炎有蛋白尿、血尿者。

（2）肾康宁片：适用于紫癜性肾炎属脾肾阳虚，水湿内停而兼有瘀血者。

（3）六味地黄丸：适用于肾阴亏虚者。

（4）知柏地黄丸：适用于阴虚火旺者。

（5）肾炎四味片：功用利尿消肿，消除蛋白尿。适用于紫癜性肾炎有蛋白尿患者。

四、中医理论在紫癜性肾炎纤维化治疗中的应用

HSPN是一种以肾小球损伤为主的肾脏疾病，主要病理特征为肾小球系膜细胞和系膜基质增生性改变、肾小球新月体形成等。随着病情的进展，肾小球系膜细胞逐渐增生及胶原纤维沉积，导致新月体形成，肾小球弥漫性硬化或间质纤维化。肾脏纤维化包括炎症反应期、纤维化形成期及瘢痕形成期，是各种慢性肾病发展为终末期肾病的病理改变，若不及时发现及治疗将会严重危害肾脏功能。近年来研究表明：肾小管萎缩/间质纤维化与HSPN患者的长期预后具有密切相关性。目前HSPN患者肾小管–间充质损伤的机制可能与免疫复合物沉积于系膜区刺激系膜细胞产生炎症因子和炎症细胞、氧化应激等多种机制有密切的联系。

HSPN新月体病变根据临床症状可归属于"尿血""血症""水肿""尿浊""肾风""虚劳"等范畴。HSP后期余热未清，毒邪未尽，伏于脉络，内外合邪，归巢于肾，潜伏日久，与痰浊血瘀结为有形之物，顽居肾脏，日久凝滞肾络而成微型癥瘕，即所谓"肾络癥积"。HSPN的前期主要为伏火扰动，损伤肾络；后期火热之邪内舍于血，"血受热则煎熬成块"，血热煎灼津液成瘀；肾络受损，代谢水液功能失常，聚

湿成痰；热邪不解，与湿相搏，则湿热胶着，缠绵黏滞；痰热湿瘀日久凝滞于肾络，形成癥积，即出现新月体改变。

肾络癥积是HSPN发生新月体改变的主要原因，中医"络病学说"认为，络脉是从经脉横支别出的沟通人体上下内外的网状结构，纵横交错地分布于脏腑经络、四肢百骸。循行于体表黏膜部位的为阳络，分布于体内脏腑区域的为阴络，若布散于肾则称为肾络。络脉再继续分支为各种大络、系络、缠络、孙络等，与西医学的血管系统即大血管-中血管-小血管-微血管-毛细血管相似。肾脏的主要功能单位是肾小球，由肾动脉分支形成的毛细血管襻环绕而成，完成物质运输及代谢过程。《金匮要略·疟病脉证并治》首将"癥瘕"称为疟后形成的积块；后《诸病源候论》将"癥瘕"一词以作区别，其曰："其病不动者，名为癥。""病虽有结瘕而可推移者，为瘕。"至《杂病广要》中方才明确说明"癥即积""瘕即聚"，称其为"癥积"和"瘕聚"。癥积是指腹内结块，积属有形，固定不移，病在血分，属脏病；瘕聚是指聚而无形，聚散异常，病在气分，属腑病。西医学中将多种原因引起的肝脾肿大、肠结核、腹部肿瘤等称为癥积。20世纪80年代，中医学家吕仁和教授首次提出"微型癥瘕"的病理学说，并将其应用到糖尿病肾病，此后许多医家在此基础上补充完善了"肾络微型癥积"学说，并借此指导多种难治性肾病的治疗。HSPN伴新月体病变的肾脏组织在光镜下表现为肾小球囊壁层上皮细胞增生堆积，伴单核细胞渗出，嗜酸性粒细胞、淋巴细胞浸润，较多纤维素渗出，胶原纤维增多，可转变为纤维-细胞性新月体，若不及时干预，最终会形成纤维性新月体，发生不可逆改变。HSPN常起病于HSP后。HSP是一种免疫介导的系统性血管炎，外源细菌、病毒或过敏物质等抗原诱导体液免疫中IgA1缺乏糖基化修饰（GdIgA1），易自我聚集成多聚IgA（pIgA）或与IgG形成免疫复合物。当循环的免疫复合物沉积肾脏时，可激活补体系统，导致免疫炎症反应，释放大量炎性因子和趋化因子如肿瘤坏死因子（TNF-α）、白细胞介素-6（IL-6）、白细胞介素-8（IL-8）、白细胞介素-23（IL-23）等，从而损伤血管内皮细胞，增加毛细血管通透性，诱发一系列炎症反应。丁教授认为，毛细血管通透性增加，血浆中的水液渗出脉外，即为"水湿"，各类炎性因子和趋化因子可以看作是伏藏肾络的"热毒"，水湿热毒常胶着缠绵，称之"湿热互结"；此外，免疫复合物还可诱导血小板聚集，引起由血小板介导的纤维蛋白的沉积。补体系统还可激活因子ⅩⅡ，启动凝血系统，使血浆中无活性的纤溶酶原转化为纤溶酶，将纤维蛋白（原）逐级裂解为纤维蛋白降解产物（FDP），形成所谓的"血瘀"；TNF-α不但可刺激肾小球系膜细胞收缩、增生及分泌炎性介质，还能刺激产生胶原和成纤维细胞，且和白细胞介素-1（IL-1）等趋化炎症细胞向肾小球系膜区、血管区和间质区浸润，促进肾固有细胞表型转化，释放如转化生长因子-β（TGF-β）、血小板衍生生长因子（PDGF）、表皮细胞生长因子（EGF）等生长因子，诱导成纤维细胞增生分化，使上皮细胞向间质细胞转化，并向肌成纤维细胞转化。有形之邪凝聚成痰，即所谓"痰浊"。

五、名家经验

丁樱教授认为儿童HSPN伴新月体病变时应当及时固培消癥、祛邪扶正。"消癥"当清热活血通络、逐痰消癥散结，"固培"当顾护肾中阴阳。

1.清热活血通络

丁教授认为，HSPN伴新月体病变多是在肾阴虚的基础上湿热致瘀、湿瘀交阻的结果，故予养阴清热、化瘀止血治法，自拟清热止血方（生地黄、水牛角粉、知母、当归、旱莲草、生蒲黄、虎杖、三七、甘草）。方中生地黄、水牛角粉滋阴清热、凉血止血，为君药；知母、旱莲草、虎杖助君药清热凉血解毒，为臣药；当归、三七、生蒲黄活血散瘀，止血不留瘀，为佐药；甘草清热解毒、益气和中，为使药。诸药配伍，共奏清热养阴、解毒化瘀、凉血止血之功。并在后续的实验研究中发现，清热止血方不仅能明显改善IgA肾病模型大鼠血尿，减少24小时尿蛋白定量，还能改善肾脏病理，抑制系膜细胞和基质的增生，其途径可能是通过调节肾小球中TGF-β/Smad信号转导通路的表达作用实现的。此外，系膜细胞和基质大量增生、积聚，属于邪阻肾络、肾络瘀阻的范畴。因此，针对小儿肾系疾病，特别是蛋白尿久不缓解的患儿，治疗上予以通经活络。去除络中病邪，使肾络通畅，是肾系疾病的重要治法。病久之邪，深入于络，肾络不通，非一般活血药物所能剔除，故有"络邪易入难出"之说。丁教授通过多年临床实践，观察到藤类药物常能够深入络脉，畅通肾络，逐出滞留其间的病邪。《本草便读》云："凡藤蔓之属，皆可通经入络。"藤蔓之属，缠绕蔓延，犹如网络，纵横交错，无所不至，为通络之佳品，临床常辨证使用雷公藤、忍冬藤、青风藤、海风藤、络石藤、鸡血藤等。其中雷公藤为所有藤类药物的代表，可应用于各种证型之中。目前其提取物雷公藤总苷广泛应用于临床，具有较强的抗炎、抗自由基、抗氧化及免疫抑制作用，抑制肾小球系膜细胞和基质的增生，对免疫介导的肾小球疾病可发挥抗炎和免疫调节作用，从而减轻肾脏病理改变，减轻蛋白尿。

2.逐痰消癥散结

丁教授认为，新月体从细胞性转化为纤维性的过程是瘀毒痰浊累积肾络的过程，也是纤维化前干预最直接有效的窗口时期，在清热活血通络的同时还需注意逐痰消癥散结。湿浊之邪胶着缠绵，在整个肾脏疾病纤维化过程中起了重要作用。HSPN、肾病综合征患儿常伴有脂质代谢异常，中医学认为脂质代谢紊乱、脂质过氧化损害等病变多为痰湿、湿浊所致，为"微观痰浊"，与毒、瘀积聚日久，便成有形之癥积，治疗时可予清半夏、茯苓、胆南星、陈皮、浙贝母等逐痰消癥散结。

3.培元固本

《素问·评热病论篇》曰："邪之所凑，其气必虚。"丁教授认为，邪毒瘀滞，迁延不愈，损伤正气，则久病必虚，出现肾气不足、肾阴肾阳亏虚的症状。在祛除癥积的同时，还需兼顾固肾。治疗应以补肾培元为主，调理肾气，以达到治病必求其本的目的，用药多选杜仲、生地黄、枸杞子等；另外，小儿脾常不足，治疗时需兼顾后天之本，所谓强后天以养先天，丁教授善用补脾益肾之品如女贞子、墨旱莲、党参、黄芪等。

六、医案分享

1.气阴两虚，脉络瘀阻

王某，男，8岁，学生，2022年3月24日出诊。

患者于1个月前因双下肢水肿伴见四肢红斑丘疹于外院就诊，考虑"过敏性紫癜"，经入院对症治疗后好转出院，4天前无明显诱因下四肢、面颊再次出现红斑丘疹，伴见腹痛，无光过敏，无关节疼痛，无发热畏寒等不适，于外院检查尿转铁蛋白2.32mg/L，尿免疫球蛋白IgG 12.1mg/L，尿微量白蛋白50mg/L。诊断为过敏性紫癜性肾炎。刻诊症见：四肢、面颊出血性皮疹，伴腹痛，神疲乏力，纳食可，夜寐一般，舌质红，苔薄白，脉细数。

西医诊断：过敏性紫癜性。

中医诊断：肌衄，气阴两虚，脉络瘀阻证。

辨证：患者素体阴液亏虚，加之风热燥邪，侵犯脏腑，邪热浸于营血，迫血妄行，血溢脉外，渗于肌肤之间，则可见面颊、四肢红斑丘疹；血溢脉外，瘀阻不畅，不通则痛，故见腹痛；舌质红，苔薄白，脉细数。结合病史及患者体质状态、舌脉，辨证属气阴两虚，脉络瘀阻证。

治法：益气养阴，活血化瘀。

处方：脱敏煎加减。

药物：防风6g，银柴胡6g，乌梅6g，五味子6g，生甘草3g，黄芩9g，鱼腥草15g，地龙6g，僵蚕9g，蝉衣3g，北沙参12g，麦冬9g，丹参10g，陈皮5g，7剂，水煎服，日1剂，餐后温服。嘱患者忌食海鲜等发物。

二诊：患者面颊、四肢红斑丘疹及腹痛均较前好转，纳食可，夜寐安，二便调，舌质红，苔薄白，脉细。守前方，14剂，水煎服，

每日1剂，餐后温服。

后门诊随访患者病情稳定，未再复发，嘱患者注意饮食调摄。

按语：过敏性紫癜肾炎，简称紫癜性肾炎，是指由过敏性紫癜累及肾脏导致的一种疾病，临床主要表现为血尿、蛋白尿。中医学并无"紫癜性肾炎"的明确记载，但据其临床症状可归属于"肌衄""血证""葡萄疫"等范畴，《灵枢·百病始生》曰："阳络伤则血外溢，血外溢则衄血；阴络伤则血内溢，血内溢则后血。"目前西医多采用免疫抑制剂、抗组胺药物、糖皮质激素等药物改善血管通透性等治疗，虽然近期治疗效果显著，但是停药后易反复，且副作用较大，缺乏长远的预

防调护。中医药在治疗皮肤紫癜、蛋白尿、血尿，保护肾脏功能及改善患者过敏体质等方面疗效可靠，具有独特的优势。本案中患者素体阴液亏虚，加之风热燥邪，侵犯脏腑，邪热浸于营血，迫血妄行，血溢脉外，渗于肌肤之间，则可见面颊、四肢红斑丘疹；血溢脉外，瘀阻不畅，不通则痛，故见腹痛；舌质红，苔薄白，脉细数，故治以益气养阴，活血化瘀。方中以防风、银柴胡、乌梅、五味子滋阴益气生津，黄芩、鱼腥草清热止血，地龙、僵蚕、丹参活血通络，蝉衣散风除热，北沙参、麦冬养阴生津，因恐苦寒伤胃，故予以陈皮、生甘草等顾护胃气。诸药合用，符合该患者病因病机与证型，故疗效较好。二诊中患者诸症缓解，前方续服，巩固疗效，嘱其避风寒、畅情志、慎劳累、勿食辛辣刺激、海鲜等腥腻之品。

2.脾肾亏虚，痰湿阻滞

胡某，男，25岁，职员，2021年3月4号初诊。

患者半个月前无明显诱因下双下肢出现散在瘀点、瘀斑，色暗红，外院诊断为"过敏性紫癜"，予以对症治疗后皮疹消退，但皮疹仍反复发作，为求进一步中西医系统治疗，遂就诊于我院门诊，刻下见：患者形体肥胖，伴咳痰无咳嗽，色白，量多，自感神疲乏力，双下肢散在瘀点、瘀斑，色暗红，无双下肢浮肿，胃纳可，夜寐一般，二便调。舌暗红，苔薄白，脉沉弦细。辅助检查：尿常规示：尿蛋白阴性，肾功能无殊。

西医诊断：过敏性紫癜。

中医诊断：紫癜，脾肾亏虚，痰湿阻滞证。

辨证：患者形体肥胖，素喜肥甘厚味，贪杯好饮，伤及脾胃，健运失司，湿阻痰滞，气虚不能摄血，统摄无权，血溢脉外，渗于肌肤之间，则可见双下肢散在瘀点、瘀斑，色暗红；舌暗红，苔薄白，脉沉弦细。结合病史及患者体质状态、舌脉，辨证属脾肾亏虚，痰湿阻滞证。

治法：补脾益肾，祛痰利湿。

处方：方选参苓白术散加减。

药物：党参10g，茯苓15g，生白术15g，生白扁豆20g，陈皮8g，温山药20g，生甘草5g，莲子10g，薏苡仁30g，桔梗6g，大枣3枚，芡实30g，生黄芪30g，独活15g，桑寄生15g，牛膝12g。共7剂，日1剂，分早晚温服。嘱患者服药期间避风寒、畅情志、慎劳累、勿食辛辣刺激、海鲜等腥腻之品。

二诊：患者2021年4月19号复诊，患者散在双下肢瘀点，颜色淡暗，乏力较前缓解，纳食可，夜寐可，伴解尿急痛，大便尚调，舌略红，苔薄白，脉沉细。患者症状较前缓解，故在原方中党参加至15g，生白扁豆加至30g，佐以绵茵陈15g，车前子（包煎）15g，淡竹叶15g，去桔梗、大枣、芡实，续服14剂。

后门诊随访患者未再复发，嘱患者慎劳累、避风寒，勿食辛辣刺激、海鲜等腥腻之品，注意饮食调摄。

按语：过敏性紫癜是由免疫介导的全身性血管炎性病变，当出现肾脏损害时，称为过敏性紫癜性肾炎。过敏性紫癜性肾炎临床以皮肤紫癜、血尿、蛋白尿等为主要表现，部分患者可伴有不同程度的水肿、高血压及肾功能不全，常伴有其他系统损害，如紫癜性皮损、关节肿痛、腹痛、便血等，该病病情复杂，对过敏性紫癜的远期预后具有直接影响。儿童及青少年是该病的多发人群，成人也较为常见。目前西医临床治疗该病多采用激素、免疫抑制剂及细胞毒类药物等对症治疗方法，但长期疗效欠佳，易复发，不良反应突出。根据该病临床表现应将其归于中医"紫斑""葡萄疫""尿血""血证""紫癜风""水肿"等范畴，随着中医药的应用，其在稳定病情及减少激素不良反应方面的优势逐渐得到患者认可。本案中患者形体肥胖，素喜肥甘厚味，贪杯好饮，伤及脾胃，健运失司，湿阻痰滞，气虚不能摄血，统摄无权，血溢脉外，渗于肌肤之间，则可见双下肢散在瘀点、瘀斑，色暗红，舌暗红，苔薄白，脉沉弦细，故治以补脾益肾，祛痰利湿，处方以参苓白术散加减，方中以党参、茯苓、生白术、生白扁豆、陈皮、温山药、生甘草、莲子、生黄芪、芡实、大枣健脾益肾、补中益气，薏苡仁健脾渗湿，桔梗宣肺祛痰，独活、桑寄生、牛膝补益肝肾，方药对症，效果良好。二诊中患者症状较前缓解，咳痰量少，伴解尿急痛，故在原方中党参加至15g、生白扁豆加至30g以增强补脾益肾之效，佐以绵茵陈15g，车前子（包煎）15g，淡竹叶15g清热利尿、渗湿通淋，去桔梗、大枣、芡实，续服14剂。

第十节 痛风性肾病

一、概念

痛风性肾病（GN）又称慢性尿酸性肾病，是由于体内嘌呤代谢紊乱、血尿酸（UA）升高、尿酸盐沉积于肾脏所引起的肾损害，主要病变为间质性肾炎和尿酸结石，是临床常见的继发性肾病。临床表现为早期间歇性蛋白尿，晚期水肿、高血压及血肌酐、尿素氮升高，该病在绝经期妇女和中老年男性群体中发病率较高，其发生与高血压、高脂血症、冠心病及糖尿病具有密切联系。近年来由于营养条件改善、动物蛋白及富含嘌呤成分食物摄入明显增加，平均寿命延长等因素，我国高尿酸血症及痛风的发病率升高，痛风性肾病的发病率呈明显上升趋势，并呈年轻化趋势，已成为仅次于糖尿病的第二大代谢性疾病。

古代中医文献中并无痛风性肾病的病名概念，痛风性肾病临床表现呈多样性，早期多见蛋白尿，随肾功能受损程度加重出现水肿、少尿甚至无尿及相关并发症，急性发作期以关节疼痛为主，亦可见肾绞痛、尿中结石。根据其不同病变阶段的特征及临床表现，属于中医学"痹证""历节""痛风""石淋""腰痛""水肿""虚劳""关格"等范畴。此外，历代医家根据临床观察对与之相应的疾病做出了极有价值的论述，如《素问·痹论》中提出的"肾痹""胞痹"的描述也与痛风性肾病的症状有相似之处。

二、病因病机

1.西医

现代科学研究指出，GN的发生机制主要与尿酸盐晶体沉积引起的肾脏损害，高尿酸血症引起的氧化应激、内皮功能障碍、肾脏炎症及肾纤维化有关。尿酸（UA）和尿酸盐晶体可能会在肾脏、关节等组织中蓄积，因此导致组织损伤，有研究指出高尿酸血症可通过TECs诱导的BCRP／ABCG2的表达减少促进尿酸单钠晶体在肾间质蓄积，引发肾功能受损。尿液长期处于低pH酸碱度和高UA浓度条件下，肾小管腔和输尿管中的尿酸盐晶体沉积会促进管型形成和阻塞性肾病。高尿酸引起的氧化应激反应会影响包括肾脏在内的多个器官和系统，在病理上，与高尿酸血症相关的氧化应激导致DNA损害、酶的氧化和失活，产生炎性细胞因子，导致细胞凋亡程序的启动。线粒体是细胞内能量代谢的中心和氧化磷酸化的重要位点，长期高尿酸血症可诱发大鼠肾皮质氧化应激和肾小管损害相关的肾线粒体功能障碍。另外，高尿酸血症能过度激活肾内肾素–血管紧张素系统及内皮素，损伤肾脏小动脉的自身调节，引起肾小球内高压。UA介导的肾素–血管紧张素系统（RAS）活化与糖尿病并发症（如心血管疾病和肾脏疾病）密切相关。UA刺激后，血管紧张素原、血管紧张素Ⅱ受体和血管紧张素转化酶（ACE）的表达在体外上调显著，从而抑制内皮细胞的增殖。这些研究表明，RAS激活是UA诱导的内皮功能障碍的一种新机制。还有学者发现在坏死状态下，细胞会产生多种危险信号，从而活化和形成免疫反应。UA可在细胞外液中形成尿酸单钠晶体，并且可以被抗原呈递细胞（APC）上表达的模式识别受体识别为危险相关分子模式（DAMP）之一，最终激活免疫和炎性反应，因此高尿酸血症可能通过晶体依赖性和非晶体依赖性途径诱导肾脏炎症。

2. 中医

中医理论认为由于饮食失节损伤脾胃，导致人体升降失司，水谷精微不能灌溉四旁，久郁而成湿浊，湿浊内生过多，造成肾不能分清泌浊，则湿浊流注关节、肌肉，造成机体气机运行失调，经络阻塞，聚湿生痰，血滞为瘀，痰湿浊瘀交结，血尿酸代谢及排泄异常，外聚于筋骨、关节而见骨节疼痛，内损肾中络脉，则见石淋、水肿、蛋白尿等，甚则肾脏衰败。如《陈无择医学全书》中指出："夫历节，疼痛不可屈伸，身体魁瘰，其肿如脱，其痛如掣，流注骨节……久而不止，令人骨节磋跌，不可不知。"现代多数医家认为痛风性肾病病机以正气不足，或脾肾亏虚，或肝脾肾虚损为本，痰湿浊瘀是主要病理因素。其病变证机核心总属本虚标实、虚实夹杂，并呈动态演变，初期或急性发作以湿热寒湿阻络、湿热伤肾标实为主；病邪郁久由浅入深，由经络入脏腑，其中肾为病变之本，累及肝脾等脏，虚实夹杂；疾病晚期阴损及阳，阴阳两虚。

三、治疗

1. 西医治疗

（1）降尿酸治疗药物推荐

《中国高尿酸血症与痛风诊疗指南（2019）》推荐别嘌醇、

非布司他或苯溴马隆为痛风患者降尿酸治疗的一线用药（1B），别嘌醇和苯溴马隆为无症状高尿酸血症患者降尿酸治疗的一线用药（1B），单药足量、足疗程治疗血尿酸仍未达标的患者可考虑联合应用两种不同作用机制的降尿酸药物，不推荐尿酸氧化酶与其他降尿酸药物联用（1C）。

（2）痛风急性发作期的抗炎镇痛治疗

各国指南、共识对痛风急性发作的抗炎镇痛治疗推荐意见基本相似，推荐尽早使用小剂量秋水仙碱或非甾体抗炎药（NSAID，足量、短疗程），对上述药物不耐受、疗效不佳或存在禁忌的患者推荐全身应用糖皮质激素（1B）。对于严重的急性痛风发作［疼痛视觉模拟评分法（VAS）评分≥7分］、多关节炎或累及≥2个大关节者，建议使用2种或2种以上镇痛药物治疗，包括秋水仙碱与NSAID、秋水仙碱与口服糖皮质激素联合使用及关节腔糖皮质激素注射与其他任何形式的组合，由于NSAID和全身糖皮质激素均会增加消化道溃疡的发生，本指南不建议二者联用。指南建议难治性痛风患者可使用聚乙二醇重组尿酸酶制剂、白细胞介素（IL）-1或肿瘤坏死因子（TNF）-α拮抗剂进行治疗，上述几种药物虽然在国内还未上市，但也需适当了解。

（3）新型药物进展

目前新型降尿酸药物也较多，如托匹司他（FYX-501），作为一种新型非嘌呤类黄嘌呤氧化酶抑制剂，其主要作用是对黄嘌呤脱氢酶及黄嘌呤氧化酶产生抑制，如新推出的Lesinurad是目前世界上第1个抑制尿酸盐重吸收转运因子的药物，而Verinurad则是在Lesinurad药物机制的基础上进行进一步优化，在抑制尿酸的重吸收方面具有一定程度的选择性。与以上药物不同的是，Arhalofenate不仅可以抑制URAT-1，还能阻断NALP-3的炎性反应。某些以治疗其他疾病为主要功效的药物也可以有一定程度的降尿酸作用，如曲尼司特主要用于抗过敏治疗，而氯沙坦用于降压，Levotofisopam是一种抗焦虑药物，但3种药物均有不同程度的降尿酸作用。

2.中医治疗

（1）分型辨证论治

痛风性肾病病机复杂多变，证候虚实夹杂、阴阳失和贯穿病程始终，目前对本病的辨证分型治疗尚未形成统一标准。《中医病证诊断疗效标准》将证型分为以下4型：①湿热蕴结型，治宜清热利湿，通络止痛。②瘀热阻滞型。治宜燥湿健脾，补气通络。③痰浊阻滞型，治宜活血化瘀，散结化痰。④肝肾阴虚型，治宜补益肝肾，通络止痛。董志刚认为本病发病根源在于脾肾亏虚、痰浊瘀阻，分4型治疗：①湿热阻络型，方用四妙散加减。②湿聚血停型，方用桃红四物汤加减。③脾肾气虚、水湿不化型，方用香砂六君子汤加减。④脾肾阳虚、湿浊内蕴型，方用右归丸合二陈汤加减。赵纪生认为本病发病机理为痰瘀浊互阻，气血为邪所闭，病情本虚标实，证候复杂多样，临床最常见脾肾气虚湿热型、气阴两虚痰浊型、肝肾阴虚血瘀型3个证型，分别治以健脾益肾、清利湿热，益气养阴、清化痰浊，滋补肝肾、活血化瘀为主。纵观当前医家临床分型辨治紧守病机，实证为主多治以祛风清热、利湿宣痹，祛风胜湿、散寒止痛，清热利湿、通淋化湿，活血蠲痹、祛痰通络；虚证为主或虚实兼夹，或滋补肝肾，或健脾益肾，或益气养阴，或调补阴阳兼以祛邪。

（2）分期辨证论治

痛风性肾病病情反复，病程冗长，往往兼夹寒热、虚实互见，急性发作和缓解阶段不同时期的治疗当顾祛邪、扶正之主次。一般而言，慢性期为湿瘀痹阻、脾肾气虚，急性发作期为湿热瘀血痹阻，久病伴正气亏虚，临床表现为明显的关节疼痛，部分患者伴全身症状。刘旭生结合临床表现将痛风性肾病分为急性期、好转期、缓解期三个阶段。急性期以湿热痹痛等邪实为主，治以清热利湿活血、通淋排石；好转期病机特点为实邪未清，虚象已显，辨证为脾肾亏虚，湿浊不化，夹有热象，治以温补脾肾、化气行水，兼以清热；缓解期常见于痛风性肾病出现肾功能衰竭，以补虚扶正为主兼以驱邪，治当温阳泄浊、补益脾肾。金劲松分发作期和缓解期，发作期关节疼痛症状较为明显，分湿热痰阻证、瘀血内阻证，分别予四妙散、桃红四物汤加减；缓解期临床表现以肾损害、肾功能不全为主，分脾肾亏虚证、气阴两虚证，分别予参苓白术散、参芪地黄汤加减。

（3）专病专方化裁

陈岱通过多年临床经验，总结了"痛肾安"方，方中用白参、生黄芪、黄精为君，补肾益气填精；以山药、生地、黄柏、知母、玉米须、猪苓、石韦、冬瓜皮为臣，清热养阴，利湿祛浊；佐以络石藤、红花，活血通络祛瘀；使以炙甘草缓急和中。向少伟等探讨加味三妙散（苍术、黄柏、牛膝、益母草各15g，山慈菇10g）治疗慢性尿酸性肾病临床疗效，予常规治疗加服加味三妙散，临床疗效显著。法文喜运用防己黄芪汤合济生肾气汤加减治疗脾肾亏虚、瘀浊阻络型慢性尿酸性肾病，临床疗效肯定，且无不良反应。

（4）其他疗法

中医其他疗法主要分为中药灌肠、耳穴贴压、针灸、足浴等。研究证实，在正常人所摄入蛋白质后形成的代谢物质和毒素中，四分之三会经肾脏排出，四分之一由肠道排出。当肾脏滤过功能明显下降时，从肠道中排泄的代谢物质排出量明显增加，同时由于肠道的静脉丛相对丰富，有利于将药物吸收入体循环起到治病效果，也因为大肠主津，可行津液于上焦，浇灌肌肤，补充腠理。刘永红等在给予别嘌呤醇、碳酸氢钠片口服基础上加用大黄牡蛎汤保留灌肠，同时监测患者的血UA水平和蛋白尿量等实验室检查，结果疗效均优于对照组。王国书等通过耳穴贴压疗法联合口服固肾泄浊汤与单纯使用别嘌醇口服西药组观察，显示中西医治疗组总有效率高于西医治疗组，从而指出耳穴压贴疗法是治疗GN的有效治疗手段，且不良反应少见。针刺疗法具有疏通经络、调整脏腑功能，灸法具有温经散寒、消瘀散结之效，临床在缓解痛风及痛风性肾病方面取得很好疗效。艾民等临床研究显示，与单纯应用秋水仙碱治疗痛风关节炎比较，辨证取穴针刺配合秋水仙碱更有效降低血尿酸水平，缓解临床症状。中药足浴治疗痛风性肾病原理主要依据"内病外治"理论和"经络传导"学说，以及热效应原理和皮肤黏膜吸收等。杨威严等运用中药足浴法以自制具有健脾补肾、活血化瘀通络、除湿止痛之功的足浴药液辨证治疗脾肾亏虚、瘀浊阻络型高尿酸血症肾病患者，效果显著。

3.中西医结合治疗

西药主要可以抑制尿酸合成，促进尿酸排泄和保护肾功能。中药与西药各有其优点，治疗上应取长补短，充分发挥二者优势，两者合用可减少西药不良反应，加强治疗效果，并减少复发。通过meta分析结果表明，中西医结合疗法较单用西药治疗原发性尿酸性肾病更有效。有学者在应用非布司他片基础上加用自制剂加味玉肾露治疗GN患者，通过观察显示加味玉肾露联合非布司他片可明显降低患者临床检验指标。还有研究指出使用海昆肾喜胶囊联合别嘌醇治疗GN，结果证实联合用药可有效减少血UA水平和24h尿蛋白定量，从而大大提高了临床疗效，并延缓了肾脏疾病的进展。王焕程等发现在采用百令胶囊联合别嘌醇治疗痛风性肾病的同时，患者的临床症状得到明显的缓解，肾功能得到一定程度的改善，有调节细胞免疫紊乱的作用。

四、中医理论在痛风性肾病治疗中的应用

现代医家对于痛风性肾病有深刻的认识，根据自身的临床经验运用不同的中医理论对痛风性肾病进行指导，对于临床辨治该病具有积极的指导意义。如朱爽以"玄府理论"为指导，提出开通玄府法的基本治则，认为原发性痛风往往累及肾脏病变，其病理因素主要为痰浊与瘀血相互影响，而痛风的病理因素"浊"和"瘀"的形成与玄府的功能异常密切相关，玄府瘀闭是原发性痛风形成的前提和基础，为临床治疗本病提供新的思路和方法。黄文政从"三焦"论治痛风性肾病，形成了独特的辨治体系，认为其应以疏利少阳三焦为桥梁，益气养阴，清热解毒，泄浊化瘀，标本兼顾，这样才能恢复正气，祛除病邪，防止复发。赵振昌从"邪毒学说"论治痛风性肾病，认为机体阴阳失调，外邪侵袭，饮食不节，七情内伤，导致脏腑功能失调，代谢产物聚集不能及时排出，从而蕴结成毒是痛风性肾病的病因，主要病机为脾肾亏虚，但邪毒贯穿疾病的始终。治疗上应补虚泻实，祛邪蠲毒，用药上更注重引经药及搜经剔络药。

五、名家经验

黄文政教授临证常应用经验药对治疗痛风性肾病，用土茯苓配伍萆薢，土茯苓味甘淡、性平，入肝、胃二经，为解毒除湿、通利关节的良药，如《本草纲目》谓祛湿热，利筋，在中医治疗中，需结合病机进行治疗。而配伍祛风除痹之萆薢，可很好治疗痛风导致的经脉关节屈伸不利，腰膝痹痛等症状。如《神农本草经》谓："萆薢味苦平，主腰背痛，强骨节，风寒湿，周痹。"黄春林教授运用药对治疗痛风性肾病，

慢性期常用治疗药物包括土茯苓、薏苡仁、秦皮等，均具有较强的通利关节、降泄浊毒的功效，另外，配伍女贞子、菟丝子，具有滋养肝肾的功效；疾病急性期常用治疗药物包括百合、山慈菇、龙胆草等，均具有清热、解毒、燥湿的功效。王自敏教授指出GN属肾虚标实之证，故临床诊断治疗上可分为风寒湿痹型、风湿热痹型、脾肾气虚、水湿内滞型、脾肾阳虚、湿浊内蕴型、气阴两虚、瘀血内结型，分别运用桂枝芍药附子汤加减、四妙散加减、健脾化湿汤加减、右归丸合二陈汤加减，疗效明显。张喜奎教授认为痛风性肾病病机为本虚标实，脾虚、肾虚为本，痰、湿、热、瘀为标，急性期多考虑为湿热之邪阻滞经络关节而致，辨证为湿热痹阻证，在治疗上遵循急则治其标的准则，多加用白芍、甘草、豨莶草、白花蛇等清热除湿止痛；慢性期则注重脾肾的亏虚而治本，多以健脾益肾为主，临床常见气阴两虚证和脾肾阳虚证，分别治以益气养阴、利湿去浊和健脾益肾、泄浊温阳之法。气阴两虚型多加用黄芪、墨旱莲、女贞子等；脾肾阳虚型常用大黄附子汤治疗。

六、医案分享

1.湿热血瘀

顾某，男，59岁，农民。2022年1月27日初诊。

患者自诉平素喜饮酒，发现高尿酸血症8年余，劳累后可出现双侧趾关节疼痛，疼痛性质不清，未予正规降尿酸治疗，自行间歇服用"秋水仙碱及止痛药"（具体不详），因上症时有反复，故来就诊要求中医药调治。刻诊：患者无关节红、肿、热、痛和活动受限，双侧跖趾关节、踝关节见痛风石及关节肿大畸形。胃纳可，夜寐一般，二便尚调，舌质红，苔薄，脉沉细。

西医诊断：高尿酸血症。

中医诊断：痹证，湿热血瘀证。

辨证：患者平素阳虚之体，风寒湿热之邪易侵，加之多水中作业，久居湿地，常涉水冒雨，睡卧当风，冷热交替，郁而化热，故留注经络，血行不畅，瘀血内阻而成痹证，结合病史及患者体质状态、舌脉，辨证属湿热血瘀证。

治法：清热利湿，活血化瘀。

处方：四妙散加减。

药物：土茯苓10g，黄柏10g，牛膝10g，薏苡仁30g，苍术10g，泽泻9g，泽兰10g，红花10g，桃仁9g，威灵仙10g，金钱草30g，炒鸡内金10g，忍冬藤20g。

二诊：患者自诉服药后病情稳定，胃纳可，夜寐较前好转，伴小便不畅，大便尚调，辅助检查：尿酸444μmol/L，肌酐74μmol/L，期间虽发病一次但程度较前减轻。舌略红，苔薄，脉沉细。前方土茯苓减至30g，忍冬藤减至15g，加伸筋草30g、车前草30g、独活10g，再服十四剂。

后门诊随访病情趋于稳定。

按语：痛风性肾病是由产生大量或排泄少量血尿酸形成的高尿酸血症导致的肾损害，临床表现除痛风症及高尿酸血症外，还有轻度水肿、血尿、蛋白尿，尿酸及其盐类沉积肾脏所致的病变，甚者可引起肾衰竭。中医并无痛风性肾病病名的相关记载，但根据发病初期出现的关节疼痛、肿胀等临床特点，可将其归于"痛风""痹证"等范畴。《黄帝内经》曰："五脏过用，气血失调，痹证内生。"五脏虚损，肾气衰竭，肾气蒸化和温煦功能失司，则湿浊内生，发为该病。本案中患者平素阳虚之体，风寒湿热之邪易侵，加之多水中作业，久居湿地，常涉水冒雨，睡卧当风，冷热交替，郁而化热，故留注经络，血行不畅，瘀血内阻而成痹证，正如《素问·痹论》云："风寒湿三气杂至，合而为痹也。"舌质红，苔薄，脉沉细，故治以清热利湿，活血化瘀，方选四妙散加减，方中土茯苓、黄柏、牛膝、薏苡仁、苍术健脾燥湿、通利关节，泽泻、泽兰、红花、桃仁活血化瘀、行水消肿，威灵仙通络止痛，金钱草、炒鸡内金、忍冬藤清热利湿通络，方药合症，全方共奏清热利湿、活血化瘀之效。二诊中患者自诉服药后病情稳定，胃纳可，夜寐较前好转，伴小便不畅，大便尚调，辅助检查：尿酸444μmol/L，肌酐74μmol/L，其间虽发病一次但程度较前减轻。舌略红，苔薄，脉沉细。因忍冬藤寒凉易伤脾胃，故前方忍冬藤减至15g，加伸筋草30g、车前草30g以加强清热利湿之效，佐以独活补益肝肾。后门诊定期随访，病情稳定。

2. 气滞血瘀、心经火热

孙某，男，43岁，职工。2021年8月9日初诊。

患者平素嗜酒，喜肥甘厚味之品，自诉4年前无明显诱因出现肢体关节疼痛，以足部关节疼痛明显，伴尿酸升高，当时予"非布司他"口服后身感不适，故服用"苯溴马隆片"降尿酸及"秋水仙碱"等对症处理。近来患者感足部关节疼痛发作较前频繁，故来就诊。刻诊：患者面赤，伴见心胸烦热，无关节红、肿、热、痛和活动受限，双侧跖趾关节、踝关节未见痛风石及关节肿大畸形。纳食可，夜寐不安，小便赤涩，大便尚调，舌质红，苔薄，脉细数。

西医诊断：高尿酸血症。

中医诊断：痹证，气滞血瘀，心经火热证。

辨证：患者平素嗜酒，喜肥甘厚味之品，伤及脾胃，酿生痰热，痰瘀互阻，导致经络瘀滞，气血运行不畅，瘀血内阻而成痹证；加之痰热内扰心神，故见面赤，心胸烦热，小便赤涩。结合病史及患者体质状态、舌脉，辨证属气滞血瘀、心经火热证。

治法：行气活血，清心养阴，通络止痛。

处方：四妙散合导赤散加减。

药物：黄柏10g，薏苡仁20g，牛膝15g，枸杞子10g，车前子15g，覆盆子15g，绵茵陈10g，生黄芪20g，茯苓15g，生白术10g，生地黄20g，淡竹叶15g，通草3g，生甘草5g，贴数×7，餐后温服。

二诊：2021年8月17日就诊，患者自诉服药后病情稳定，期间未有发作，舌略红，苔薄，脉细。前方生黄芪加至30g，去茯苓，加绵草藓15g，土茯苓30g，续服14剂，餐后温服。

后门诊随访病情趋于稳定，未再发作。

按语：痛风为常见的代谢性疾病之一，是由嘌呤代谢紊乱和尿酸排泄障碍所致的一组异质性疾病，临床特征为血清尿酸升高、反复发作性急性关节炎，甚则痛风石形成及关节畸形、尿酸性肾结石、肾脏病变等。痛风之病，在《格致余论》的"痛风"篇中，金元四大家之一的朱丹溪云："彼痛风者，大率因血受热已自沸腾，其后或涉冷水，或立湿地……夜则痛甚，行于阴也。"故其认为痛风是外伤风寒湿热之邪，血热于内所致。根据痛风临床特点及症状表现，除"痛风"之名外，也包括"痹证""痛痹""脚气""历节""白虎历节"等疾病。本案中患者平素嗜酒，喜肥甘厚味之品，伤及脾胃，酿生痰热，痰瘀互阻，导致经络瘀滞，气血运行不畅，瘀血内阻而成痹证；加之痰热内扰心神，故见面赤，心胸烦热，小便赤涩，夜寐不安，舌质红，苔薄，脉细数，故治以行气活血，清心养阴，通络止痛，方选四妙散合导赤散加减，方中黄柏、薏苡仁、牛膝健脾燥湿、通利关节，枸杞子、覆盆子滋补肝肾，生黄芪、茯苓、生白术补益脾肾，车前子、绵茵陈与导赤散（生地黄、淡竹叶、通草、生甘草）合用清心利水养阴，方药合症，全方共奏行气活血，清心养阴，通络止痛之功。二诊中患者自诉服药后病情稳定，期间未有发作，舌略红，苔薄，脉细。前方生黄芪加至30g以加强补脾益肾之效，加绵萆薢15g、土茯苓30g清热利湿、通利关节，恐茯苓淡渗伤阴故去之，续服14剂，餐后温服。后门诊随访病情趋于稳定，未再发作。

第十一节 慢性间质性肾炎

一、概念

慢性间质性肾炎（chronic interstitial nephritis，CIN）是肾小球硬化的重要病因，其主要病理表现为间质纤维化、炎性细胞浸润、肾小管萎缩、退行性病变。起病初期可无肾小管和血管受累，晚期则有不同程度的肾小球硬化。临床以肾小管功能障碍为主、可表现为尿浓缩功能障碍、肾小管酸中毒或范可尼综合征、低钾血症等，罕见水肿、大量蛋白尿和高血压，晚期表现为慢性肾功能不全。因此，又称为慢性肾小管间质性肾病（chronic tubulointerstital nephropathy，CTIN）。慢性间质性肾炎可由急性间质性肾炎演变而来，也可无急性炎症过程。

慢性间质性肾炎以男性为多，男女比例约为1.34∶1，可以发生在任何年龄，以中老年人多见，儿童较少见。

中医学并无慢性间质性肾炎病名，根据其临床表现特征及发生发展过程可分别归属于中医学的"劳淋""虚劳""腰痛""关格"等范畴。

二、病因病机

1.西医

（1）病因

其病因有如下方面：①持续性或进行性急性间质性肾炎发展而成；②感染：包括细菌、病毒、真菌所致的非特异性感染和结核、麻风、梅毒等特异性感染；③药物或毒物：包括止痛消炎药、环孢霉素、顺铂、锂等药物和铅、汞、镉等重金属以及一些中草药；④尿路梗阻或反流：包括结石、肿瘤等所致的各种机械性尿路梗阻和膀胱输尿管反流；⑤代谢障碍：高尿酸血症、草酸盐增多症、胱氨酸增多症、高钙血症、低钠血症；⑥免疫性疾病：系统性红斑狼疮、同种异体肾移植排斥、干燥综合征、骨髓瘤及轻链病等浆细胞病、镰刀状血红蛋白病、白血病、淋巴增生性疾病；⑦结节病或血管疾病：韦格内氏肉芽肿、类肉瘤病以及肾血管的炎症、硬化、栓塞；⑧遗传因素：如遗传性肾炎、髓质海绵肾、髓质囊性变、多囊肾；⑨理化或环境因素：代表性疾病有放射性肾炎、地方性巴尔干肾病等。

（2）发病机理

本病的发病机理，目前公认的有以下几种：①感染、毒物等致病因素对肾脏的直接损害；②免疫因素：有细胞介导免疫、免疫复合物沉淀和抗 TBM 抗体 3 种机制；③多种因素造成的肾间质血流量下降，部分肾小管功能丧失导致残存肾单位代偿性高代谢，一方面加速了病变进展；另一方面，氨合成增加，激活补体系统，引起炎性细胞浸润，免疫介质的生成和肾小管细胞胶原合成增加。

慢性间质性肾炎有因饮食起居不调，湿热内生，或感受湿热之邪，下注膀胱，损伤肾络而致病；有因久服止痛之剂或肾毒性药物损伤肾阴，肾阴亏虚，虚火内生，热移膀胱而致病；有因情志不畅，肝郁气滞，气郁化火，木火刑金，肺失宣降，治节失职，水谷精微不得散布周身而直入膀胱而致病；有因久病伤肾，或房事不节，或劳倦内伤，损伤肾气，肾精不足，气化失常而致病。

2.中医

（1）病因

1）内因

①先天禀赋不足：人之一身阴阳之气，皆赖肾水以滋养。肾之精气源于先天，若禀赋不足，肾精匮乏，肾气不充，则导致后天失养，人一身的推动、气化、固摄等功能失调，而见乏力、多尿或少尿、血尿或蛋白尿等症状。

②饮食不节：暴饮暴食，或饥饱无度，或过食生冷，或食不洁之物，均可损伤脾胃。若过食肥甘厚腻，以致精微不化，见面色萎黄，疲乏无力。水湿不运，泛溢肌肤则遍体浮肿。脾胃运化失职，积热内蕴，化燥伤津，又可见口渴多饮等"消渴"之状。

③情志失调：由于情志不遂，郁怒伤肝，气滞不宣，气郁化火，或气火郁于下焦，影响膀胱气化，故见小便不利，尿有余沥等。

④劳欲过度：素体阴虚，复因房事不节，劳欲过度，损耗阴精，导致阴虚火旺，上蒸胃，而发为消渴，见口渴多饮，多尿等症状。

2）外因

①毒物伤肾：一些药物若用之失当，则可损伤肾气，若反复久延，则进一步损伤肾阴肾阳，从而导致全身的一系列病变，肾气不足，气化失司则见尿少，阳虚水泛则见浮肿，肾阴不足则见烦热、口渴：肾精匮乏，无以滋养脏腑，可以导致他脏的功能失常。

②病久肾虚：若素体有病，脏腑功能失调，久病失养，久延及肾，损伤肾气，下元亏损，而见肾虚之证：腰酸腿软，头晕耳鸣，夜尿频多，神疲纳呆等。

（2）病机

初期为湿热下注或毒邪伤肾，或他脏病及于肾，以邪实为主；病至后期，肾脏虚损较甚，累及肝脾，而致封藏失司，肝风内动，气血虚衰，湿浊化生，转以正虚邪实为主。

1）早期湿热毒邪内侵，或他脏及肾：病之早期，因五脏柔弱，肾亏精少，加之感受湿热毒邪、肾失开阖，气化失司。致水津与精微物质的输布、分清泌浊及水液出入不循常道而致病。如湿热伤肾，耗伤肾阴，肾气不固，遂见多尿、夜尿、口渴多饮，饮水自救、病似劳淋、消渴；虚火灼伤肾络或气虚不能摄血，故尿中夹血，也可因气虚及阳，精微外泄，尿中混有蛋白。

2）病之后期，肾虚而及他脏：肾病及脾，水谷精微不能化生精血，升降输布失调、则精微物质外泄失度，肾病及肝，肝血不藏，筋脉失养；病延日久，则正气亦伤，湿浊化生、精血亏耗，筋脉失养，则肢体麻木、痿废；病久脾肾阳虚，湿毒内蕴，病陷晚期，可出现恶心欲吐、尿少尿闭等症。

三、治疗

1.西医治疗

慢性间质性肾炎的主要目标是根治，其次是改善病情，延长生存期，减轻痛苦，为达此目标，应遵循"病因治疗""综合治疗""替代治疗"三个原则。①病因治疗：针对潜在的慢性间质性肾炎的致病因子，首先应加以识别，并在其引起肾损伤及肾功能减退前予以去除，是治疗的关键。如尿路机械性梗阻和感染引起者，应解除梗阻，并选用敏感抗生素治疗原发病；对镇痛剂等药物引起者应及时停用有关药物；对重金属引起者应及时停用或脱离接触现场；对代谢性疾病、免疫性疾病、肿瘤等所致者，应根据不同病情治疗原发病。控制和去除病因，即可使慢性间质性肾病停止发展。②综合治疗：纠正体液平衡紊乱、纠正电解质紊乱、纠正酸碱失衡、抗感染治疗、支持治疗。③替代治疗：如慢性间质性肾病已发生肾衰竭，则宜进行透析治疗或做肾移植术，同其他慢性肾脏疾患的治疗相同。

2.中医治疗

（1）本证

1）肝肾阴虚

临床表现：目睛干涩或视物模糊，头晕或耳鸣，五心烦热，口干咽燥，梦遗或月经失调，舌红少苔，脉弦细数。

治法：养血柔肝，滋阴益肾。

推荐方剂：三甲复脉汤加减。

基本药物：炙甘草10g，生地黄18g，熟地黄10g，白芍18。麦冬15g，阿胶（烊化）10g，火麻仁15g，牡蛎18g，鳖甲（先煎）18g，龟甲（先煎）18g，玄参12g。枸杞子12g。

加减：若伴发热者，加青蒿、白薇养阴退热；心中动悸者，加炒枣仁、龙齿生养心安神。

2）脾肾气阴两虚

临床表现：面色无华，手足心热，咽痛咽干，腰膝酸软，神疲乏力，舌质偏红，苔薄白少津或少苔，脉细或弱。

治法：补益脾肾，益气养阴。

推荐方剂：六味地黄丸合补中益气汤加减。

基本药物：黄芪15g，党参12g，麦冬15g，生地15g，山茱萸10g，泽泻10g，女贞子12g，茯苓12g，五味子15g，白术12g。

加减：若便溏甚者，重用茯苓、泽泻，加山药、莲子、芡实以健脾渗湿涩肠。若纳呆食滞者，加山楂、麦芽、神曲、枳壳以消食导滞；若气虚下陷者，加黄芪以补气升清；若脾虚湿困，胸满体倦者，加苍术、木香以健脾燥湿理气。

3）脾肾阳虚

临床表现：面色㿠白，畏寒肢冷，胫酸腿软，足跟痛，神疲，纳呆或便溏，夜尿增多，下肢浮肿，舌嫩淡胖、有齿痕，脉沉细或沉迟无力。

治法：温补脾肾。

推荐方剂：金匮肾气丸加味。

基本药物：熟附子（先煎）10g，肉桂（后下）4g，熟地15g，山茱萸10g，山药15g，茯苓30g，泽泻10g，牡丹皮10g，黄芪30g，白术10g，炒杜仲30g，仙茅12g，淫羊藿12g，牛膝15g，车前子15g。

加减：若年高元气大虚，肾阳不振，可加红参、鹿角片以补气壮阳；若兼贫血，加当归、鹿角胶生精补血；若肾虚腰痛甚者，加巴戟天、肉苁蓉、菟丝子补肾壮腰。

（2）标证

1）热毒侵袭

临床表现：发热，咽痛，咽红，浮肿，小便黄赤或尿血，舌红苔白干或黄，脉浮数或滑数。

治法：滋阴降火，凉血止血。

推荐方剂：知柏地黄丸合小蓟饮子加减。

基本药物：知母10g，黄柏10g，生地15g，丹皮10g，山茱萸10g，山药15g，茯苓15g，泽泻10g，小蓟15g，淡竹叶10g，通草6g，栀子10g，藕节15g，滑石30g，甘草10g。

加减：若小便热涩，湿热偏重者，加蒲公英、瞿麦、萹蓄、车前草清利湿热；若舌质光红，手足心热，阴虚偏重者，宜酌加石斛、麦冬、玄参、鳖甲等以养阴生津；若神疲乏力，面色无华，脾虚偏重者，酌加黄芪、当归、太子参等补气养血。

2）邪毒内侵

临床表现：倦怠乏力，腰酸痛，五心烦热，口干舌燥，尿急、尿频，尿道痛，小便涩，体倦气短，轻度浮肿或眼睑浮肿，舌尖红苔白，脉洪或滑数。

治法：清热解毒，利尿养阴。

推荐方剂：清心莲子饮加减。

基本药物：黄芩10g，麦冬10g，地骨皮10g，车前子10g，炙甘草6g，莲子10g，茯苓15g，太子参15g，白花蛇舌草10g，苦参10g，泽泻12g。

加减：若药毒伤肾者，可酌加绿豆、土茯苓、防风祛风解毒；或伴发热者，加柴胡、薄荷后下发散风热；若气虚甚者，重用黄芪，加太子参健脾补气；若阴虚重者，加生地、玄参滋补肾阴。

3）水湿潴留

临床表现：小便不利，面浮肢肿，便溏，面色㿠白，畏寒肢冷，舌淡胖，苔白润，脉沉弱。

治法：利湿消肿，温阳理气。

推荐方剂：五皮饮合真武汤加减。

基本药物：生姜皮10g，桑白皮12g，大腹皮12g，陈皮12g，茯苓15g，桂枝6g，白术9g，生姜9g，白芍9g，厚朴6g。

加减：肾阳虚者，加用肉桂、制附片以温肾阳以利水；脾阳虚者加用党参、半夏、苍术、炙甘草益气助运燥湿；小便短少者则加用泽泻、薏苡仁、车前子以淡渗利水。

四、中医理论在慢性间质性肾炎纤维化治疗中的应用

慢性间质性肾炎（chronic interstitial nephritis，CIN）是肾

小球硬化的重要病因，其主要病理表现为肾间质纤维化、炎性细胞浸润、肾小管萎缩、退行性病变。因此肾小管间质瘢痕形成，肾间质纤维化是预后不良的病理指征。如何减轻肾间质纤维化在防治慢性间质性肾炎意义重大。

慢性间质性肾炎发病原因有多种，病理因素多端，临床表现多样，但究其本质，可用"虚、毒、瘀"概括其病机。"虚"指正气亏虚，有气血阴阳的亏虚，亦可归属于脏腑如肺脾肾的亏虚，其中以脾肾亏虚为主；"毒"是指对机体产生损害的物质，有外来亦有内生；"瘀"是指脉络瘀阻，主要指"肾络瘀阻"，是疾病日久，痰瘀阻滞肾络。在本病的进展过程中，肾脏病邪侵机体，气机紊乱，脉络的气化功能失常，导致水湿停滞，聚为痰饮，脾脏失于运化，痰浊内生，日久血络受阻，瘀血内停，与浊毒同阻于络道；若肾气不固，络虚不荣，久病或浊毒邪实阻络日久，则肾络运化固摄、排泄水毒之功能失常，则血瘀阻络或损伤肾络；若虚实夹杂，病日持久，则肾元损耗过甚，致脏腑机能减退，或由阴损及阳，阳损及阴，阴阳俱虚，导致络脉不充，津血不运，肾之络气失于运化水液及毒物，湿浊毒邪壅塞络道，气血不行，络体失养。以上病理过程中均有湿浊毒邪的产生，而致瘀血阻络或毒邪伤及络体使血出于脉外而致肾之络脉瘀血。由于气虚血瘀、气滞血瘀、湿浊致瘀等瘀阻的形成皆有浊毒在本病发展过程中起着关键性的作用，病程绵长久病入络，则发为本病。毒为病因，瘀为结果，毒可生瘀，瘀可蕴毒，毒瘀互结，互为因果，终致真元虚损，浊毒内积，阴阳失调，开阖失司，脏腑衰败。脏腑功能失衡产生的浊毒（活化的醛固酮及炎性介质）入肾络或内积于肾，损伤肾脏形成微小瘢痕（细胞增殖并分泌细胞外基质），久则瘀阻肾络（肾间质纤维化）。

肾间质纤维化的局部炎症损伤伴随着巨噬细胞、淋巴细胞等炎性细胞的聚集，肿瘤坏死因子（TNF-α）的释放，醛固酮SGK-1（Serumandglucocorticoid-induced protein kinase 1，血清和糖皮质激素诱导的蛋白激酶-1）、ERK（Extracellular regulated protein kinase，细胞外调节蛋白激酶）、P-ERK（Phospho-ERK，磷酸化的细胞外调节蛋白激酶）、NF-kB（Nuclear transcription Factor-κB，核转录因子-κB）的高表达等这些均与"毒"密切相关；血脂、血浆纤溶酶原激活物活性、凝血酶时间等测定结果的异常，炎性介质的刺激致使细胞增殖以及细胞外基质和胶原成分的沉积，这些都是"瘀"在肾脏沉积的表现；ADM（adrenomedullin，肾上腺髓质素）基因的不完全表达使得其所具有的抗炎、抗氧化损伤及减缓脏器纤维化进程的作用的减弱与中医学的"虚"极近相似。因此，"虚""毒""瘀"的交互错杂，互相影响即是ADM基因不完全表达—炎性介质及醛固酮分泌—细胞外基质沉积，最终形成肾间质纤维化的过程。肾间质纤维化在形成的过程中，肾络瘀阻是关键环节。肾络瘀阻可发生在多种肾脏疾病过程中。有研究显示肾间质纤维化证属肾络瘀阻患者血瘀指数与肾间质纤维化程度成正向的线性关系，且纤维化程度增加而病势随之加重，血肌酐、尿素氮的水平也呈现上升趋势，肾脏的代谢功能下降。肾络瘀阻可能是通过刺激MFB（形态学介于平滑肌细胞和成纤维细胞之间的特殊类型的平滑肌样梭形细胞）的活化和增殖进而促进了肾间质纤维化的发生与发展。同时，此研究证实了活血化瘀药能够抑制肾间质纤维化、MFB增殖的机制。

　　针对"浊毒致瘀"的病机，确立益气化瘀解毒的治法，强调化瘀的作用是由于瘀难化，瘀久酿毒，且慢性间质性肾炎"初为气结在经，久则血伤入络"则依此病久正虚，久病则需治络，根据中医的理论并结合现代研究与长期临床实践发现，慢性间质性肾病中肾小管间质纤维化，细胞外基质积聚，属于病久瘀血阻于肾络，肾中络脉瘀阻，"浊毒致瘀"所导致的以细胞外基质沉积为特点的肾间质纤维化，则应以"虚则补之，实则泻之"为治则，使用益气化瘀解毒中药如黄芪、丹参、醋鳖甲、僵蚕、乌梢蛇、地龙、赤芍、黄芩、金银花、蒲公英、大黄等。黄芪益气扶正；地龙、僵蚕、蝉衣、鳖甲化瘀通络、软坚散结；赤芍、丹参活血养血；大黄、黄芩、金银花、蒲公英解毒泄浊；结合现代药理研究，方中黄芪能够提高机体免疫的功能，减轻蛋白尿的排出，抑制肾小管间质纤维化的进程；丹参能够改善血液循环、抗凝、抑制脏器的纤维化和胶原蛋白的合成；僵蚕、乌梢蛇等善入络脉，性喜走窜，既祛瘀消癥又活血通络，同时以大黄并用通腑泄浊，祛积聚之毒，而大黄作为破瘀消癥的要药，正如《神农本草经》所言其可"下瘀血，主血闭，寒热，癥瘕积聚"。

五、名家经验

王永钧教授对于药物性引起的慢性间质性肾炎重在预防，尤其对肾病高危人群患者，即有肾脏病史、年老患者、存在肾缺血患者不应该使用马兜铃酸制剂（包括关木通、广防己、天仙藤、青木香等），不用马兜铃酸制剂是预防的最佳方法。不滥用中药，不要长期使用含马兜铃酸成分的中药，如龙胆泻肝汤、八正散、排石冲剂等。其次不要随意更改药量、剂型及服法；如需长期用药则要监测其肾功能；如存在某些危险因素（如血容量不足等）尽量在纠正后运用，对药物性肾损伤，可加用三七及冬虫夏草及其制剂，三七的主要成分人参皂苷 Rg_1 能提高尿蛋白损伤的肾小管上皮细胞存活率，促进细胞增殖，稳定尿蛋白损伤的肾小管上皮细胞线粒体膜电位，抑制细胞早期凋亡；而冬虫夏草具有补肺肾、益精气功效，现代药理证实冬虫夏草能保护缺血性肾损伤，延缓肾功能衰竭，尤对肾小管间质具有较明显的防治作用。高建东教授提出尿酸性肾病以脾肾不足、痰瘀互结为病机，应将利湿泄浊、健脾补肾、活血化瘀三法贯穿整个治疗当中，急性发作期以寒凉之品抑制尿酸，减轻发作程度；稳定期多用温热之品加强化痰祛瘀，促进尿酸排泄。刘旭生将尿酸性肾病分为三期：急性期、好转期、缓解期，并根据不同阶段的特点辨证治疗，分别选用：①四妙汤合桃红四物汤化裁以清热利湿，活血通淋。②济生肾气丸合参苓白术散化裁以温补脾肾，化气行水，兼清热。③温脾汤合真武汤化裁以补益脾肾，温阳泄浊。袁发焕认为干燥综合征肾间质损害主要由于脏腑经脉气血阴阳失调阴虚津亏，脉道失于濡润，脏腑孔窍失养而成，病久入络致瘀成毒。阴虚为本，血瘀、燥毒为标，故其治疗以滋阴活血、益肾活血为治疗大法，可根据患者的具体情况辨证施治。

六、医案分享

1.湿热痰郁，气滞血瘀

刘某，女，57岁，退休职工，2021年3月24日初诊。

患者既往有脑外伤史20余年，遗留有头痛，长期应用脑清片治疗。3年前因尿频就诊发现血肌酐262μmol/L，就诊于外院，门诊给予口服尿毒清颗粒、百令胶囊、小苏打等治疗，患者血肌酐稳定。1个月前患者因饮食过于辛热，出现胃部不适，并出现呕血、黑便，查血肌酐344μmol/L，24h尿蛋白定量0.28g。为求进一步治疗，特来就诊。现症见：乏力，腰酸，胃部嘈杂不适，无双下肢水肿，无头晕头痛，时心慌不适，纳眠可，夜尿1~2次，伴泡沫，大便调，舌暗红、苔薄黄、脉沉稍弦。

西医诊断：慢性间质性肾炎。

中医诊断：尿浊，湿热痰郁，气滞血瘀证。

辨证：患者既往有脑部外伤史20余年，瘀阻脑络，不通则痛，故见头痛；久病体虚，气虚不能摄血，血不循经而溢脉外，又患者饮食过于辛热，导致湿热内蕴，热伤胃络，胃阴亏虚，则见胃中嘈杂不适，血溢胃中，随胃气上逆，则见呕血，随粪便而出，则见黑便；肾气不足，膀胱失于固摄，精微下泄，故夜尿较多，伴尿蛋白、尿中泡沫；又腰为肾之府，肾虚故见乏力、腰酸；痰热扰心，心神失养，故时心慌不适。结合病史及患者体质状态、舌脉，辨证属湿热痰郁，气滞血瘀证。

治法：清热解毒，利湿化痰，行气活血。

药物：黄连10g，黄芩、茯苓、白术、陈皮各12g，党参、生地黄、川牛膝、麸炒枳实各15g，六月雪30g，酒大黄、姜半夏、知母各9g，豆蔻6g，酒萸肉20g，黄芪45g，干姜、水蛭各3g。每日1剂，水煎每次服200mL，嘱患者调情志、清淡饮食，门诊随访。

二诊：2021年4月8日复诊：查血肌酐308μmol/L，24h尿蛋白定量0.28g，患者胃部嘈杂不适缓解，上方去知母续服，每日1剂，水煎服200mL。

上方加减服药近3个月，病情稳定。

按语：慢性间质性肾炎的病因病机不外乎外感与内伤合而为病，其病本为正虚，标实为热毒之邪，病机为外感热毒之邪，沿卫气营血迅速传变，火热灼伤阴液，伤及血分；内因肺脾肾俱虚，致肺失通调，脾失健运，肾失开阖，而水运失司。内外合病，或为热毒内侵，或为湿热壅盛。清热解毒，利湿化痰，外可祛热毒之邪，内可强肺脾肾之气。本案中患者既往有脑部外伤史20余年，瘀阻脑络，不通则痛，故见头痛；久病体虚，气虚不能摄血，血不循经而溢脉外，又患者饮食过于辛热，导致湿热内蕴，热伤胃络，胃阴亏虚，则见胃中嘈杂不适，血溢胃中，随胃气上逆，则见呕血，随粪便而出，则见黑便；肾气不足，膀胱失于固摄，精微下泄，故夜尿较多，伴尿蛋白、尿中泡沫；又腰为肾之府，肾虚故见乏力、腰酸；痰热扰心，心神失养，故时心慌不适，舌暗红、苔薄黄，脉沉稍弦，治以清热解毒，利湿化痰，行气活血，方选黄连温胆汤加减，黄连温胆汤是由唐代孙思邈《千金要方》中温胆汤演绎而来，方中半夏降逆和胃、燥湿化痰，麸炒枳实行气化痰，使痰随气下，陈皮理气燥湿，茯苓、白术、党参、黄芪补中益气、健脾渗湿、安神定志，黄连、黄芩、生地黄、六月雪、知母清热滋阴、泻火解毒，川牛膝、酒大黄、水蛭逐瘀通经，豆蔻、酒萸肉、干姜化湿消痞、行气温中，全方共奏清热解毒，利湿化痰，行气活血之效。二诊中患者胃部嘈杂不适缓解，因知母寒凉之品易伤脾胃，故上方去知母续服，上方加减服药近3个月，门诊随访，病情稳定。

2.气阴两虚，湿热瘀阻

李某，男，50岁，农民，2021年7月24日初诊。

患者自诉因全身关节反复疼痛不适自行购入索米痛片服用1年余，3天前患者于无明显诱因下出现全身关节疼痛加剧，颜面水肿，外院诊断为肾炎，经对症治疗后病情未见好转，为求进一步治疗，特来就诊。现症见：慢性病容，颜面及眼睑水肿，双下肢轻度水肿，辅助检查：尿蛋白（++），胃纳可，夜寐一般，二便尚调，舌略红，苔黄腻，脉细数。

西医诊断：慢性间质性肾炎。

中医诊断：尿浊，气阴两虚，湿热瘀阻证。

辨证：患者久居湿地，水中作业较多，湿邪易袭机体，郁而化热，留注经络，血行不畅，瘀血内阻，不通则痛，则见全身关节反复性疼痛发作；水湿内侵，困遏脾阳，脾胃失其升清降浊之能，水无所制，发为水肿，加之索米痛片为解热镇痛药，药理基础为抑制体内前列腺素的合成，长期服用可直接造成肾小管和间质损害，影响肾脏对尿液水分的重吸收，引起水肿；湿热内蕴，耗伤阴液，气机运化失调，肾虚不能固摄膀胱，精微下泄，故见尿蛋白。结合病史及患者体质状态、舌脉，辨证属湿热瘀阻证。

治法：益气养阴，清热利湿，补肾固精。

药物：生黄芪30g，党参20g，麦冬15g，五味子6g，生地黄20g，温山药20g，山茱萸15g，牡丹皮6g，茯苓15g，泽泻10g，炒杜仲10g，川牛膝15g，菟丝子15g，陈皮6g。每日1剂，水煎每次服200mL，餐后温服。

处方：黄芪生脉饮合六味地黄汤加减。

二诊：2021年8月2日复诊，查尿蛋白转阴，患者水肿较前好转，调整药方去知母，续服14剂，餐后温服。

后门诊定期随访，病情稳定。

按语： 慢性间质性肾炎是指由多种病因引起的以肾小管间质性损害为主的慢性肾脏疾病。临床表现为轻度蛋白尿、肾小管功能障碍及慢性肾功能衰竭。绝大多数隐袭起病，缓慢进展。病理改变以淋巴细胞、单核-巨噬细胞等炎细胞浸润，肾小管萎缩及肾间质纤维化为主要特征。本病中医学属于"消瘅""消渴""肾劳""劳淋"等范畴。目前，西医治疗本病疗效不甚理想，中医药或中西医结合治疗有望提高疗效，改善预后。本案中患者久居湿地，水中作业较多，湿邪易袭机体，郁而化热，留注经络，血行不畅，瘀血内阻，不通则痛，则见全身关节反复性疼痛发作；水湿内侵，困遏脾阳，脾胃失其升清降浊之能，水无所制，发为水肿，加之索米痛片为解热镇痛药，药理基础为抑制体内前列腺素的合成，长期服用可直接造成肾小管和间质损害，影响肾脏对尿液水分的重吸收，引起水肿；湿热内蕴，耗伤阴液，气机运化失调，肾虚不能固摄膀胱，精微下泄，故见尿蛋白，舌略红，苔黄腻，脉细数，故治以益气养阴，清热利湿，补肾固精，方选黄芪生脉饮合六味地黄汤加减，方中生黄芪补气固表，党参、麦冬、五味子、生地黄养阴清热、补敛气阴，温山药、山茱萸、炒杜仲、川牛膝、菟丝子双补脾肾、补肾固精，牡丹皮、茯苓、泽泻清热养阴、渗湿泄浊，诸药合用恐滋腻脾胃，恐碍气机运化，佐以陈皮健脾和中、顾护胃气，全方共奏益气养阴，清热利湿，补肾固精之功。二诊中患者查尿蛋白转阴，水肿较前好转，调整药方去泽泻、牡丹皮以防寒凉伤胃，续服14剂，后门诊定期随访，病情稳定。

第三部分　肾纤维化临床与基础研究

第一节　温阳消癥方对单侧输尿管梗阻小鼠肾间质纤维化的影响

慢性肾脏病（Chronic kidney disease，CKD）已成为威胁全人类健康的疾病之一，根据2012年调查显示，我国的慢性肾脏病发病率为10.8%[1]，其中有1%的CKD患者可进展至终末期肾脏病（end stage renal disease，ESRD）。肾间质纤维化（renal interstitial fibrosis，RIF）是各种原因的CKD进展至ESRD的共同通路，因此，延缓甚至逆转肾间质纤维化是防止肾损害的关键。

国家级名老中医张沛虬老先生根据慢性肾脏病本虚标实的特点，创立补虚消癥方，在CKD3期患者中取得良好的临床疗效，同时体外实验提示，含药血清可能通过影响MMP-2、TIMP-2的表达来延缓肾功能进展[2]。宁波市中医院肾病科观察到临床中有较多阳虚血瘀的证型，故传承张老立方思路，选取补虚消癥汤中益气温阳、活血消癥之药物，并加减组成温阳消癥方。

本研究通过建立单侧输尿管梗阻（UUO）的小鼠模型，观察温阳消癥方对肾间质纤维化小鼠肾功能及肾脏病理的影响，并为下一步药物作用机制研究做准备。

1.材料与方法

1.1实验动物

清洁级雄性C57小鼠32只，6-8周龄，体重（20±2）g，由上海中医药大学动物房提供，合格证号SCXK（沪）2013-0016。

1.2 药物及试剂

温阳消癥方：黄芪30g，党参30g，淫羊藿15g，肉苁蓉15g，桃仁12g，川芎15g，莪术30g，由上海中医药大学附属曙光医院制剂室提供药物颗粒剂。缬沙坦胶囊：由北京诺华制药有限公司生产，批准文号：国药准字H20040217。主要试剂：血清肌酐（serum creatinine，SCR）、尿素氮（blood urea nitrogen，BUN）及HE、Masson染色试剂盒均由南京建成生物公司提供。

1.3 动物造模

小鼠适应性饲养1周，标准普通饲料，自由进水。32只小鼠按随机数字表法取出8只作为假手术组，其余24只小鼠按照文献[3]描述单侧输尿管结扎法制备单侧输尿管梗阻（UUO）模型，以2%戊巴比妥钠0.07mL进行小鼠腹腔注射，麻醉后取右侧卧位，剪毛后常规消毒，在肋腰点下方左侧腹部行纵向切口，逐层分离皮肤、皮下组织及肌层，暴露左肾及左侧输尿管，分离左侧输尿管，与手术线双重结扎，不间断，逐层缝合。假手术组仅开腹及分离左侧输尿管，不结扎，直接缝合。

1.4 分组及给药

假手术组8只，其余24只已造模小鼠按随机数字表法分为模型组、温阳消癥方组、缬沙坦组，每组各8只。假手术组及模型组予生理盐水0.2mL/d灌胃；温阳消癥方组予温阳消癥方颗粒剂，按60kg体重成人临床常规剂量，人鼠20倍剂量换算，得出小鼠给药剂量49g/（kg·d）；缬沙坦组予缬沙坦水悬液，人鼠药物剂量12.33倍换算，小鼠给药剂量16.5mg/（kg·d）。疗程共2周。

1.5 标本采集

治疗后2周，各组小鼠眼眶采血，迅速以2000r/min离心10min，分离血清，检测血清肌酐、尿素氮。采血后颈椎脱臼处死各组小鼠，迅速留取肾组织，置于4%多聚甲醛溶液中固定，并逐级进行脱水、石蜡包埋、切片后行HE、Masson染色。

1.6 指标检测方法

1.6.1 血生化指标

按生化试剂盒说明测定血清肌酐、尿素氮值。

1.6.2 肾组织病理观察

肾组织进行HE和Masson染色，400倍光镜下观察肾脏病理改变，并使用Image-Pro plus软件统计Masson染色切片中蓝染区域面积，并计算阳性染色面积占整个视野的百分比。

1.7 统计学方法

应用SPSS17.0软件包进行统计学分析，计量资料以均数±标准差（$x \pm s$）表示，组间比较采用独立样本t检验，多组间差异性比较采用单因素方差分析。$P < 0.05$为有统计学差异，$P < 0.01$为具有明显统计学差异。

2.实验结果

2.1 治疗2周后各组小鼠外观及活动度比较

假手术组小鼠皮毛光亮，活动敏捷，进食饮食如常；模型组小鼠形体瘦弱，皮皱毛枯，蜷缩懒动，反应迟钝，活动减少；温阳消癥方组及缬沙坦组小鼠外观形态及活动度好于模型组。

2.2 治疗2周后各组小鼠血清scr、BUN水平比较

与假手术组相比，模型组的scr、BUN水平明显升高（$P < 0.001$）；与模型组比较，缬沙坦组和温阳消癥方组的scr、BUN水平均有明显下降（$P < 0.001$）；温阳消癥方组scr、BUN水平下降较缬沙坦组更明显（$P < 0.001$，$P < 0.01$）。见表1。

表1　治疗2周后各组小鼠血清scr、BUN水平比较

组别	n（只）	scr（μmol/L）	BUN（mmol/L）
假手术组	8	55.14 ± 3.87	7.46 ± 0.65
模型组	8	102.13 ± 4.91★	12.95 ± 0.84★
温阳消癥方组	8	71.49 ± 3.01▲##	9.20 ± 0.54▲#
缬沙坦组	8	85.31 ± 3.57▲	10.28 ± 0.52▲

注：与假手术组比较，t（scr）=−21.26，t（BUN）=−14.56，★$P < 0.001$；

经方差分析，F（scr）=122.97，F（BUN）=70.59，模型组、温阳消癥方组、缬沙坦组间血清scr、BUN表达有差异，可进一步进行LSD比较，与模型组比较，▲$P < 0.001$，与缬沙坦组比较，##$P < 0.001$，#$P < 0.01$。

2.3 肾脏病理观察结果

2.3.1 肾脏外观

假手术组肾脏形态、颜色正常。模型组梗阻侧肾脏（左肾）表面不平整，体积增大，有囊性感，颜色灰白，剖开后可见内有大量淡黄色半透明液体潴留，肾皮质变薄，肾盂肾盏高度扩张，肾乳头扁平或脱落，皮髓质分界不清；温阳消癥方组与缬沙坦组上述肾脏改变相对模型组较轻。

2.3.2 HE染色后肾脏病理观察

假手术组光镜下肾脏病理未见明显改变。模型组可见肾小管不同程度的管腔扩张，部分肾小管萎缩，上皮细胞空泡变性、坏死、脱落，肾间质多处炎细胞浸润。温阳消癥方组肾小管改变不明显，间质少量炎症细胞浸润；缬沙坦组部分肾小管轻度扩张，间质少量炎症细胞浸润。

2.3.3 Masson染色后肾脏病理观察

对比假手术组，模型组的胶原染色阳性率百分比明显升高（$P < 0.001$）；对比模型组，温阳消癥方组及缬沙坦组的胶

原染色阳性率百分比均有下降（$P<0.001$），温阳消癥方组下降程度高于缬沙坦组（$P<0.001$）。见表2。

表2　小鼠肾组织Masson染色胶原阳性率百分比

组别	n（只）	胶原阳性率百分比（%）
假手术组	8	5.81 ± 0.44
模型组	8	$26.64 \pm 0.91^{\star}$
温阳消癥方组	8	$18.05 \pm 0.50^{\blacktriangle\#\#}$
缬沙坦组	8	$20.12 \pm 0.62^{\blacktriangle}$

注：与假手术组比较，$t=-58.46$，$^{\star}P<0.001$；

经方差分析，$F=326.568$，模型组、温阳消癥方组、缬沙坦组间胶原阳性率百分比有差异，可进一步行LSD比较，与模型组比较，$^{\blacktriangle}P<0.001$，与缬沙坦组比较，$^{\#\#}P<0.001$。

3.分析与讨论

RIF被认为是影响CKD预后的重要因素[4]，目前尚缺乏有效的治疗手段，如何延缓RIF是当前研究的热点之一。中医古籍中并无肾间质纤维化之名，但根据以下几点，可认为RIF是一种"瘀血证"：首先，其病程反复迁延，后期临床多表现为面色黧黑、肌肤瘙痒、舌暗脉涩；其次，影像学可见肾脏萎缩，包膜不平整，皮质变薄；另外，肾脏病理表现细胞外基质堆积，毛细血管襻闭塞、肾小球硬化坏死等改变。同时因RIF病程长，久病及阳，故其病机可概括为脾肾阳虚、瘀血阻络，温阳活血为其基本治则。多项研究表明，使用温阳、活血之法治疗慢性肾脏病，可取得良效[5-7]。

温阳消癥方由黄芪、党参、淫羊藿、肉苁蓉、桃仁、川芎、莪术组成。方中黄芪为补气要药，作用有三，其一补益脾胃，中气足则机体生化有源；其二补肺气，益卫固表，以挡外邪；其三利尿消肿，尤益于肾病脾虚水肿者；配伍党参，加强补中益气之功，兼能生津养血。淫羊藿、肉苁蓉温补肾阳，肾阳为"命门之火""诸阳之本"，为人体各项机能的动力源泉，与脾胃之阳气互相滋生化通。桃仁活血祛瘀，莪术破血兼行气，川芎为血中气药，行气活血。全方标本兼治，攻补兼施，祛瘀而不伤正，温补而不留邪。现代药理学研究提示，黄芪具有双向调节免疫、减少蛋白尿、改善高凝血症及高脂血症等多种功效，并可影响多种纤维化相关因子及信号通路延缓RIF[8-10]；淫羊藿有调节免疫、扩血管、减轻肾小球内压力等作用[11]；桃仁、莪术等亦可延缓RIF进展[12-13]。缬沙坦是血管紧张素Ⅱ受体拮抗剂（ARB），血管紧张素Ⅱ（AngⅡ）是公认的致纤维化因素，ARB类药物可通过拮抗AngⅡ的生物学效应来治疗肾间质纤维化，故选择缬沙坦作为实验对照组药物。

UUO模型是目前最常用的肾间质纤维化模型之一，本实验建模后，可见模型组小鼠形态瘦弱，活动度减退，皮毛枯槁，血清scr、BUN增高，经HE染色可见肾小管扩张，部分肾小管萎缩，上皮细胞变性坏死，肾间质大量炎性细胞浸润，胶原染色阳性率百分比明显升高，提示造模成功。温阳消癥方组及缬沙坦组小鼠外观及活动度均较模型组有改善，血清scr、BUN明显下降，肾组织病理改善，胶原染色阳性率百分比明显降低，但缬沙坦组作用效果不及温阳消癥方明显。实验结果提示温阳消癥方可显著改善UUO小鼠的临床症状、肾功能及肾间质纤维化程度，且中医多靶点治疗可能具有一定的优势。

本研究初步证实了温阳消癥方延缓肾间质纤维化的功效，而其作用机制及作用靶点还有待进一步的分子实验研究探讨。

参考文献

［1］Zhang L，Wang F，Wang L，et al. Prevalence of chronic kidney disease in China：a cross-sectional survey［J］.Lancet，2012，379（9818）：815-822.

［2］钟光辉，邢洁，魏升.补虚消癥汤治疗慢性肾脏病3期临床观察及药用机制研究［J］.医学研究杂志，2014，43（11）：84-88.

［3］Yang J，Dai C，Liu Y.Systemic administration of naked plasmid encoding hepatocyte growth factor ameliorates chronic renal fibrosis in mice［J］.Gene Ther，2001，8：1470-1479.

［4］王水华，陈帮明，刘永芳，等.保肾排毒丸对5/6肾切除大鼠肾纤维化的影响［J］.中国中西医结合肾病杂志，2015，36（1）：81-87.

［5］朱叶萍，贺晓婷，郭立中.郭立中重剂温阳延缓慢性肾衰竭［J］.长春中医药大学学报，2015，31（1）：42-44.

［6］钟建，史伟，赵宁博，等.温阳通络法对CKD4期慢性肾衰竭临床疗效的观察［J］.中国中西医结合肾病杂志，2015，16（3）：225-227.

［7］米秀华，王高强，沈丽萍，等.实脾固肾化瘀方对阿霉素肾纤维化大鼠肾功能保护作用的研究［J］.中国中西医结合肾病杂志，2015，16（9）：774-777.

［8］杨茹茜，徐倩，杨旖，等.黄芪甲苷对肾纤维化小鼠Toll/MyD88依赖性通路的作用研究［J］.中草药，2017，48（18）：3775-3782.

［9］何立群，唐英，张昕贤，等.基于抗肾纤维化的益气活血方及有效成分对慢性肾脏病疗效机制分析［J］.中国中西

医结合肾病杂志，2015，16（4）：283-285.

　　［10］陆迅，魏明刚.黄芪多糖对肾间质纤维化大鼠的保护作用［J］.中华中医药杂志，2014，29（6）：1998-2001.

　　［11］王东，张江，吴同茹，等.淫羊藿有效单体对活化的肾成纤维细胞株和系膜细胞株的影响［J］.中国中西医结合肾病杂志，2012，13（11）：956-959.

　　［12］李小波，彭榜亚，杨江权，等.桃仁、红花对UUO大鼠肾组织ILK、E-cad、FN和α-SMA表达的影响［J］.遵义医学院学报，2017，40（2）：134-138.

　　［13］吴睿轩，胡振奋，程锦国，等.温莪术通过ILK信号通路干预TGF-β_1诱导肾小管上皮细胞转分化［J］.中华中医药学刊，2013，31（8）：1708-1711.

第二节　温阳消癥方对单侧输尿管梗阻小鼠Ⅰ型与Ⅲ型胶原表达的影响

　　慢性肾脏病（chronic kidney disease，CKD）是威胁全人类健康的慢性疾病之一，最新的调查显示：2017年全球CKD患病率估计为9.1%，近五分之一的患者生活在中国（约1.32亿例）[1]。肾间质纤维化（Renal interstitial fibrosis，RIF）是CKD进展的病理基础及最终结局，早期的预防，即在肾脏纤维化开始形成的初期加以干预，可延缓CKD进程，甚至避免患者进入终末期肾脏病。

　　RIF是多因素参与的复杂过程，其直接原因即是细胞外基质（extracellular matrix，ECM）合成与降解失衡，过度堆积的ECM破坏了肾脏正常的功能结构，最终导致肾功能失代偿[2]。Ⅰ型及Ⅲ型胶原（Col-Ⅰ、Col-Ⅲ）是ECM的主要成分，可作为观察RIF程度和治疗情况的指标[3]。RIF目前治疗手段有限，应用于临床的主要是血管紧张素转换酶抑制剂（ACEI）/血管紧张素Ⅱ受体拮抗剂（ARB），作用有限，且存在一定的副作用，如高血钾、影响肾小球滤过率等，中医药在肾间质纤维化治疗方面有良好疗效。温阳消瘕方是国家级名老中医张沛虬老先生治疗慢性肾脏病的经验方，前期已证明在CKD患者中辨证使用温阳消瘕方（文献中温阳化瘀方即温阳消瘕方），可改善血肌酐、肾小球滤过率、尿蛋白等指标及患者临床症状[4]，同时我们发现该方可改善肾纤维化模型小鼠的肾功能及肾脏病理[5-6]，本研究拟通过观察温阳消瘕方对单侧输尿管梗阻小鼠Col-Ⅰ、Col-Ⅲ蛋白和mRNA表达的影响，来探讨该方能否减轻肾间质ECM堆积，减轻肾间质纤维化。

1.材料

1.1 实验动物

SPF级C57小鼠32只，6-8周龄，雄性，体重（18±2）g，由上海中医药大学动物实验中心提供，合格证号SCXK（沪）2013-0016。实验期间分笼饲养，自由饮水，进食标准普通饲料，恒温25摄氏度，12小时照明，适应性饲养1周后造模。

1.2 药物

温阳消瘕组（温阳消瘕方）：黄芪30g，党参30g，淫羊藿15g，肉苁蓉15g，桃仁12g，川芎15g，莪术30g，由上海曙光医院中药房提供。缬沙坦组（缬沙坦胶囊，商品名代文）：由北京诺华制药有限公司提供，批准文号：国药准字H20040217。

1.3 主要试剂及器材

Rt-qPCR法：逆转录试剂盒、荧光定量试剂、新鲜动物组织和细胞总RNA抽提试剂盒由上海诺伦生物医药技术有限公司提供；MX3000P实时荧光定量PCR仪由德国Agilent公司提供。Western Blot法：SuPer-GL ECL超敏发光液、裂解液由上海诺伦生物医药技术有限公司提供，PVDF转移膜由MilliPore公司提供；HRP-conjugated goat anti-rabbit IgG及HRP-conjugated goat anti-mouse IgG由Jakeson公司提供；PowerPac™HC电泳仪、Semi-Dry Transfer Cell、转膜滤纸由bio-rad公司提供；VE-180垂直电泳槽来自天能公司，DY-B1脱色摇床来自上海青浦沪西仪器，KODAK X-Omat BT Film及X光片显影液、X光片定影液来自Kodak公司。

2.实验方法

2.1动物造模及分组

32只小鼠随机抽取8只作为假手术组，其余24只分为模型组、温阳消癥组、缬沙坦组，每组各8只，建立单侧输尿管梗阻（UUO）模型，方法如下：在小鼠腹腔注射2%戊巴比妥钠，在左侧肋骨下方约1cm处行纵向切口，长约0.8-1cm，逐层分离皮肤、皮下组织及肌层，暴露左肾及左侧输尿管，将左侧输尿管分离，与手术线进行双重结扎，不间断，最后逐层缝合。假手术组开腹后不予结扎输尿管，单纯分离左侧输尿管后直接缝合。

2.2给药方法及取材

造模后温阳消癥组以人鼠药物剂量20倍换算后制成温阳消癥方水煎剂，小鼠给药剂量49g/kg（小鼠体重）；缬沙坦组以人鼠药物剂量12.3倍换算后制成水悬液，小鼠给药剂量16.4mg/kg（小鼠体重）；假手术组及模型组给予等容量生理盐水（0.2mL/d）灌胃。疗程共2周，治疗2周后处死各组小鼠，留取各组小鼠左侧肾组织标本于液氮中速冻，后保存于-80℃冰箱，以待检测。

2.3指标检测方法

2.3.1实时荧光定量多聚核苷酸链式反应（Real-time Quantitative PCR，Rt-qPCR）检测Col-Ⅰ、Col-Ⅲ mRNA表达

取出标本组织，用Trizol法提取总RNA，后进行逆转录反应：PCR试管中加入总RNA5μl、2×逆转录缓冲液10μl、逆转录引物（1uM）1.2μL、MMLV逆转录酶（200U/μl）0.2μl，用DEPC水加至20μl，30°C30min；42°C30min；85°C10min。实时荧光定量PCR反应：试管中加入2×定量PCRMasterMix10μl、上游引物（20uM）0.08μl、下游引物（20uM）0.08μl、cDNA模板2μl、TaqDNA聚合酶（5U/μl）0.2μl，用ddH2O加至20μl，95℃，3分钟变性；95℃，12秒；62℃，40秒，40个循环。读取CT（cyclethreshold）值，计算$2^{-\triangle\triangle CT}$值对目的mRNA相对定量分析。引物设计：Col-Ⅰ上游引物序列GCTCCTCTTAGGGGCCACT，下游CCACGTCTCACCATTGGGG；Col-Ⅲ上游引物序列CCTGGCTCAAATGGCTCAC，下游CAGGACTGCCGTTATTCCCG；Mus Actb为内参，上游引物序列AAGATCAAGATCATTGCTCCTCC，下游GACTCATCGTACTCCTGCTTGC。

2.3.2蛋白免疫印迹法（WesternBlot）检测Col-Ⅰ、Col-Ⅲ蛋白的表达

每个组织细胞样本加入300μl组织细胞裂解液，用枪混匀使其完全裂解，将裂解物移至新的离心管中。直接取10μl样本加入10μl2×SDS-PAGEloadingbuffer，混匀，100℃加热处理5分钟，冰上冷却，12000g离心5分钟去除不溶性沉淀。样品使用10%SDS-PAGE分离，每孔上样量为20μl。电泳结束后，

将PVDF膜在甲醇中浸泡1分钟，再使用TransferBuffer浸泡凝胶、滤纸和在甲醇中浸泡过的PVDF膜一起4℃放置10分钟，然后制备转移三明治。注：本实验使用Semi-DryCell进行半干电泳转移，转移条件为30mA90min。使用BlockingBuffer封闭转印膜4℃封闭过夜，第二天用1×TBST洗涤3次，每次15分钟。加入稀释好的一抗，37℃温育2小时。用1×TBST洗涤4次，每次10分钟。加入稀释好的二抗，37℃温育2小时。用1×TBST洗涤4次，每次10分钟。用SuPer-GLECL超敏发光液进行化学发光检测，并对X光片曝光。经显影定影处理后，晾干的胶片最后用凝胶成像分析系统拍照，本实验采用的是Gel-ProAnalyzer软件来分析处理。

2.4 统计学方法

应用SPSS 22.0软件包进行统计学分析，数据以均数±标准差（$\bar{x}\pm S$）表示，多组间差异性比较采用One-way ANOVA，组间两两比较采用LSD法。以$P<0.05$为差异有统计学意义。

3. 实验结果

3.1 Rt-qPCR检测肾组织中Col-Ⅰ，Col-Ⅲ mRNA表达的结果

模型组Col-Ⅰ及Col-Ⅲ mRNA的表达均较假手术组显著增强（$P<0.001$），证明造模成功；相比模型组，两个治疗组的Col-Ⅰ，Col-Ⅲ mRNA表达均有显著下降（$P<0.001$），并且温阳消癥组的Col-Ⅰ，Col-Ⅲ mRNA表达下降程度较缬沙坦组更明显（$P<0.001$），证明温阳消癥方及缬沙坦均可减轻肾间质纤维化，且温阳消癥方作用强于缬沙坦。见表1，表2。

表1　Rt-qPCR检测Col-Ⅰ　mRNA表达的结果（$2^{-\triangle\triangle CT}$，$\bar{x}\pm S$）

组别	n	Col-Ⅰ
假手术组	8	1.03 ± 0.11
模型组	8	$6.85\pm0.22^{\star}$
缬沙坦组	8	$2.65\pm0.25^{\blacktriangle}$
温阳消癥组	8	$1.27\pm0.13^{\blacktriangle\#}$

注：与假手术组比较，t=-66.254，$\star P<0.001$；

经One-way ANOVA分析，F=1583.421，$P=0.000$，模型组、温阳消癥组、缬沙坦组间表达有差异，可进一步使用LSD法进行两两比较，与模型组比较，$\blacktriangle P<0.001$，与缬沙坦组比较，$\# P<0.001$。

表2 Rt-qPCR检测Col-Ⅲ　mRNA表达的结果（$2^{-\triangle\triangle CT}$，$\bar{x}\pm S$）

组别	n	Col-Ⅲ
假手术组	8	1.09 ± 0.14
模型组	8	$6.21\pm0.19^{\star}$
缬沙坦组	8	$4.11\pm0.14^{\blacktriangle}$
温阳消癥组	8	$1.17\pm0.08^{\blacktriangle\#\#}$

注：与假手术组比较，t=-61.866，$\star P<0.001$；

经One-way ANOVA分析，F=2491.889，$P=0.000$，模型组、温阳消癥组、缬沙坦组间表达有差异，可进一步使用LSD法进行两两比较，与模型组比较，$\blacktriangle P<0.001$，与缬沙坦组比较，$\#\# P<0.001$。

3.2 Western Blot检测肾组织中Col-Ⅰ，Col-Ⅲ蛋白表达的结果

模型组Col-Ⅰ及Col-Ⅲ蛋白的表达均与假手术组相比有显著增强（$P<0.001$），证明造模成功；两个治疗组的Col-Ⅰ，

Col- Ⅲ蛋白表达相比模型组有显著下降（ $P < 0.01$ ），并且温阳消癥组的下降程度比缬沙坦组更明显（ $P < 0.001$ ）。见表3，表4。

表3　Western Blot检测Col- Ⅰ蛋白表达的结果（ $\bar{x} \pm S$ ）

组别	n	Col- Ⅰ
假手术组	8	1.09 ± 0.13
模型组	8	6.23 ± 0.24 ★
缬沙坦组	8	5.18 ± 0.22 ▲
温阳消癥组	8	3.14 ± 0.15 ▲##

注：与假手术组比较，t=-52.548，★ $P < 0.001$ 。

经One-way ANOVA分析，F=459.037，P=0.000，模型组、温阳消癥组、缬沙坦组间表达有差异，可进一步使用LSD法进行两两比较，与模型组比较，▲ $P < 0.001$ ，与缬沙坦组比较，## $P < 0.001$ 。

表4　Western Blot检测Col- Ⅲ蛋白表达的结果（ $\bar{x} \pm S$ ）

组别	n	Col- Ⅲ
假手术组	8	1.01 ± 0.07
模型组	8	16.99 ± 0.13 ★
缬沙坦组	8	14.14 ± 0.19 ▲
温阳消癥组	8	2.68 ± 0.12 ▲##

注：与假手术组比较，t=-326.716，★ $P < 0.001$ ；

经One-way ANOVA分析，F=21035.953，P=0.000，模型组、温阳消癥组、缬沙坦组间血肌酐表达有差异，可进一步使用LSD法进行两两比较，与模型组比较，▲ $P < 0.001$ ，与缬沙坦组比较，## $P < 0.001$ 。

4.分析与讨论

细胞外基质在肾间质的过度沉积是引起肾间质纤维化的

直接原因，Col-Ⅰ、Col-Ⅲ是最主要的细胞外基质成分，不但能将各种ECM成分联结起来，还可诱导肾脏固有细胞合成其他ECM成分。生理情况下，胶原对修复各种致病因素引起的肾脏损伤有重要的作用，当致病因素持续存在时，修复过程则会出现失控、紊乱，胶原纤维大量聚集，替代了正常的肾组织，引起肾单位失功，逐渐进展至终末期肾脏病（ESRD）。

目前尚无治疗RIF的特效药，临床中已证实有确切疗效的药物首选血管紧张素Ⅱ（AngⅡ）。AngⅡ不仅是血管收缩剂，也是重要的肾脏促纤维化因子，可通过一系列细胞内信号传导，调控转化生长因子-β等因子的表达以及细胞外基质的堆积。本研究的阳性对照药物缬沙坦胶囊即是AngⅡ受体拮抗剂。研究结果提示，缬沙坦组与温阳消癥组Col-Ⅰ、Col-Ⅲ蛋白与mRNA的表达均显著下调（$P < 0.001$），证明两种药物均可减轻胶原的堆积，延缓肾间质纤维化的进程，而温阳消癥组胶原表达的下降程度较缬沙坦组更甚（$P < 0.001$），提示温阳消癥方可能在减轻肾纤维化方面有着更为出色的疗效。

中医从整体角度出发，具有多靶点、多通路的特点，给RIF的治疗带来新的可能性。中医认为，"阳气"是人体物质构成和能量发生的本源，正如《素问·生气通天论》云："阳气者，若天与日，失其所，则折寿而不彰。"人体的功能发挥以阳气充沛为基础，亦因阳气虚衰而致病，因此我们认为，阳虚是肾间质纤维化的发生的本因。"瘀血"是肾间质纤维化进程中不可或缺的环节，中医理论认为"久病入络，久病多瘀"，结合现代医学理论，肾脏毛细血管祥闭塞、微血栓形成、细胞外基质沉积等都是瘀血的表现。张沛虬医师根据肾间质纤维化"阳虚血瘀"的病机，拟以温阳消癥方温补脾肾，消癥化瘀。方中以黄芪、党参益气健脾，淫羊藿、肉苁蓉温补肾阳；桃仁、莪术、川芎行气活血，化瘀消癥。现代医学研究表明，本方中多种成分在体内外实验中证实有抗肾纤维化的作用。如黄芪是目前肾纤维化中药研究最广泛的药物之一，黄芪甲苷可使UUO大鼠血肌酐、尿素氮下降，下调α-SMA、FN的表达，抑制TGF-β/smad信号通路，延缓糖尿病模型小鼠的肾纤维化进展[7]。最新研究还表明，黄芪甲苷通过抑制miR-21过度表达诱导的足细胞去分化和DKD单核细胞活化来改善肾纤维化[8]。淫羊藿总黄酮可下调STZ诱导的糖尿病大鼠的TGF-β$_1$蛋白表达，对肾脏损伤有改善作用[9]。

综上，温阳消癥方可下调Col-Ⅰ、Col-Ⅲ mRNA和蛋白的表达，减少细胞外基质在肾间质的堆积，从而减轻UUO小鼠肾间质纤维化程度。不足之处在于本研究尚不能明确解释发生作用的分子靶点，因此，研究温阳消癥方发生作用的环节，调控何种因子、通路，是我们未来研究的方向。

参考文献

［1］GBD Chronic Kidney Disease Collaboration .Global, regional, and national burden of chronic kidney disease, 1990 - 2017: a systematic analysis for the Global Burden of Disease Study 2017[J].The Lancet，2020，395（10225）：709-733.

［2］樊博雅，杨康，杨洪涛.肾间质纤维化的机制与中西医干预研究进展［J］.中国中西医结合肾病杂志，2020，21（04）：363-365.

［3］吉晶，何立群.抗纤灵方对肾纤维化大鼠肾功能及肾组织ECM表达的影响［J］.中国实验方剂学杂志，2019，25（01）：63-68.

［4］倪佳宁，魏升，钟光辉，等.温阳化瘀方辅治脾肾亏虚血瘀型慢性肾脏病3期临床观察［J］.浙江中西医结合杂志，2020，30（03）：207-211.

[5]蔡旭东，林晓蒙，余柯娜，等.温阳消癥方对单侧输尿管梗阻小鼠肾间质纤维化的影响[J].中国中西医结合肾病杂志，2018，19（11）：952-954+1036.

[6]余柯娜，林晓蒙，何立群，等.温阳消癥方对5/6肾切除小鼠肾功能及肾组织病理的影响[J].中国中西医结合肾病杂志，2018，19（2）：127-129.

[7]Han H, Cao A, Wang L, Guo H, Zang Y, Li Z, Zhang X, Peng W.Huangqi Decoction Ameliorates StrePtozotocin- Induced Rat D I abetic NePhroPathy through Antioxidant and Regulation of the TGF-β/MAPK/PPAR-γ Signaling[J]. Cell Physiol Biochem, 2017, 42（5）：1934-1944.

[8]Wang Xiao-lei, Gao Yan-bin, Tian Nian-xiu, Zou Da-wei, Shi Yi-min, Zhang Nan. Astragaloside IV imProves renal function and fibrosis via inhibition of miR-21-induced Podocyte dedifferentiation and mesangial cell activation in diabetic mice[J]. Drug design, develoPment and theraPy, 2018, 12：2431-2442.

[9]Hsin-An Chen, Chang-Mu Chen, S I ao-Syun Guan, Chih-Kang Ch I ang, Cheng-Tien Wu, Shing-Hwa Liu.The antifibrotic and anti-inflammatory effects of icariin on the kidney in a unilateral ureteral obstruction mouse model[J]. Phytomedicine, 2019, 59：152917.

第三节　温阳消癥方调控LncRNA MEG3对 TGF-β₁诱导的肾小管上皮细胞纤维化因子的影响

肾纤维化是各种肾脏疾病进展的病理基础及最终结局，其中肾小管间质纤维化与肾功能损害的严重程度及预后有密切联系[1]。在各种致病因素持续刺激下，肾小管上皮细胞受到损伤，诱导炎症因子及纤维化因子释放，肾小管上皮细胞间充质转化（epithelial-mesenchymal transition，EMT），成纤维细胞活化为肌成纤维细胞，细胞外基质（extracellular matrix，ECM）过度堆积于肾间质，造成不可逆的肾脏损害[2]。

转化生长因子-β_1（transforming growth factor-β_1，TGF-β_1）是最主要的促纤维化因子之一[3]，α-平滑肌肌动蛋白（α-smooth muscle actin，α-SMA）、纤维连接蛋白（fibronectin，FN）及结缔组织生长因子（connective tissue growth factor，CTGF）在EMT及ECM发生发展过程中起到重要作用，被认为是纤维化标志物和抗纤维化的作用靶点[4-6]。

随着机制研究的深入，长链非编码RNA（Long non-coding RNA，LncRNA）被发现在各种肾脏疾病发生发展过程中都发挥着关键作用[7]。有研究提示长链非编码RNA母系表达基因3（LncRNA Maternally expressed gene 3，LncRNA MEG3）是肾脏疾病的潜在治疗靶点[8]。

中医学在肾纤维化治疗方面发挥重大作用。温阳消癥方是国家级名老中医张沛虬老先生的经验方，在治疗慢性肾脏病方面有良效[9]，在既往的动物实验中我们发现该方可改善单侧输尿管梗阻小鼠的肾功能及病理损伤，减少ECM在肾脏的堆积[10-11]。

本研究观察温阳消癥方对LncRNA MEG3的调控作用及对TGF-β_1诱导的肾小管上皮细胞纤维化指标产生的影响，为下一步深入研究药物作用机制打下基础。

1.材料与方法

1.1材料与试剂

人近端肾小管上皮细胞（HK-2）购自中科院细胞库；DEME/F12培养基购自Gibico公司（A4192001）；胎牛血清

（Fetal Bovine Serum，FBS）购自bioind公司（04-001-1）；Trizol试剂购自takara公司；重组人TGF-β_1（HEK293 derived）购自联科生物公司（96-100-21-10）；高效cDNA一链合成试剂盒购自vazyme公司（R211-01）；通用型qPCR预混液购自vazyme公司（Q311-02）；FN抗体（AF5335），α-SMA抗体（AF1032），CTGF抗体（DF7091），GAPDH（AF7021），Goat anti-Rabbit IgG（H+L）HRP（S0001）均购自affinity公司；WB显影仪器DigitC购自gene公司。

2.实验方法

2.1温阳消癥方制备组成

黄芪30g，党参30g，淫羊藿15g，肉苁蓉15g，桃仁12g，川芎15g，莪术30g，由宁波中医院中药房提供。7贴药材3倍水量浸泡30min，加热100min，煎煮30分钟取汁1300mL，二煎加2倍水量加热50min，煎煮20min取汁1800mL，合并2次煎液，加入等量95%乙醇去药渣，浓缩并真空干燥，取干燥药物用培养基配置成实验所需浓度含药培养液。

2.2 HK-2细胞培养

HK-2细胞用含10%FBS的DEME/F12培养基培养，恒温箱条件为37℃、5%CO_2，待细胞生长至融合度为80%时进行传代。后续实验采用传代至8至20代地处于对数生长期的细胞。

2.3 MTT法检测细胞增殖

取5×10^4/孔的细胞接种至96孔板中，每组3孔，细胞融合至80%，无血清培养液静止24h，分别用0、3.5、7、14、35mg/mL浓度的温阳消癥方干预HK-2细胞48h，每孔加入5g/lMTT溶液20μl，避光孵育4h；弃上清，每孔加入150μLDMSO溶液并震荡，自动酶标读数仪比色，测定其吸光值（波长

490nm），计算各组HK-2细胞增殖情况。

2.4 HK-2细胞分组

HK-2细胞分为对照组、TGF-β_1组、TGF-β_1+3.5mg/mL温阳消癥组、TGF-β_1+14mg/mL温阳消癥组。3个诱导组中均加入TGF-$\beta_1$10μg/L，培育48h，2个中药组分别加入3.5mg/mL及14mg/mL温阳消癥方，培育48小时，对照组加入等体积PBS。每组设置3个复孔。

2.5 实时荧光定量聚合酶链式反应

检测α-SMA、FN、CTGF mRNA及LncRNA MEG3表达Trizol试剂提取各组细胞中总RNA，逆转录合成为cDNA，以cDNA为模板，进行扩增。引物序列见表1。以GAPDH为内参，读取循环阈值（cycle threshold，CT）并计算$2^{-\triangle\triangle CT}$值，表示mRNA相对表达量。引物序列见表1

表1　引物序列

基因	引物序列
GAPDH	F：GAAGGTGAAGGTCGGAGT R：GAAGATGGTGATGGGATTTC
α-SMA	F：CCGGGACTAAGACGGGAATC R：TTGTCACACACCAAGGCAGT
FN	F：CGGTGGCTGTCAGTCAAAG R：AAACCTCGGCTTCCTCCATAA
CTGF	F：CAGCATGGACGTTCGTCTG R：AACCACGGTTTGGTCCTTGG
MEG3	F：CCTTCCATGCTGAGCTGCT R：TGTTGGTGGGATCCAGGAAA

2.6 蛋白质印迹（Western blot）法检测

用蛋白质印迹法检测α-SMA、FN、CTGF蛋白表达组织细胞样本裂解后移至新的离心管中，取10μL行SDS-PAGE电泳，制备转移三明治，封闭转印膜4℃封闭过夜。1×TBST洗涤3次×15min。分别加入α-SMA、FN、CTGF和GAPDH一抗（浓度1∶1000），37℃温育2h。1×TBST洗涤4次×10min，加入稀释好的二抗（浓度1∶1000），37℃温育2h。用1×TBST洗涤4次×10min。随后显影、定影，用图像分析系统测定蛋白条带的光密度，进行定量分析。

2.7 统计学方法

用SPSS26.0软件进行统计学分析，计量资料以（$\bar{x} \pm s$）表示，组间比较采用独立样本 t 检验，多组间差异性比较采用单因素方差分析。$P < 0.05$ 为差异有统计学意义。

3. 结果

3.1 不同浓度温阳消癥方对HK-2细胞增殖的影响

HK-2细胞分别予0、3.5、7、14、35mg/mL温阳消癥方处理后，3.5、7、14mg/mL组与0mg/mL组相比，细胞增殖无统计学差异，35mg/mL祖细胞增殖明显降低（$P < 0.01$）。见图1。

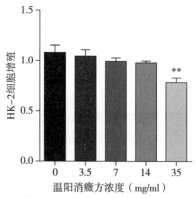

图1　温阳消癥方对HK-2细胞增殖的影响

注：以温阳消癥方浓度0mg/mL组为对照，**$P < 0.01$

3.2 温阳消癥方对α-SMA、FN、CTGF mRNA表达的影响

与对照组比较，TGF-β_1组中α-SMA、FN、CTGF mRNA表

达显著升高（$P < 0.01$）；与TGF-β_1组比较，两个温阳消癥方治疗组α-SMA、FN、CTGF mRNA表达均显著降低（$P < 0.01$）；与TGF-β_1+3.5mg/mL温阳消癥组相比，TGF-β_1+14mg/mL温阳消癥组α-SMA、CTGF mRNA表达均显著降低（$P < 0.01$），FN mRNA表达降低（$P < 0.05$）。见图2。

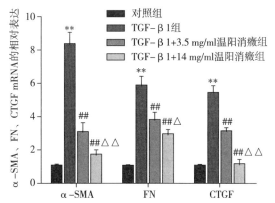

图2 温阳消癥方对α-SMA、FN、CTGF mRNA表达的影响

注：与对照组相比，$^{**}P < 0.01$；与TGF-β_1组相比，$^{\#\#}P < 0.01$；
与TGF-β_1+3.5mg/mL温阳消癥组相比，$^{\triangle}P < 0.05$，$^{\triangle\triangle}P < 0.01$

3.3温阳消癥方对α-SMA、FN、CTGF蛋白表达的影响

与对照组比较，TGF-β_1组中FN、CTGF蛋白表达显著升高（$P < 0.01$），α-SMA蛋白表达升高（$P < 0.05$）；与TGF-β_1组比较，两个温阳消癥方治疗组FN及TGF-β_1+14mg/mL温阳消癥组α-SMA、CTGF蛋白表达均显著降低（$P < 0.01$），TGF-β_1+3.5mg/mL温阳消癥组α-SMA、CTGF蛋白表达降低（$P < 0.05$）；与TGF-β_1+3.5mg/mL温阳消癥组相比，TGF-β_1+14mg/mL温阳消癥组CTGF蛋白表达显著降低（$P < 0.01$）。见图3。

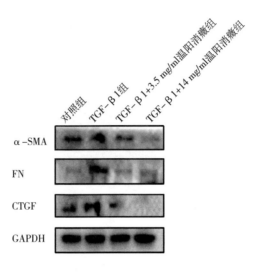

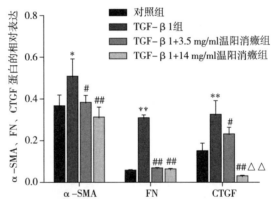

图3　温阳消癥方对α-SMA、FN、CTGF 蛋白表达的影响

注：与对照组相比，$^{*}P < 0.05$，$^{**}P < 0.01$；与TGF-$β_1$组相比，$^{\#}P < 0.05$，$^{\#\#}P < 0.01$；与TGF-$β_1$+3.5 mg/mL温阳消癥组相比，$^{\triangle\triangle}P < 0.01$

3.4 温阳消癥方对LncRNA MEG3表达的影响

与对照组比较，TGF-$β_1$组中LncRNA MEG3表达显著升高（$P < 0.01$）；与TGF-$β_1$组比较，两个温阳消癥方治疗组

LncRNA MEG3 表达显著升高（$P < 0.01$）；与 TGF-β_1+3.5mg/mL 温阳消癥组相比，TGF-β_1+14mg/mL 温阳消癥组 LncRNA MEG3 表达降低（$P < 0.05$）。见图4。

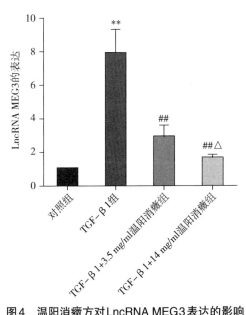

图4　温阳消癥方对 LncRNA MEG3 表达的影响

注：与对照组相比，**$P < 0.01$；与 TGF-β_1组相比，##$P < 0.01$；

与 TGF-β1+3.5mg/mL 温阳消癥组相比，$\triangle P < 0.05$

4.讨论

肾小管间质纤维化的发生发展影响着慢性肾脏病（chronic kidney disease，CKD）的全程。近30年来，全球CKD患病率增加了29.3%，仅2017年全球就有1200万人死于CKD[12]。因此，对肾小管间质纤维化早期、全程、积极地防治具有极其重要的意义。

现代中医理论认为肾小管间质纤维化是本虚标实之证。肾病患者，脾肾阳虚，血络瘀阻，"瘀血"既是病理产物，又是诱发加重病情的因素，贯穿于病程始终。肾脏的血管十分丰富，各级动静脉及毛细血管组成了肾脏脉络网，慢性肾脏病时，肾小管周围毛细血管发生损伤、狭窄、闭塞，进一步形成 ECM 堆积。温阳消癥方中以黄芪、党参、淫羊藿、肉苁蓉温阳益气，助运血行，正如《素问·调经论》所云："血气者，喜温而恶寒，寒则泣不能流，温则消而去之。"桃仁、莪术、川芎行气活血，化瘀消癥，全方攻补兼施，共奏温阳益气，活血化瘀之功。

肾小管上皮细胞在病理条件下会发生 EMT，转化为 α-SMA 表达阳性的肌成纤维细胞，并分泌大量促纤维化因子，促进 ECM 进程[13]。FN 是 ECM 主要成分之一，同时可作为其他 ECM 成分之间的支架，促进 ECM 聚集，并对炎症细胞有趋化作用[14]。CTGF 是 TGF-β_1 下游介质，可促进 ECM 形成，抑制 ECM 降解；促使成纤维细胞向肌成纤维细胞转化，在 EMT 中起关键调控作用[15]。本研究结果提示，在 TGF-β_1 诱导纤维化的 HK-2 细胞中，α-SMA、FN、CTGF 表达升高，而使用温阳消癥组后，以上指标均有显著下调，并呈剂量依赖性，证明温阳消癥方可改善肾小管纤维化。

LncRNA 是一类长度超 200 个碱基的转录本，有多种作用模式参与生理机能[16]。LncRNA MEG3 是研究较多的一个 LncRNA，参与不同器官的纤维化进程[17-18]。在肾纤维化方面，Junfeng Li[19] 等人发现 LncRNA MEG3 在糖尿病肾病患者中有表达差异，MEG3 基因敲除减轻高糖条件下系膜细胞的增殖、纤维化和诱导凋亡，MEG3 沉默降低了 db/db 小鼠的肾纤维化指标。但是 LncRNA MEG3 在肾纤维化中的作用尚未充分研究。

本研究发现 TGF-β_1 诱导纤维化的 HK-2 细胞中，LncRNA

MEG3的表达显著升高，而使用温阳消癥方后，其表达被显著下调，并呈剂量依赖性，表明LncRNA MEG3参与肾小管上皮细胞纤维化，而温阳消癥方可下调LncRNA MEG3，其减轻纤维化的作用机制可能和抑制LncRNA MEG3的表达有关。

综上，温阳消癥方可下调LncRNA MEG3的表达，抑制TGF-β_1诱导的HK-2细胞纤维化，其抑制纤维化的作用可能和调控LncRNA MEG3的表达有关，为临床上温阳消癥治疗肾纤维化提供依据，其调控关系和分子机制有待进一步研究。

参考文献

［1］杨梦凡，范桢亮，尹日平，等.肾小管间质纤维化发病机制的研究进展［J］.中国中西医结合肾病杂志，2021，22（2）：186-188.

［2］Sonja Djudjaj，Peter Boor.Cellular and molecular mechanisms of kidney fibrosis［J］. Molecular Aspects of Medicine，2019，65：16-36.

［3］GIFFORD C C，TANG J，COSTELLO A，et al. Negative regulators of TGF-β_1 signaling in renal fibrosis；pathological mechanisms and novel therapeutic opportunities［J］.Clin Sci（Lond），2021，135（2）：275-303.

［4］Ou YC，Li JR，Wang JD，et al. Fibronectin Promotes Cell Growth and Migration in Human Renal Cell Carcinoma Cells［J］.Int J Mol Sci，2019，20（11）：2792.

［5］Rayego-Mateos S，Campillo S，Rodrigues-Diez RR，et al. Interplay between extracellular matrix components and cellular and molecular mechanisms in kidney fibrosis［J］.Clin Sci（Lond）.2021，135（16）：1999-2029.

［6］Zhou R，LⅠao J，Cai D，et al.Nupr1 medⅠates renal fibrosis vⅠa activating fibroblast and promoting epithelⅠal-mesenchymal transition［J］.FASEB J，2021，35（3）：e21381.

［7］朱凯，陈星华，丁国华，等.长链非编码RNA在肾脏疾病中的研究进展［J］.中华肾脏病杂志，2019，35（3）：225-230.

［8］Ru Yang，Su-xuan Liu，JⅠan Wen，et al.Inhibition of Maternally Expressed Gene 3 Attenuated Lipopolysaccharide-Induced Apoptosis Through Sponging miR-21 in Renal Tubular EpithelⅠal Cells［J］.J Cell Biochem，2018，119（9）：7800-7806.

［9］倪佳宁，魏升，钟光辉，等.温阳化瘀方辅治脾肾亏虚血瘀型慢性肾脏病3期临床观察［J］.浙江中西医结合杂志，2020，30（03）：207-211.

［10］蔡旭东，林晓蒙，余柯娜，等.温阳消癥方对单侧输尿管梗阻小鼠肾间质纤维化的影响［J］.中国中西医结合肾病杂志，2018，19（11）：952-954+1036.

［11］林晓蒙，余柯娜，蔡旭东.温阳消癥方对单侧输尿管梗阻小鼠肾组织Ⅰ型与Ⅲ型胶原表达的影响［J］.浙江中西医结合杂志，2020，30（11）：872-875，879.

［12］GBD Chronic Kidney Disease Collaboration. Global，regional，and national burden of chronic kidney disease，1990-2017：a systematic analysis for the Global Burden of Disease Study 2017［J］.Lancet，2020，395（10225）：709-733.

［13］Gewin LS. Renal fibrosis：Primacy of the proximal tubule［J］. Matrix Biol，2018，68-69（1）：248-262.

［14］LIU F，ZHUANG S. New therapies for the treatment of

renal fibrosis [J]. Adv Exp Med Biol, 2019, 1165: 625-659.

[15] Pardali E, Sanchez-Duffhues G, Gomez-Puerto M, et al. TGF-β-induced endothel I al-mesenchymal transition in fibrotic diseases [J].Int J Mol Sci, 2017, 18 (10).

[16] Chen Y, Li Z, Chen X, Zhang S. Long non-coding RNAs: From disease code to drug role [J]. Acta Pharm Sin B, 2021, 11 (2): 340-354.

[17] He Z, Yang D, Fan X, et al. The Roles and Mechanisms of lncRNAs in Liver Fibrosis [J]. Int J Mol Sci, 2020, 21 (4): 1482.

[18] Fujun Yu, Wujun Geng, Peihong Dong, et al. LncRNA-MEG3 Inhibits Activation of Hepatic Stellate Cells Through SMO Protein and miR-212 [J]. Cell Death Dis, 2018, 9 (10): 1014.

[19] Junfeng Li, Xia Jiang, Lijun Duan, et al.Long Non-Coding RNA MEG3 Impacts Diabetic Nephropathy Progression Through Sponging miR-145 [J].Am J Transl Res, 2019, 11 (10): 6691-6698.

第四节　温阳消癥方对5/6肾切除小鼠肾纤维化的保护作用及对TGF-β₁/Smad3信号通路的影响

慢性肾脏病（chronic kidney disease，CKD）是指由各种原因引起的慢性肾脏结构和功能异常，影响到全球9.1%的人口，中国有约1.32亿例CKD患者，每年有数百万患者死于CKD进展后的终末期肾脏病（end stage renal disease，ESRD）[1]。肾纤维化是CKD进展的病理基础及最终结局，包括肾小球硬化、肾小管间质纤维化以及动脉硬化和血管周围纤维化[2]，与肾功能损害的严重程度及预后有密切联系[3]。

转化生长因子-β_1（transforming growth factor-β_1，TGF-β_1）是最主要的促纤维化因子之一，TGF-β_1/Smad3信号通路在肾纤维化过程中发挥了重要作用[4-5]。细胞外基质（extracellular matrix，ECM）的异常堆积是肾纤维化的主要病理改变。α-平滑肌肌动蛋白（α-smooth muscle actin，α-SMA）和纤维连接蛋白（fibronectin，FN）是ECM的主要成分，也是促进ECM进展的因素。

目前尚未开发出针对肾纤维化的靶点治疗，临床治疗主要是肾素-血管紧张素系统抑制剂，但疗效有效，而且由于可影响肾小球滤过率，或导致高钾血症等，导致临床应用受到一定限制，故能实际应用于临床的药物仍亟待开发。中医药在肾纤维化治疗方面有良好疗效，且中药的多靶点性、经济性、安全性逐渐受到重视参考文献。

温阳消癥方是浙江中医药大学附属宁波中医院国家级名老中医张沛虬老先生治疗CKD的经验方，临床应用证实疗效良好，可降低CKD患者的尿蛋白，改善肾功能，减轻临床症状[6]。既往的动物实验中发现该方可改善单侧输尿管梗阻小鼠的肾功能，抑制 I / Ⅲ型胶原的表达[7-8]。

本研究拟通过建立5/6肾切除小鼠模型，观察温阳消癥方对小鼠肾纤维化的保护作用，及对TGF-β_1/Smad3信号通路和α-SMA、FN的影响，进而探讨温阳消癥方抑制肾纤维化可能的作用机制。

1.材料和方法

1.1 实验动物

雄性无特定病原体（specificpathogenfree，SPF）级C57BL/6

小鼠40只，6～8周龄，体质量16～18g，购于上海斯莱克实验动物有限责任公司［实验动物生产许可证号：SCXK（沪）2017-0005］，饲养于上海中医药大学动物房［实验动物使用许可证号：SYXK（沪）2020-0009］。所有小鼠以标准饲料及水适应性喂养1周。本研究已通过上海中医药大学动物伦理委员会批准（伦理审批号：PZSHUTCM210507018）。

1.2 药物温阳消癥方组成

黄芪30g，党参30g，淫羊藿15g，肉苁蓉15g，桃仁12g，川芎15g，莪术30g，由浙江中医药大学附属宁波中医院中药房提供。缬沙坦胶囊（规格：80mg×7粒）购于诺华制药有限公司（国药准字：H20040217）。

1.3 主要试剂与仪器

血清肌酐试剂盒（批号：210403101）、尿素氮试剂盒（批号：210421201）购于宁波美康生物科技股份有限公司；苏木精-伊红（hematoxylin-eosin，HE）染色试剂盒（批号：G1121）、Masson染色试剂盒（批号：G1345）购于北京索莱宝科技有限公司；通用反转录试剂盒（批号：LR-0103B）、总RNA抽提试剂盒（批号：LN-0108B）、ComSYBR qPCR Mix（with ROX）试剂（批号：LK-0107BB）购于上海诺伦生物医药技术有限公司；HRP标记的山羊抗兔IgG抗体（批号：33106ES60）及山羊抗小鼠IgG抗体（批号：33206ES60）购于上海翌圣生物科技股份有限公司；TGF-β_1抗体（批号：ab92486）、Smad3抗体（批号：ab40854）、α-SMA抗体（批号：ab32575）、FN抗体（批号：sc-81767）购于Jakeson公司。主要仪器：MX3000P型实时荧光定量聚合酶链式反应仪购于德国Agilent公司；电泳仪（PowerPac™HC）购于bio-rad公司；垂直电泳槽（VE-180）购于天能公司，DY-B1脱色摇床购于上海青浦沪西仪器，KODAK X-Omat BT Film、X光片显影液及定影液购于Kodak公司。

1.4 5/6肾切除小鼠模型的建立和干预

1.4.1 分组与建模

在C57BL/6小鼠中随机选取10只作为假手术组，其余按照文献[9]描述的方法制作5/6肾切除模型。手术分两期，一期切除左肾2/3肾组织：使用异氟烷麻醉机，以5%异氟烷将小鼠诱导麻醉，2~3min后确认小鼠已完全麻醉，置于恒温加热垫，麻醉面罩对准口鼻，调节氧流量维持麻醉（异氟烷浓度1.0%~1.5%），仰卧位暴露左侧胸腹部并清除毛发，碘伏消毒（有效碘含量0.27%~0.33%），于左肋下1cm处，成45度角斜向外下方切开1cm，取出左肾，将肾周脂肪及包膜分离，切除肾脏上下极组织（上下各1/3），并立即用吸收性明胶海绵压迫止血10min，确定无活动性出血后将左肾复位，逐层关闭并缝合。7d后行第二期手术：按上法麻醉，取出并暴露右肾，将右肾蒂结扎，切除右肾，并缝合。2次手术共切除5/6的肾脏。假手术组麻醉后仅暴露双侧肾脏分离肾周脂肪、包膜后缝合肌肉及皮肤。术后14d，小鼠进行内眦采血测定血清肌酐水平，30只小鼠确定造模成功，并将造模的30只小鼠随机分为模型组、缬沙坦组、温阳消癥组，每组各10只。

1.4.2 给药

术后14天，假手术组及模型组每日以0.2mL 0.9%氯化钠注射液灌胃；温阳消癥组每日予温阳消癥方水煎剂0.2mL灌胃，人鼠药物剂量按20倍换算[10]，小鼠给药剂量为49g/（kg·d）；缬沙坦组每日予缬沙坦胶囊水悬液0.2mL灌胃，人鼠药物剂量按12.33倍换算[11]，小鼠给药剂量16.5mg/（kg·d）。各组灌胃均持续8周。

1.4.3取材

给药疗程结束后，各组小鼠予10%水合氯醛（0.6mL/100g）麻醉后眼眶采血，静置后2000r/min离心10min，分离血清，检测血清肌酐、尿素氮水平。采血后颈椎脱臼处死小鼠，留取肾组织，一半置于4%多聚甲醛溶液中固定，以备染色观察，另一半液氮速冻后-80℃冰箱保存，以备mRNA及蛋白的检测。

1.5指标检测

1.5.1生化指标检测

血清肌酐、尿素氮的检测根据试剂盒说明书操作。

1.5.2肾组织病理学观察

1.5.2.1 HE染色

取出4%多聚甲醛溶液固定的肾组织，脱水，石蜡包埋、切片后进行染色，400倍光镜下观察肾小球、肾小管上皮细胞、间质炎症细胞浸润及纤维化情况。

1.5.2.2 Masson染色

分别用Weigert铁苏木素、丽春红酸性品红染液、磷钼酸溶液、苯胺蓝染液等处理切片，光镜下观察肾间质蓝染区域，每只小鼠制作5张切片，400倍光镜下每张切片随机选取5个不重叠视野（排除肾小球部分），使用Image-Proplus6.0软件分析染色胶原阳性率，然后取平均值。

1.5.3 Real-timeqPCR检测肾组织α-SMA、FN、TGF-β_1、Smad3mRNA的表达

提取总RNA后行逆转录反应，逆转录体系包括：总RNA5μL、2×逆转录缓冲液10μL、逆转录引物1.2μL、Money鼠白血病病毒（Moneymurineleukemiavirus，MMLV）逆转录酶0.2μL，并以焦碳酸二乙酯（diethyl pyrocarbonate，DEPC）水加至

20μL；反应条件：30℃30min，42℃30min，85℃10min。PCR反应体系包括：2×MasterMix10μL、上、下游引物0.08μL、cDNA模板2μL、TaqDNA聚合酶0.2μL，用ddH₂O加至20μL；反应条件：变性95℃3min，95℃12秒，62℃40s，共40个循环。读取循环阈值（cyclethreshold，CT）值并计算 $2^{-\triangle\triangle CT}$ 值，表示mRNA相对表达量。PCR引物序列见表1。

表1　引物序列
Tab.1　Primer sequences

基因	片段长度（bp）	上游引物	下游引物
actin	119	AAGATCAAGATCAT TGCTCCTCC	GACTCATCGTACTCCTGCT TGC
α-MA	102	GTCCCAGACATCAG GGAGTAA	TCGGATACTTCAGCGTCA GGA
FN	124	ATGTGGACCCCTCCT GATAGT	GCCCAGTGATTTCAGCAA AGG
TGF-β₁	84	GCTGCGCTTGCAGAG ATTAAAATC	AGGTAACGCCAGGAATTGT TGCTA
Smad3	101	CACGCAGAACGTGAA CACC	GGCAGTAGATAACGTGAG GGA

1.5.4 免疫印迹法检测肾组织α-SMA、FN、TGF-β₁、Smad3蛋白的表达

组织细胞样本裂解后移至新的离心管中，取10μL行十二烷基硫酸钠-聚丙烯酰胺凝胶（sodiumdodecylsulfate-polyacrylam idegelelectrophoresis，SDS-PAGE）电泳，完成电泳后，4℃转膜封闭过夜，洗涤后加入一抗（稀释比例分别为α-SMA1∶1000，FN1∶100，TGF-β₁1∶300，Smad31∶1000）并37℃温育2h，再次洗涤后加入二抗（稀释比例为1∶2000）37℃温育2h，洗涤后化学发光检测，显影定影后以凝胶成像分析系统拍照，使

用Gel-ProAnalyzer软件进行分析处理。

1.6 统计学分析

应用SPSS17.0统计软件进行统计学分析，计量资料以 $\bar{x} \pm s$ 表示，两组间比较使用独立样本 t 检验，多组间比较使用单因素方差分析。以 $P < 0.05$ 为有差异有统计学意义。

2.结果

2.1 各组小鼠生化指标比较

造模术后第14天，造模组小鼠血肌酐（ 18.67 ± 1.92 μmol/L）较假手术组（ 9.60 ± 1.90 μmol/L）显著升高（ $P < 0.01$ ），提示造模成功。给药8周后，温阳消癥组和缬沙坦组的小鼠血肌酐、尿素氮均较模型组显著降低（ $P < 0.01$ ），温阳消癥组与缬沙坦组间比较差异无统计学意义（ $P > 0.05$ ）。见表2。

表2 各组小鼠肾功能指标比较

组别	n	肌酐（ μmol·L^{-1} ）	尿素氮（ mmol·L^{-1} ）
假手术组	10	9.70 ± 3.13	15.76 ± 1.41
模型组	10	21.90 ± 4.18**	27.00 ± 1.90**
缬沙坦组	10	17.60 ± 2.50△△	22.71 ± 2.10△△
温阳消癥方组	10	15.80 ± 1.87△△	22.39 ± 1.68△△

注：与假手术组比较，**$P < 0.01$；与模型组比较，△△$P < 0.01$。

2.2 各组小鼠肾组织病理改变比较

HE染色提示，假手术组肾小球结构完整，毛细血管襻开放良好，肾小管间质无炎症细胞浸润；模型组可见肾小球硬化，系膜细胞及基质增生，肾小管萎缩，肾小管上皮细胞脱落、空泡变性、管腔扩张，肾间质炎性细胞浸润；温阳消癥方组及缬沙坦组上述病理改变较模型组轻。Masson染色提示。模型组肾间质明显蓝染区域增多，与假手术组比较，模型组胶原染色阳性率显著升高（ $P < 0.01$ ）；与模型组比较，温阳消

癥组与缬沙坦组胶原染色阳性率显著降低（$P < 0.01$）；与缬沙坦组比较，温阳消癥组胶原染色阳性率降低（$P < 0.05$）。见图1~3。

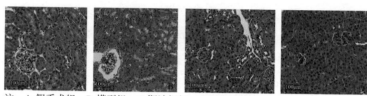

注：A.假手术组；B.模型组；C.缬沙坦组；D.温阳消癥组。

图1　各组小鼠肾组织病理改变（HE染色，400×）

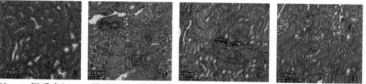

注：A.假手术组；B.模型组；C.缬沙坦组；D.温阳消癥组。

图2　各组小鼠肾组织胶原染色（Masson染色，400×）

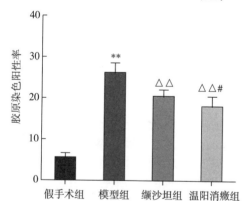

注：与假手术比较，$^{**}P < 0.01$；与模型组比较，$^{\triangle\triangle}P < 0.01$；与缬沙坦组比较，$^{\#}P < 0.05$。

图3　各组胶原染色阳性率比较

2.3 各组小鼠肾组织α-SMA、FNmRNA和蛋白表达比较

与假手术组比较，模型组α-SMA、FNmRNA和蛋白表达均显著升高（$P<0.01$）；与模型组比较，温阳消癥组和缬沙坦组α-SMA、FNmRNA和蛋白表达均显著降低（$P<0.01$）；与缬沙坦组比较，温阳消癥组α-SMAmRNA和蛋白表达均显著降低（$P<0.01$），FN的mRNA表达降低（$P<0.05$）。见图4、5。

2.4 给药8周后小鼠肾组织TGF-β_1、Smad3 mRNA和蛋白表达比较

与假手术组比较，模型组TGF-β_1、Smad3 mRNA和蛋白表达均显著升高（$P<0.01$）；与模型组比较，温阳消癥组及缬沙坦组TGF-β_1mRNA和蛋白表达、Smad3蛋白表达均显著降低（$P<0.01$），Smad3 mRNA表达均降低（$P<0.01$，$P<0.05$）；与缬沙坦组比较，温阳消癥组TGF-β_1mRNA的表达显著降低（$P<0.01$）。见图6、7。

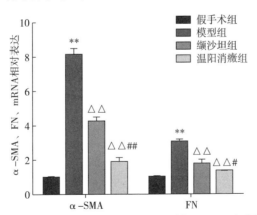

注：与假手术组比较，$^{**}P<0.01$；与模型组比较，$^{\triangle\triangle}P<0.01$；与缬沙坦组比较，$^{\#\#}P<0.01$，$^{\#}P<0.05$。

图4 各组小鼠肾组织α-SMA、FN mRNA表达比较

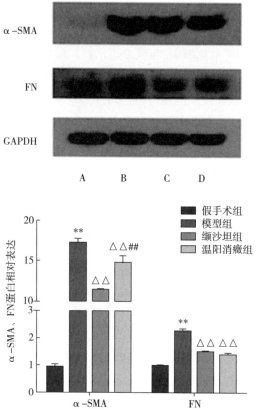

注：A.假手术组；B.模型组；C.缬沙坦组；D.温阳消癥组。与假手术组比较，$^{**}P$ <0.01；与模型组比较，$^{\triangle\triangle}P$<0.01；与缬沙坦组比较，$^{\#\#}P$<0.01。

图 5　各组小鼠肾组织α-SMA、FN蛋白的表达比较

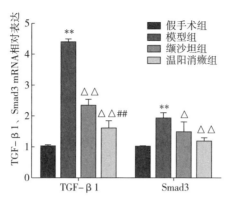

注：与假手术组比较，$^{**}P < 0.01$；与模型组比较，$^{\triangle}P < 0.05$，$^{\triangle\triangle}P < 0.01$；与缬沙坦组比较，$^{\#\#}P < 0.01$。

图6　各组小鼠肾组织TGF-β_1、Smad3 mRNA表达比较

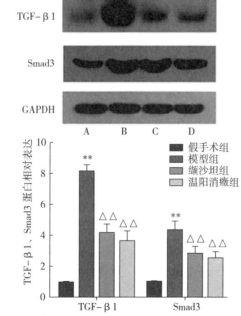

注：A.假手术组；B.模型组；C.缬沙坦组；D.温阳消癥组。与假手术组比较，$^{**}P < 0.01$；与模型组比较，$^{\triangle\triangle}P < 0.01$。

图7　各组小鼠肾组织TGF-β_1、Smad3蛋白表达比较

3.讨论

肾纤维化是由多种因素共同参与的进展性过程，炎症、缺氧、高血糖、蛋白尿等一种或多种致病因素引起肾脏固有细胞损伤，大量炎性因子活化释放，炎症细胞浸润，促纤维因子和抗纤维因子失调，肌成纤维细胞激活，导致 ECM 合成和分解失衡，ECM 大量聚集，最终形成纤维化瘢痕组织，在这一过程中，中心环节即为肌成纤维细胞的激活和 ECM 合成降解失调[12-13]。

肾纤维化尚无特效药物，目前临床疗效较为确切的首选药物为血管紧张素 II 受体拮抗剂（angiotensin II receptor antagonist，ARB），其可阻断血管紧张素 II 对 TGF-β_1 的过度活化作用，从而改善肾纤维化，故本研究选取 ARB 缬沙坦作为阳性对照组药物。

中医学中并无"CKD、肾纤维化"之名，相关内容多见于"溺毒、关格、水肿、血尿、虚劳、尿浊"等疾病中。国家级名中医王永钧教授[14]提出肾纤维化是"肾内微型癥积"的学说，从中医角度认为肾纤维化是病邪侵入肾络，瘀毒痰湿等病理产物久积肾络，导致肾络瘀阻，最终引起微型癥积的过程，这与西医损伤因子-成纤维细胞增生-微循环持续受损-肾纤维化形成的过程极其相似[15]，张沛虬老先生的温阳消癥方也契合了这一理论。从"肾内微型癥积"的理论联系肾纤维化的发病机制，阳虚血瘀是其重要病机。肾病之人，常有先天不足，后天失养，脾肾阳虚，久病则脉络瘀阻，《素问·调经论》中指出："血气者，喜温而恶寒，寒则泣不能流，温则消而去之。"血为阴，得阳则运，若阳虚火衰，则血失其运，凝于脉中，结为瘀滞，可见阳虚与血瘀之间有密不可分的关系。"温阳消癥方"益气温阳、活血消肿癥，方中黄芪为补气要药，与党参共用，加强健脾益气之功，使后天脾胃之本化生有源。肾主一身之阴阳，肾阳为"诸阳之本"，促进人体生理机能的运行，淫羊藿、肉苁蓉温补肾阳，促进先天之阳与脾胃之阳互生互通。桃仁、莪术、川芎均可活血化瘀，而莪术重在消癥理气，川芎行气祛风，三者共用，可改善肾内微型癥积。诸药合用，共奏扶正化瘀、延缓肾纤维化之效。

研究证实，温阳消癥方中多种成分具有抗肾纤维化的作用。黄芪是中医肾病学中研究最广泛的药物之一，其主要有效成分黄芪甲苷，可减轻5/6肾切除肾衰大鼠肾功能、肾脏病理损伤[16]；在糖尿病肾病小鼠模型中，黄芪甲苷可减少TGF-β_1的表达，抑制TGF-β_1/smad信号通路，延缓肾纤维化进展[17]。淫羊藿总黄酮减少糖尿病大鼠TGF-β_1的表达，缓解肾损伤[18]。桃仁可上调单侧输尿管梗阻（unilateral ureteral occlusion，UUO）大鼠上皮细胞钙黏蛋白、α-SMA的表达，下调FN表达，从而抑制肾小管上皮细胞转分化，减缓肾纤维化[19]。川芎的有效成分川芎嗪可下调UUO大鼠肾组织中TGF-β_1水平，同时上调Smad逆向调控因子Smad7和转录共抑制因子（Ski-related novel proyein N，SnoN）蛋白表达水平，从而减轻肾纤维化[20]。

本研究结果显示，术后第14天，造模组小鼠血肌酐水平较假手术组显著升高，提示造模成功。给药8周后，两个治疗组小鼠血肌酐、尿素氮水平较模型组显著降低，与缬沙坦组比较，温阳消癥组肌酐、尿素氮水平差异虽无统计学意义，但呈降低趋势。病理形态学观察提示，两个治疗组的肾小球、肾小管，以及温阳消癥组的间质损伤程度较模型组减轻，胶原染色阳性率显著低于模型组，而且温阳消癥组优于缬沙坦组。此结果提示，温阳消癥方对肾纤维化小鼠的肾功能及病理形态改变有改善作用。

肾纤维化的严重程度与肌成纤维细胞数量呈正相关，α-SMA是肌成纤维细胞独特的标记蛋白，可以使后者收缩迁移能力显著增加，并大量分泌ECM[21]。FN是ECM关键成分，生理情况下，FN维持细胞的正常形态，参与细胞之间、细胞与基质之间的连接；病理状态下，FN可作为其他ECM成分之间的支架，促进ECM聚集，并对炎症细胞有趋化作用[22]。本研究结果显示，温阳消癥组及缬沙坦组的小鼠α-SMA及FN mRNA和蛋白表达均显著低于模型组，与缬沙坦组比较，温阳消癥组α-SMA mRNA和蛋白的表达均显著下降，FN的mRNA表达降低。提示温阳消癥方可显著下调肾纤维化关键指标α-SMA及FN的表达，减少ECM沉积。

TGF-β_1是肾纤维化的中枢介质，可诱导间质成纤维细胞活化成为表达α-SMA的肌成纤维细胞，促进ECM的合成。Smad信号系统在调节TGF-β_1中起核心作用，在肾纤维化和炎症的情况下，Smad3发挥促纤维化作用[23-24]。研究发现，中药复方或中药有效成分能够通过TGF-β_1/Smad3通路改善肾纤维化[25-30]。本研究结果显示，温阳消癥组和缬沙坦组TGF-β_1 mRNA和蛋白表达及Smad3蛋白的表达均显著低于模型组，Smad3 mRNA的表达低于模型组；与缬沙坦组比较，温阳消癥组TGF-β_1 mRNA的表达显著下降。可见温阳消癥方能够下调TGF-β_1、Smad3的表达，提示其减轻肾纤维化的机制可能与调控抑制TGF-β_1/Smad3信号通路有关。

综上所述，温阳消癥方可改善5/6肾切除小鼠肾功能，减轻病理形态改变，下调肾纤维化标志物α-SMA及FN蛋白和mRNA表达，减轻ECM异常堆积，其机制可能和抑制了TGF-β_1/Smad3信号通路有关。本研究为中医药治疗肾纤维化提供了新的证据，但仍然存在以下不足：首先，温阳消癥方的具体有效成分尚不明确，仍需进一步研究，如进行高效液相色谱法分析中药复方有效成分；其次，本研究的机制研究不够深入，未来可从分子生物学的角度进一步深入研究。

参考文献

［1］GBD Chronic Kidney Disease Collaboration. Global, regional, and national burden of chronic kidney disease, 1990-2017: A systematic analysis for the Global Burden of Disease Study 2017 ［J］. Lancet, 2020, 395 (10225): 709-733.

［2］DJUDJAJ S, BOOR P. Cellular and molecular mechanisms of kidney fibrosis ［J］. Mol Aspects Med, 2019, 65: 16-36.

［3］HUMPHREZS B D. Mechanisms of renal fibrosis ［J］. Annu Rev Physiol, 2018, 80: 309-326.

［4］GIFFORD C C, TANG J, COSTELLO A, et, al. Negative regulators of TGF-β_1 signaling in renal fibrosis: pathological mechanisms and novel therapeutic opportunities ［J］. Clin Sci (Lond), 2021, 135 (2): 275-303.

［5］孔明慧，袁洋，党艳梅. 转化生长因子-β_1/Smad信号通路对肾纤维化调控机制的研究进展［J］. 中国临床实用医学，2020，11（5）：78-80.

［6］倪佳宁，魏升，钟光辉，等. 温阳化瘀方辅治脾肾亏虚血瘀型慢性肾脏病3期临床观察［J］. 浙江中西医结合杂志，2020，30（3）：207-211.

［7］蔡旭东，林晓蒙，余柯娜，等. 温阳消癥方对单侧输尿管梗阻小鼠肾间质纤维化的影响［J］. 中国中西医结合肾病杂志，2018，19（11）：952-954，1036.

［8］林晓蒙，余柯娜，蔡旭东.温阳消癥方对单侧输尿管梗阻小鼠肾组织Ⅰ型与Ⅲ型胶原表达的影响［J］.浙江中西医结合杂志，2020，30（11）：872-875，879.

［9］PLATT R，ROSCOE MH，SMITH F W. Experimental renal failure［J］. Clin Sci，1952，11（3）：217-231.

［10］余柯娜，麻志恒，钟利平，等.抗纤灵对5/6肾切除小鼠转化生长因子-β_1及其下游因子表达的影响［J］.北京中医药，2016，35（8）：730-733.

［11］汤家铭，陈民利.医学实验动物学［M］.北京：中国中医药出版社，2012：209-210.

［12］ZHOU D，FU H，ZHANG L，et al. Tubule-Derived Wnts Are Required for Fibroblast Activation and Kidney Fibrosis［J］. J Am Soc Nephrol，2017，28（8）：2322-2336.

［13］姚小兵.肾纤维化的发病机制及治疗研究进展［J］.国际泌尿系统杂志，2019，39（2）：371-374.

［14］王永钧，张敏鸥.痰瘀互结与肾内微型癥积［J］.中国中西医结合肾病杂志，2003，4（1）：1-3.

［15］肖程程，张杰.肾纤维化的细胞和分子基础［J］.中国医药导报，2017，14（7）：45-48.

［16］尤云，洪丽萍，张宏涛.基于Wnt/β-catenin信号通路探讨黄芪甲苷对慢性肾衰竭大鼠钙磷代谢紊乱的改善作用及机制［J］.浙江中医药大学学报，2021，45（2）：124-130.

［17］HAN H，CAO A，WANG L，et al. huangqi decoction ameliorates streptozotocin-induced rat diabetic nephropathy through antioxidant and regulation of the TGF-β_1/MAPK/PPAR-γ signaling［J］. Cell Physiol Biochem，2017，42（5）：1934-1944.

［18］CHEN H A，CHEN C M，GUAN S S，et al. The

antifibrotic and anti-inflammatory effects of icariin on the kidney in a unilateral ureteral obstruction mouse model [J]. Phytomedicine, 2019, 59: 152917.

[19] JUENGEL E, AFSCHAR M, MAKAREVI J, et al. Amygdalin blocks the in vitro adhesion and invasion of renal cell carcinoma cells by an integrin-dependent mechanism [J]. Int J Mol Med, 2016, 37 (3): 843-850.

[20] X I A J, HE LQ, SU X. Interventional mechanisms of herbs or herbal extracts on renal interstit I al fibrosis [J]. J Integr Med, 2016, 14 (3): 165-173.

[21] 曾庆敏，李均.Wnt 和 Notch 信号通路在肾纤维化中的作用研究进展 [J].中国中西医结合肾病杂志，2019，20 (12): 1124-1126.

[22] LIU F, ZHUANG S. New therapies for the treatment of renal fibrosis [J]. Adv Exp Med Biol, 2019, 1165: 625-659.

[23] CHEN L, YANG T, LU D W, et, al. Central role of dysregulation of TGF-β/Smad in CKD progression and potent I al targets of its treatment [J]. Biomed Pharmacother, 2018, 101: 670-681.

[24] 杨晓萍，黄燕莉，王杰，等.肾纤维化信号通路的中医药研究进展 [J].世界中医药，2019，14 (5): 1084-1088. (5): 1084-1088.

[25] ZHOU S S, AI Z Z, LI W N, et al. Shenkang Ⅶ Recipe attenuates unilateral ureteral obstruction-induced renal fibrosis via TGF-β/Smad, NF-κB and SHH signaling pathway [J]. Curr Med Sci, 2020, 40 (5): 917-930.

[26] 李冰，韩琳，马钰，等.降压通络方对缺氧诱导的

大鼠肾小管上皮细胞TGF-β_1/Smad信号通路的影响［J］.中国中西医结合杂志，2021，41（05）：589-595.

［27］WANG J, GE S, WANG Y, et al. Puerarin alleviates UUO-induced inflammation and fibrosis by regulating the NF-κB P65/STAT3 and TGF-β_1/Smads signaling pathways［J］. Drug Des Devel Ther, 2021, 15: 3697-3708.

［28］汪四海，方朝晖，倪英群，等.丹蛭降糖胶囊对糖尿病肾病大鼠肾脏TGF-β_1/Smad3信号通路和AGEs/RAGE水平的影响［J］.中华中医药杂志，2021，36（4）：2019-2024.

［29］魏丹丹，李闪闪，王永杰，等.下瘀血汤通过Wnt/β-catenin和TGF-β-1/Smad信号串联干预肾纤维化大鼠的机制［J］.中国实验方剂学杂志，2021，27（10）：8-14.

［30］刘张红，程锦国，林文博，等.肾病Ⅰ号方对肾间质纤维化大鼠TGF-β_1和CTGF表达的影响［J］.浙江中医药大学学报，2019，43（11）：1258-1265.

第五节　温阳消癥方对5/6肾切除小鼠肾功能及肾组织病理的影响

肾纤维化是各类原发性或继发性肾脏疾病致慢性肾功能衰竭（Chronic kidney disease，CKD）甚或终末期肾脏病（end stage renal disease，ESRD）的共同病理基础。除肾脏的急性病变外，一旦进入慢性肾脏病进程，肾脏纤维化的发生时间或疾病进展将难以估量。故早期对肾纤维化进行防治在慢性肾脏病治疗中举足轻重。补虚消癥方是宁波市中医院肾病科研制，立法丁扶正化瘀的中药复方。前期的临床研究表明其能够通过降低血肌酐、尿酸及24小时尿蛋白定量保护CKD3期患者的肾功能[1]。究其作用机制，体外实验表明补虚消癥方含药血清能够通过提升MMP-2/TIMP-2比值保护大鼠肾小球系膜细胞[2]。本研究在补虚消癥方的立法原则之上侧重加强中药复方温阳、消癥之意，化裁而成补虚消癥二号方，即温阳消癥方。鉴于C57小鼠基因与人类具有更高的同源性，且目前研究报道尚匮乏，选用C57小鼠为研究对象，建立5/6肾切除慢性肾功能衰竭肾纤维化模型，初探温阳消癥方对5/6肾切除小鼠慢性肾功能衰竭疾病状态的影响，并为进一步探讨药物作用机制奠定研究基础。

1.材料与方法

1.1 实验动物

SPF级雄性C57小鼠32只，体重（20±1.5）g，上海中医药大学实验动物中心提供［SCXK（沪）2013-0016］。试验期间自由饮食饮水，饲料由上海中医药大学实验动物中心提供，适应性喂养一周后进行动物模型制作。

1.2 实验药物与试剂

1.2.1 药物

中药方剂：温阳消癥方（组成：黄芪30g，党参30g，淫羊藿15g，肉苁蓉15g，桃仁12g，川芎15g，莪术30g），由上海中医药大学附属曙光医院制剂室提供相应颗粒剂。

代文：缬沙坦胶囊，由北京诺华制药有限公司生产，批号：H20040216。

1.2.2 试剂

肌酐测定试剂盒，尿素氮测定试剂盒，24小时尿蛋白定量试剂盒，HE、Masson染色试剂盒均购于南京建成生物公司。

1.3 模型建立

从32只C57小鼠中随机取24只小鼠，用Platt[3]法制作

5/6肾切除慢性肾衰肾纤维化模型。于手术台上放置成人尿垫，将模型组C57小鼠用2%戊巴比妥钠腹腔注射麻醉后置于手术台上。于左肋下1cm处行一斜向外下方切口（小鼠：0.8-1cm），切口约与鼠体长纵轴向内成45°角，暴露左侧肾脏，分离肾周围脂肪并剥离肾外包膜后切除肾上下极组织各1/3，用吸收性明胶海绵压迫止血10分钟后复位肾脏并缝合。一周后行2期手术，同样手法麻醉，切开右背暴露右肾，结扎肾蒂后切除整个右肾。故两次手术共切除约70%肾脏。另8只C57小鼠作为假手术对照组，两次手术中，仅仅暴露双侧肾脏并分离肾周脂肪、包膜后缝合。

1.4 分组方法

小鼠进入实验室适应性喂养1周后，随机取8只为假手术组，其余24只为造模组，将造模组小鼠按上述方法制作慢性肾功能衰竭动物模型，术后2周行小鼠目内眦采血，测定肾功能，按血清肌酐值水平将小鼠分为模型组、温阳消癥方组和代文组，使三组间血清肌酐值无统计学差异。

1.5 给药方法与疗程

温阳消癥方：中药相当于成人等效剂量，人鼠剂量20倍换算，水提液浓缩，由上海中医药大学曙光医院制剂室制成颗粒剂，0.98g（0.2mL）/20g小鼠，连续灌胃8周。

代文：人鼠剂量12.33倍换算[4]，0.33mg（0.2mL）/20g小鼠，连续灌胃8周。

1.6 取材

灌胃治疗8周后，对所有小鼠行眼眶后静脉丛采血，将血液离心后收集血清，留取肾组织。

血液：将血液以2000转/分离心，分离血清。

肾组织：留取残肾和假手术组小鼠肾组织，沿肾组织冠状面纵轴分离等大，将其中一半肾组织置于4%多聚甲醛溶液中固定并逐级进行脱水、石蜡包埋、切片，行HE和Masson染色，另一半组织置于-80℃冰箱中保存。

1.7 检测方法

1.7.1 肾功能、24h尿蛋白定量检测

根据试剂盒说明测定血清肌酐（scr）、尿素氮值（BUN）和24h尿蛋白定量。

1.7.2 统计学方法

计量资料用表示，采用SPSS18.0软件进行统计分析，两两比较采用 t 检验或Mann-Whitney检验，多组间比较采用单因素方差分析，组间两两比较采用LSD法，$P < 0.05$ 为有统计学差异，$P < 0.01$ 视为具有明显统计学差异。

2.结果

2.1 造模2周后血清肌酐情况，见表1。

表1 造模2周后血清肌酐情况

组别	N（只）	肌酐（μmmol/L）
假手术组	8	36.06 ± 4.93
模型组	24	86.26 ± 7.76*

注：与假手术组比较，$t=-17.08$，*$P < 0.001$

2.2 治疗8周后肾功能、24h尿蛋白定量比较，见表2、3、4。

表2 治疗8周后各组小鼠血清肌酐值比较

组别	N（只）	肌酐（μmmol/L）
假手术组	8	33.12 ± 4.51
模型组	8	99.98 ± 12.31*
温阳消癥方组	8	74.68 ± 6.19#
代文组	8	77.40 ± 4.46@

注：与假手术组比较，$t=-14.42$，*$P < 0.001$

经方差分析，F=22.06，模型组、温阳消癥方组、代文组间血肌酐表达有差异，可进一步行LSD比较，与模型组比较，$^{\#}P<0.001$，$^{@}P<0.001$；

表3　各组小鼠血清尿素氮值比较

组别	N（只）	尿素氮（mmol/L）
假手术组	8	6.48 ± 1.23
模型组	8	$22.21 \pm 1.48^{*}$
温阳消癥方组	8	$15.60 \pm 1.90^{\#}$
代文组	8	$17.23 \pm 1.35^{@}$

注：与假手术组比较，$t=-23.10$，$^{*}P<0.001$

经方差分析，F=37.23，模型组、温阳消癥方组、代文组间血清尿素氮表达有差异，可进一步行LSD比较，与模型组比较，$^{\#}P<0.001$，$^{@}P<0.001$；

表4　各组小鼠24小时尿蛋白定量比较

组别	N（只）	24小时尿蛋白定量（mg/24h）
假手术组	8	2.59 ± 0.20
模型组	8	$12.45 \pm 2.37^{*}$
温阳消癥方组	8	$7.20 \pm 0.89^{\#}$
代文组	8	$7.04 \pm 1.04^{@}$

注：与假手术组比较，$t=-11.73$，$^{*}P<0.001$

经方差分析，F=30.37，模型组、温阳消癥方组、代文组间24小时尿蛋白定量表达有差异，可进一步行LSD比较，与模型组比较，$^{\#}P<0.001$，$^{@}P<0.001$；

2.3 小鼠肾组织病理改变

2.3.1 肾组织HE染色，见图1。

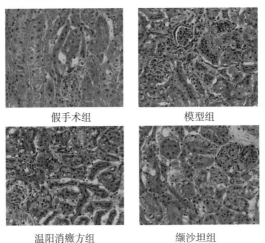

假手术组　　　　　　　　模型组

温阳消癥方组　　　　　　缬沙坦组

图1　肾组织HE染色

2.3.2 肾组织Masson染色，见图2。

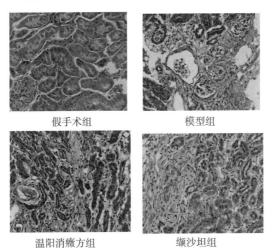

假手术组　　　　　　　　模型组

温阳消癥方组　　　　　　缬沙坦组

图2　肾组织Masson染色

2.3.3 小鼠肾组织Masson染色胶原阳性率百分比，见图3。

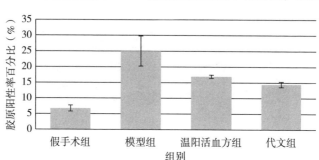

注：与假手术组相比，$t=-6.504$，$*P<0.01$；
经方差分析，$F=11.58$，模型组、温阳消癥方组、代文组间胶原阳性百分率有差异，可进一步行LSD比较，与模型组比较，$#P<0.01$；与模型组相比，$@P<0.01$；

图3　各组小鼠肾组织Masson染色胶原阳性率百分比

3.讨论

在慢性肾功能不全的疾病过程中，肾纤维化作为其终末途径，已为多项临床或实验室研究所关注。现代医学中，肾纤维化的病理改变为正常肾单位的丢失，而以大量成纤维细胞及肌成纤维细胞的生成为替代，使得细胞外基质（胶原纤维或纤粘连蛋白）逐步堆积最终导致肾小球硬化和肾小管间质纤维化。中医学中，无肾功能不全或肾纤维化病名，代以疾病过程中出现的相关症状为名，如"水肿""腰痛""虚劳"等。肾纤维化的病机常涉及"虚""瘀""湿""毒"。故诸多中药复方均围绕"本虚标实"的病机本质研制，且于临床应用中往往收效显著，如何立群[4-7]等人研制的抗纤灵方、健脾清化方。而单味中药或中药单体往往围绕"虚""瘀""湿""毒"的某一方面病机侧重展开研究，且一般以实验室研究结论为多，中药单体则多以注射液形式应用于临床治疗。

血瘀论为中医的特色理论体系，其病因有"气虚""气滞""寒凝""热结"等，《诸病源候论》卷十九独论积聚癥瘕诸证，创虚劳积聚之论，其曰："虚劳之人，阴阳伤损，血气凝涩，不能宣通经络，故积聚于内也。"慢性肾功能不全者，于疾病早期易出现脾肾气虚之证，气虚运化无权，往往出现恶心、口苦黏腻、小便短赤之症，此是湿热久羁不去也。肾为先天之本，脾为气血生化之源，湿浊延绵不去，久之伤及脾肾之阳，畏寒肢冷、腰膝酸冷、胃脘冷痛、五更泄泻、面浮肢肿等脾肾阳虚之证逐渐出现。疾病后期，正虚瘀结，或会出现面色萎黄、黧黑，肌肤甲错等症，此时患者往往处于终末期肾脏病阶段，肾纤维化恰为其病理形态表现形式。于现代医学而言，肾纤维化的病理形态表现，如肾小球血管袢闭塞、系膜增生、基底膜增厚以致最终表现为肾小球硬化和肾小管间质纤维化，多符合中医的"癥瘕"抑或"癥积"之内涵，其本质为血瘀作祟，故也有学者[8]提出"肾内微型癥积"的学术思想。故无论临证正虚血瘀宏观之见抑或肾脏病理的微型之癥，均表明肾纤维化的病因病机与中医的"血瘀"理论紧密相关。

《金匮要略·血痹虚劳病脉证并治》阐述了阳虚、阴阳两虚等各种虚劳治法，首创大黄䗪虫丸治疗虚劳之干血痨证。温阳消癥方取补虚消癥之义，侧重温阳活血。《灵枢·本脏》云："阳者，卫外而为固也。"《素问·生气通天论》云："阳气者，若天与日，失其所，则折寿而不彰。"可见阳气在人类生理活动中的重要性，心阳虚则血运不畅，脾无阳则水谷不得化，肝无阳则疏泄无功，肺无阳则宣降无度，肾无阳则浊毒滞涩。脾肾阳虚证多出现于慢性肾脏病的中、末时期，或由患者先天不足于慢性肾脏病早期已经表现。阳虚失于温煦，无力推动血脉，或凝滞于皮肤、肢端、腰部，出现面色晦暗，唇暗舌暗，腰部固定刺痛等临床血瘀之象，或凝滞于肾脏微型血管之中，出现肾小球硬化、肾小管间质纤维化等表现。

温阳消癥方由党参30g、黄芪30g、淫羊藿15g、肉苁蓉15g、桃仁12g、川芎15g、莪术30g组成。其中党参、黄芪味甘，善入脾胃，补气健脾，继而生津生血，为纠正疾病"气虚证"的重要方药。黄芪为补中益气要药，又能利尿消肿，于慢性肾脏病水肿病人一举两得。淫羊藿、肉苁蓉味甘性温、补肾助阳，伍党参、黄芪诸类补气之品使得温阳之功更著，《本草备要》云："补肾益精，治五劳七伤。"《神农本草经》云："主五劳七伤，补中。"故虚劳诸疾，二药之治也。桃仁、川芎、莪术均为活血药，其中，莪术破血行气，善治血瘀、寒凝、气滞所致诸般癥瘕，桃仁善泄血滞，祛瘀力强，治癥瘕痞块，伍"血中之气药"川芎，气行瘀散则癥瘕乃去。

本研究结果显示，在小鼠5/6肾切除成模2周后，血清肌酐值较假手术组上升，证明小鼠5/6肾切除造模成功。目前，抗肾纤维化药物并不多，除了熟知的血管紧张素转换酶抑制剂（ACEI）、血管紧张素Ⅱ受体拮抗剂（ARB）、TGF-β_1中和抗体外，近年来关于钙三醇[9-10]、一氧化氮、地尔硫䓬[11]、α硫辛酸[13]的报道也日渐增多，本研究选择临床疗效较明确的血管紧张素Ⅱ受体拮抗剂代文为抗肾纤维化、延缓肾功能进展的阳性对照药物。治疗8周后，我们发现温阳消癥方组和代文组的血清肌酐、尿素氮值及24h尿蛋白定量均较模型组下调，而温阳消癥方组和代文组之间的肾功能、24h尿蛋白定量尚未存在统计学差异。可见，中药复方温阳消癥方能够下调5/6肾切除小鼠的血清肌酐、尿素氮值和24h尿蛋白定量，由此改善肾功能，延缓慢性肾功能衰竭的疾病过程。从病理形态改变观察，HE染色中模型组小鼠肾组织炎性细胞浸润明显，系膜细胞及基质轻度增生，肾小管排列紊乱，肾小管上皮细胞空泡形成，而治疗组较模型组的肾组织炎性细胞浸润减少，并且系膜细胞及基质的增生程度也同步减轻。在Masson染色中，模型组小鼠的肾小球系膜细胞及基质增生，部分肾小球出现固缩，更有少量肾小球的血管袢消失，肾小管间质纤维化明显。结合肾组织胶原阳性百分比，温阳消癥方组及代文组的肾组织蓝染胶原面积较模型组出现一定下调。由此，从病理形态学角度证明了温阳消癥方能够改善5/6肾切除小鼠肾组织的局部炎症及纤维化。

"聚证易已，积证难疗"，于中医理、法、方、药而言，通过准确辨证，结合临证于慢性肾脏病中、末期患者出现的阳虚、血瘀之证，温阳消癥方能够通过温脾肾之阳、化脏络之瘀改善其临床出现的畏寒肢冷、腰膝酸冷、面浮肢肿、唇舌紫暗、腰部刺痛等症。结合实验室研究，温阳消癥方能够改善5/6肾切除小鼠的肾功能并下调其24h尿蛋白定量，于肾脏局部组织形态而言，温阳消癥方能够减少肾组织炎性细胞的浸润、肾小球微血管病变程度、范围和肾小管间质的纤维化面积，此亦通过"消癥化积"之法减少甚或抑制"肾内微型癥积"的形成，由此延缓5/6肾切除小鼠慢性肾功能衰竭、肾纤维化的疾病进展。而本研究仅作为动物实验的临床基础研究，其中方药的作用机制待后期深入的分子机制探讨。

参考文献

［1］钟光辉，邢洁，魏升.补虚消癥汤治疗慢性肾脏病3期临床观察［J］.浙江中医杂志，2014，11：795-796.

［2］钟光辉，魏升，邢洁.补虚消癥汤对大鼠肾小球系膜细胞MMPs及TIMPs表达的影响［J］.中华中医药学刊，2014，10：2504-2507.

［3］Platt R，Roscoe MH，Smith FW. Experimental renal failure［J］.Clin Sci，1952，3：217-231.

［4］符强，何立群，曹和欣.健脾清化方对慢性肾功能衰竭高脂血症大鼠肾组织氧自由基和转化生长因子β₁mRNA表达的影响［J］.中西医结合学报，2006，04：408-412.

［5］马晓红，何立群.健脾清化方调节局灶节段硬化大鼠炎症信号通路的机制［J］.南方医科大学学报，2013，11：1577-1582.

［6］何立群，王怡，曹和欣，等.抗纤灵冲剂对慢性肾衰模型肾组织TNF-mRNA、PDGF-mRNA的影响［J］.中国实验方剂学杂志，2003，05：29-32.

［7］王怡，何立群，郑平东.抗纤灵冲剂对慢性肾衰竭肾功能及纤维化指标影响的临床研究［J］.中国中西医结合肾病杂志，2002，07：396-398.

［8］王永钧，张敏鸥.痰瘀互结与肾内微型癥积［J］.中国中西医结合肾病杂志，2003，4（1）：1.

［9］Tan X，Li Y，Liu Y. Therapeutic role and potential mechanisms of active Vitamin D in renal interstitial fibrosis［J］. J Steroid Biochem Mol Biol，2007.103（3-5）：491-496.

［10］J Steroid Biochem Mol Biol，2007，103（3-5）：491-496. Tan X，Li Y，Liu Y. Paricalcitol attenuates renal interstitial fibrosis in obstructive nephropathy［J］. J Am Soc Nephrol，2006，17（12）：3382-3393.

［11］Anjaneyulu M，Chopra K.Dilt I azem attenuates oxidative stress in diabetic rats［J］.Metabolism，2006，55（12）：1590-1598.

［12］Bhatti F，Mankhey RW，Asico L，et al.Mechanisms of antioxidant and pro-oxidant effects of alpha-lipoic acid in diabetic and non-diabetic kidney［J］. Kidney Int，2005.67（4）：1371-1380.

第六节　温阳化瘀方辅治脾肾亏虚血瘀型慢性肾脏病3期临床观察

慢性肾脏病作为临床上的常见疾病，其进展至终末期不仅给患者带来极大的痛苦及精神负担，也给社会的医保支出造成巨大压力。因此，对于慢性肾脏病早期防治手段的探索与研究具有重大意义。慢性肾脏病一体化治疗是目前对于慢性肾脏病3期的最基本治疗手段，而近年来通过对患者饮食、营养、生活等各方面进行宣教使其实现自我管理的慢性肾脏病随访管理也成为延缓肾脏病进展的有效模式[1]。前期，我科开展了温阳化瘀方对慢性肾衰竭大鼠核因子κB/单核细胞趋化蛋白-1（nuclear factor kappa-B/ monocyte chemoattractant protein-1，NF-κB ／MCP-1）通路作用的研究[2]，实验结果表明，该方具有降尿蛋白降肌酐的作用，本研究则基于慢性肾脏病管理中心随访的脾肾亏虚血瘀型的慢性肾脏病3期患者，予以温阳化瘀方进行中西医联合治疗，以观察临床疗效。

1.资料与方法

1.1临床资料

在2018.1~2019.8从我院门诊收入慢性肾脏管理随访的慢性肾脏病3期脾肾亏虚兼血瘀证的患者62例，其中男性33例，女性29例；年龄29-75岁，平均60.34±11.10岁；慢性肾小球肾炎22例，2型糖尿病性肾病20例，多囊肾5例，痛风性肾病15例，采用随机号码表法将患者分为中西医治疗组31例和西药治疗组31例，其中，中西医治疗组男性16例，女性15例，平均年龄60.97±9.64岁，平均病程5.21±1.69年，慢性肾小球肾炎12例，2型糖尿病性肾病9例，多囊肾3例，痛风性肾病7例；西药治疗组男性17例，女性14例，平均年龄59.71±12.52岁，平均病程5.05±1.87年，慢性肾小球肾炎10例，2型糖尿病性肾病11例，多囊肾2例，痛风性肾病8例；两组患者性别、年龄、病程及原发疾病的一般临床资料比较均无统计学差异，具有可比性（$P>0.05$）。

1.2 中西医诊断标准及排除标准

慢性肾脏病西医诊断及分期标准参照2012年改善全球肾脏病预后组织（Kidney Disease：Improving Global Outcomes，KDIGO）所制定的慢性肾脏病评估与管理临床实践指南[3]，肾小球滤过率估算参考2009年慢性肾脏病流行病学合作研究公式（Chronic Kidney Disease Epidemiology Collaboration，CKD-EPI）[4]；慢性肾小球肾炎、2性糖尿病性肾病、多囊肾及痛风肾诊断均参考2008年王海燕主编的《肾脏病学》（第三版）[5]。中医证型参照2002版《中药新药临床研究指导原则》[6]提出的慢性肾脏病辨证分型标准。主症：气短懒言，神疲乏力，食少纳呆，畏寒肢冷，浮肿，大便溏，尿频或夜尿多；兼症：腰膝酸痛，面色晦暗，肢体麻木或疼痛，唇甲紫暗，肌肤甲错；舌脉：舌暗淡有齿痕或有瘀斑瘀点，苔薄白，脉细或涩，或沉迟。证型需具备至少主症一项兼症一项，结合舌脉即可诊断。排除具有严重心脑血管疾病、严重感染、肿瘤等重大疾病或正进行免疫治疗、无法配合服药及评估检测的患者。

1.3治疗方法

1.3.1西药治疗组

两组患者均接受慢性肾脏病一体化西药治疗：高血压患者降压给予除血管紧张素Ⅱ受体阻滞剂及血管紧张素转化酶抑制剂以外的降压药物治疗；糖尿病患者降糖予以胰岛素皮下注射或瑞格列奈（江苏豪森药业股份有限公司，批号：171102，规格：0.5mg）口服治疗；高尿酸患者降尿酸予以非布司他片（杭州朱养心药业有限公司，批号：181164，规格：40mg）及碳酸氢钠片（天津力生制药股份有限公司，批号：1707224，规格：0.5g）口服治疗；高脂血症予以他汀类药物治疗；补充必需氨基酸予以复方α-酮酸片（北京费森尤斯卡比医药有限公司，批号：81Ih188，规格：0.63g）治疗；纠正贫血予以重组人促红素注射液（沈阳三生制药有限责任公司，批号：20170916，规格：10000iu）皮下注射或多糖铁复合物（美国KremersUrban Pharmaceuticalsinc.，批号：219078p1，规格：150mg）口服治疗；抗甲状旁腺亢进予以骨化三醇（青岛正大海尔制药有限公司，批号；1711291，规格：0.25μg）治疗；疗程8周，具体剂量依据患者病情而定，以上治疗方案及治疗目标均依照2008年王海燕主编的《肾脏病学》（第三版）[5]。同时治疗前慢性肾脏病管理中心专职护士均对患者进行自我生活管理，饮食营养及心理康复的相关宣教：生活管理内容包括合理用药、戒烟、限酒、控制体重、适当运动等；营养饮食指导包括低盐、低脂、优质低蛋白、低钾、低磷、低嘌呤的个体饮食方案；心理康复宣教包括鼓励、疏导、建立病友社交群等。上述慢性病管理照护方案均参考2018年马迎春主编的《慢性肾脏病患者的功能障碍及康复策略》[7]。

1.3.2中西医治疗组

在西药治疗组基础上口服中药汤剂温阳化瘀方，组方：黄芪30g、党参30g、淫羊藿15g、肉苁蓉15g、桃仁12g、川芎15g、莪术30g，日1剂，水煎两次，每次200mL左右，上下午温服，疗程8周。中药来源于宁波明贝中药业有限公司。

1.4疗效观察

1.4.1客观指标

获取患者治疗前后血红蛋白、人血白蛋白、血肌酐、血尿素氮、肾小球滤过率、尿总蛋白/尿肌酐的指标水平，标本均于患者清晨空腹状态采集。迈瑞血液常规流水线测定血红蛋白，采用血细胞分析仪（仪器型号：BC6800）；邻苯三酚红测定人血白蛋白、血肌酐、血尿素氮，氧化酶法测定尿总蛋白/尿肌酐，均采用全自动生化分析仪（仪器编号：AU680）。

1.4.2主观指标

参照2002年《中医新药临床研究指导原则》[6]根据患者症状轻重程度获取其治疗前后中医证候积分，轻度1分、中度2分、重度3分，主症加倍得分，累计分数为总积分；依照美国波士顿健康研究所研制的健康调查简表（the MOS item short from health survey，SF-36）来获取患者治疗前后生理机能、生理职能、躯体疼痛、一般健康状况、活力、社会功能、情感职能、精神健康八维度的评分，累计分数为生活质量总评分[8]。

1.5统计学方法

采用Stata IC 15 version统计软件处理。数据以（$\bar{x} \pm s$）表示，计数资料采用x^2检验，组内比较采用配对t检验，组间比较采用成组t检验，相关性分析采用线性回归分析；$P < 0.05$表示差异具有统计学意义。

2.结果

2.1 客观指标比较

两组患者治疗后分别较其治疗前相比，其血红蛋白、人血白蛋白、血肌酐、血尿素氮、肾小球滤过率、尿总蛋白/尿肌酐的指标水平均有改善，中西医治疗组的各项指标差异均具有统计学意义（t=5.78，7.42，-9.87，-7.83，8.71，-5.40，$P < 0.05$），而西药治疗组在血红蛋白、人血白蛋白、血肌酐、血尿素氮及尿总蛋白/尿肌酐的差异上具有统计学意义（t=5.78，3.26，-2.67，-6.90，-4.88，$P < 0.05$）；两组患者治疗前各指标与组间无明显差异（$P > 0.05$），治疗后两组间在人血白蛋白、血肌酐、肾小球滤过率及尿总蛋白/尿肌酐上的差异具有统计学意义（t=2.69，-2.32，3.21，-2.06，$P < 0.05$）。见表1。

表1　两组脾肾亏虚血瘀型慢性肾脏病3期患者治疗前后各项客观指标比较

组别	例数	时间	血红蛋白 （g/L）	血清白蛋白 （g/L）	血肌酐 （μmol/L）
中西医 治疗组	31	治疗前	111.39 ± 16.64	36.956 ± 5.31	152.00 ± 29.24
		治疗后	122.19 ± 11.88*	44.05 ± 3.25*#	128.68 ± 25.46*#
t_1　P_1			5.78 0.000	7.42 0.000	-9.87 0.000
西药 治疗组	31	治疗前	111.94 ± 13.14	38.52 ± 4.56	149.52 ± 31.84
		治疗后	120.77 ± 7.99*	41.65 ± 3.75*	143.55 ± 25.10*
t_2　P_2			5.78 0.000	3.26 0.003	-2.67 0.012
t_3　P_3			-0.14 0.886	0.83 0.409	0.32 0.751
t_4　P_4			0.55 0.583	2.69 0.009	-2.32 0.024

表1　两组脾肾亏虚血瘀型慢性肾脏病3期患者治疗前后各项客观指标比较（续）

组别	例数	时间	血尿素氮（mmol/L）	肾小球滤过率（ml/min）	尿总蛋白/尿肌酐（mg/g）
中西医治疗组	31	治疗前	12.11 ± 2.16	42.08 ± 8.87	1046.73 ± 788.33
		治疗后	10.39 ± 2.20*	51.83 ± 12.04*#	686.65 ± 457.10*#
t_1　P_1			−7.83　0.000	8.71　0.000	−5.40　0.000
西药治疗组	31	治疗前	11.95 ± 2.11	41.53 ± 10.36	1089.57 ± 716.94
		治疗后	10.28 ± 1.74*	42.95 ± 9.58	971.81 ± 619.41
t_2　P_2			−6.90　0.000	1.79　0.083	−4.88　0.000
t_3　P_3			0.29　0.771	0.22　0.823	−0.22　0.824
t_4　P_4			0.21　0.836	3.21　0.002	−2.06　0.044

注：与治疗前相比，*＜0.05；与西药治疗组相比，#＜0.05。t_1为中西医治疗组治疗后与治疗前比较所得t值；t_2为西药治疗组治疗后与治疗前比较所得t值；t_3为中西医治疗组治疗前与西药治疗组治疗前比较所得t值；t_4为中西医治疗组治疗后与西药治疗组治疗后比较所得t值。西药治疗组予以慢性肾脏病一体化西药治疗及随访管理；中西医治疗组在此基础上加用温阳化瘀方。

2.2 主观指标比较

2.2.1 两组患者治疗前后中医证候总积分比较

中西医治疗组和西药治疗组患者治疗后较治疗前在中医证候总积分上均有下降，且均具有统计学意义（t=−9.45，−8.74，P＜0.05）；两组患者治疗前得分与组间无明显差异（P

＞0.05），两组在治疗后进行组间得分比较，中西医治疗组显著优于西药治疗组，具有统计学意义（$t=-5.63$，$P<0.05$）。见表2。

表2　两组脾肾亏虚血瘀型慢性肾脏病3期患者治疗前后中医证候总积分的比较

组别	例数	治疗前	治疗后	t　p
中西医治疗组	31	21.84 ± 4.37	13.42 ± 4.23*#	−9.45 0.000
西药治疗组	31	21.61 ± 4.29	19.23 ± 3.90*	−8.74 0.000
t　　p		0.21 0.838	−5.63 0.000	

注：与治疗前相比，*＜0.05；与西药治疗组相比，#＜0.05。西药治疗组予以慢性肾脏病一体化西药治疗及随访管理；中西医治疗组在此基础上加用温阳化瘀方。

2.2.2两组患者治疗前后SF-36生活质量评分比较

中西医治疗组及西药治疗组治疗后较治疗前在生活质量总评分上均有上升，具有统计学意义（$t=5.23, 2.50, P<0.05$）；其中，中西医治疗组治疗后在生理机能、生理职能、躯体疼痛、一般健康状况、社会功能、情感职能、精神健康的维度得分较其治疗前相比，具有统计学意义（$t=3.91, 4.79, 3.45, 4.20, 5.43, 3.35, 2.53, P<0.05$），而西药治疗组仅在生理职能、一般健康状况、社会功能维度得分较其治疗前相比具有统计学意义（$t=2.27, 3.35, 3.28, P<0.05$）；两组患者治疗前得分与组间无明显差异（$P>0.05$），两组患者在治疗后进行组间得分比较，中西医治疗组在生理机能、生理职能、躯体疼痛维度及总分上显著优于西药治疗组，具有统计学意义（$t=2.41, 2.40, 2.62, 2.80, P<0.05$）。见表3。

表3　两组脾肾亏虚血瘀型慢性肾脏病3期患者治疗前后SF-36生活质量评分的比较

组别	例数	时间	生理机能	生理职能	躯体疼痛	一般健康状况	活力
中西医治疗组	31	治疗前	74.52 ± 18.41	40.32 ± 38.56	69.03 ± 10.44	45.65 ± 19.48	66.94 ± 17.30
		治疗后	90.00 ± 14.20*#	80.65 ± 35.18*#	75.16 ± 7.24*#	64.19 ± 20.58*	724.2 ± 15.10
t_1 P_1			3.91 0.001	4.79 0.000	3.45 0.002	4.20 0.000	1.62 0.117
西药治疗组	31	治疗前	76.13 ± 16.82	48.39 ± 32.87	69.35 ± 10.63	45.97 ± 19.21	68.55 ± 16.23
		治疗后	81.45 ± 13.67	60.32 ± 31.41*	69.68 ± 9.12	57.74 ± 18.16*	67.10 ± 12.37
t_2 P_2			1.41 0.169	2.27 0.031	0.20 0.845	3.35 0.002	-0.51 0.612
t_3 P_3			-0.36 0.720	0.89 0.379	-0.12 0.904	-0.07 0.948	-0.38 0.706
t_4 P_4			2.41 0.019	2.40 0.020	-26.62 0.011	1.31 0.196	1.52 0.134

表3　两组脾肾亏虚血瘀型慢性肾脏病3期患者治疗前后SF-36生活质量评分的比较（续）

组别	例数	时间	社会功能	情感职能	精神健康	总分
中西医治疗组	31	治疗前	65.95 ± 18.80	56.99 ± 41.45	68.39 ± 15.5	487.78 ± 125.18
		治疗后	84.56 ± 11.72*	84.95 ± 29.61*	76.00 ± 13.97*	627.95 ± 104.10*#
t_1 P_1			5.43 0.000	3.35 0.002	2.53 0.017	5.23 0.000

组别	例数	时间	社会功能	情感职能	精神健康	总分
西药治疗组	31	治疗前	68.46 ± 15.21	62.37 ± 30.72	67.87 ± 14.98	507.08 ± 100.68
		治疗后	79.21 ± 9.83*	71.20 ± 32.58	71.22 ± 12.02	557.94 ± 92.71*
t_2 P_2			3.28 0.003	1.36 0.184	1.23 0.228	2.50 0.018
t_3 P_3			-0.58 0.566	-0.58 0.564	0.13 0.896	-0.067 0.506
t_4 P_4			1.96 0.055	1.74 0.088	1.44 0.154	2.80 0.007

注：与治疗前相比，* ＜ 0.05；与西药治疗组相比，# ＜ 0.05。t1 为中西医治疗组治疗后与治疗前比较所得 t 值；t2 为西药治疗组治疗后与治疗前比较所得 t 值；t3 为中西医治疗组治疗前与西药治疗组治疗前比较所得 t 值；t4 为中西医治疗组治疗后与西药治疗组治疗后比较所得 t 值。西药治疗组予以慢性肾脏病一体化西药治疗及随访管理；中西医治疗组在此基础上加用温阳化瘀方。

2.3 相关性分析

将中西医治疗组和西药治疗组两组患者治疗前的中医证候总积分与 SF-36 生活质量总评分进行线性回归分析，其二者呈负相关，线性方程为：y=-24.10x+1021.05，（t=-17.67，P ＜ 0.05），具有统计学意义，见图 1；将两组患者治疗后的中医证候总积分与 SF-36 生活质量总评分进行线性回归分析，其二者亦呈负相关，线性方程为：y=-15.10x+839.35，具有统计学意义，（t=-8.12，P ＜ 0.05），见图 2。

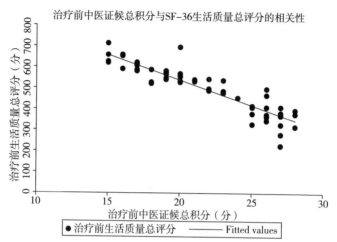

图1　两组脾肾亏虚血瘀型慢性肾脏病3期患者治疗前中医证候总积分与SF-36生活质量总评分的关系

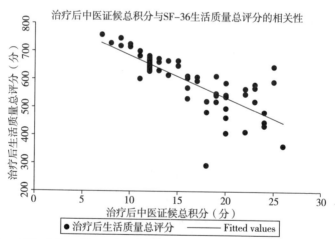

图2　两组脾肾亏虚血瘀型慢性肾脏病3期患者治疗后中医证候总积分与SF-36生活质量总评分的关系

3.讨论

慢性肾脏病是一组进行性发展的疾病，最终可导致终末期肾病。该疾病以"发病率高，知晓率低，病情复杂，病程不可逆，医疗费用高"已经成为全球范围内威胁人类健康的重要非传染性慢性疾病。尤其到了需要接受肾脏替代治疗的终末期，患者往往生活质量低，精神负担重，经济压力大，同时对于社会医保支出也造成很大影响。据统计[9]，患者进入透析后，经济负担增加3~5倍；延缓慢性肾脏病患者进入透析一年可以节约6万~12万元。因此，寻求多种手段对慢性肾脏病进行早期防治，控制高危因素，以延缓肾功能进展，提高患者生活质量是治疗慢性肾脏病的关键所在[10]。

本研究将慢性肾脏病一体化西药治疗联合随访管理作为基础治疗，结果表明，该方案在客观指标血红蛋白、人血白蛋白、血肌酐、血尿素氮、尿总蛋白/尿肌酐以及主观指标SF-36生活质量总评分、中医证候总积分上能够得到显著好转（$P < 0.05$），证明该手段已具有延缓肾功能进展，改善临床症状，提高患者生活质量的作用。而在辅以温阳化瘀方的中西医治疗组的观察中发现，该方案不仅在各项客观指标及主观评分指标上得到显著好转（$P < 0.05$），而且在人血白蛋白、血肌酐、肾小球滤过率及尿总蛋白/尿肌酐、SF-36生活质量总评分、中医证候总积分以及生理机能、生理职能、躯体疼痛三维度上显著优于西药治疗组（$P < 0.05$），因此在临床中验证了温阳化瘀方降尿蛋白降肌酐的作用，同时亦证明辅以温阳化瘀方的治疗方案在延缓慢性肾脏病进展以及改善患者临床症状及生活质量方面具有更好的作用。

慢性肾脏病于中医学中可归属于"关格""溺毒""水肿""虚劳"等范畴。其主要发病机制为各种肾病日久损及各脏腑功能，病势迁延最终导致正气虚衰，浊邪、瘀血蕴滞肾络，肾失开阖，湿浊尿毒潴留于体内而发病，属本虚标实，虚实夹杂之证。肾为先天之本，脾为后天之本，两者互根互用，肾脏既病，则两者互为损及。因此，邓铁涛、张佩青[11]等诸多医家认为脾肾亏虚是慢性肾脏病发病的关键因素。脾阳运化不利，肾阳气化失司，均可导致慢性肾脏病中最多见的水液代谢功能障碍，引起水肿、食欲缺乏等症状。此外，血瘀既为慢性肾脏病的病理产物，又为导致疾病发展的致病因素，有统计表明[12]，在整个慢性肾脏疾病病程中均兼有不同程度的瘀血阻络，可见，血瘀是慢性肾脏病发病的中心环节。因此，本研究采用温阳化瘀方，通过益气，温阳，消癥，从而改善肾脏病理状态，调节肾脏生理功能。方中重用黄芪、党参，共为君药；黄芪性味甘、温，具有益气升阳，利水消肿之功，诸多现代研究表明黄芪具有降蛋白尿[13]、抗炎、抗氧化、调节免疫、抗肾脏纤维化[14]的作用；党参性味甘、平，具有健脾益气生津之功，与黄芪合用，共奏健脾固肾，培元固本之效。方中淫羊藿、肉苁蓉均为温阳之药，淫羊藿，又名仙灵脾，性味辛、甘、温，肉苁蓉性味甘、咸、温，共同发挥补肾壮阳之功，有研究表明，淫羊藿[15]及肉苁蓉[16]在调节细胞免疫方面具有一定的药理作用。此外肉苁蓉具有通肠润便的作用，有报道[17]指出其在保护残余肾功能，改善血透患者生活质量方面具有一定作用。方中桃仁、川芎、莪术三者为活血化瘀之剂，在血瘀证所带来的身痛、情志障碍等临床证候中具有良好的功效，其中，作为川芎中的主要活性生物碱川芎嗪已在临床上广泛用于慢性肾衰患者。

慢性肾脏病患者通常有贫血、营养不良、骨病、高血压等并发症，也往往合并有糖尿病、痛风、高血脂等疾病，多种病理状态共同影响，不仅对机体会造成不适症状，对精神上也产生较多负面情绪。本研究运用SF-36生活质量评分量表以获取患者生理状态、心理功能、社会能力、个人综合状况的感觉体验[8]，以及运用中医证候积分量表获取患者气短懒言、神疲乏力、腰膝酸痛、面色晦暗、纳呆、浮肿等自觉症状的程度。在此基础上，本研究还对SF-36生活质量总评分及中医证候总积分进行了相关性分析，结果表明两者具有负相关，即患者的中医症状表现程度越轻，其生活质量就越高，反之亦然。由此可见，机体的症状反应与其生活质量密切相关。因此，在西药一体化联合随访管理的基础上，加以中医中药辨证施治，改善临床症状，从而可提高患者的生活质量。

综上所述，本研究结果表明辅以温阳化瘀方的中西医一体化药物治疗联合慢性肾脏病管理不仅能够更好地延缓肾功能进展，而且通过改善临床症状以提高生活质量方面具有更大的优势，是慢性肾脏病防治及管控的有效模式，值得推广于临床。

参考文献

［1］Chen SH, Tsai YF, Sun CY, et al. The impact of self-management support on the progression of chronic kidney disease-a prospective randomized controlled trIal［J］. Nephrol DIal Transplant, 2011, 26（11）: 3560-3566.

［2］魏升，钟光辉，王建康，等.温阳化瘀方对慢肾衰大鼠NF-κB/MCP-1通路作用研究［J］.新中医，2019，51（07）: 22-24.

［3］Kidney Disease: Improving Global Outcomes（KDIGO）CKD Work Group. KDIGO 2012 clinical practice guideline for the evaluation and management of chronic kidney disease［J］. Kidney Int Suppl, 2013, 3（1）: 19－62.

［4］Levey AS, Stevens LA, Schmid CH, et al. A new equation to estimate glomerular filtration rate［J］. Amn Intern Med, 2009, 150（9）: 604-612.

［5］王海燕.肾脏病学（第三版）［M］.北京：人民卫生出版社，2008，936-939，1424-1426，1753-1755，1444-1446，1819-1858.

［6］郑筱萸.中药新药临床研究指导原则［M］.北京：中国医药科技出版社，2002，163-167.

［7］马迎春.慢性肾脏病患者的功能障碍及康复策略［M］.北京：科学出版社，2018，38-45.

［8］Mare JE, Snow KK, Kosinski M, et al.SF-36 Health Survey: Manual and Interpretation Guide［M］.Boston, M A: The Health Institute, New England Medical Center, 1993, 1-12.

［9］Wu J, Yang L. The Economic burden of chronic kidney disease in China［J］. Value in Health, 2013, 16（3）: A1810-A1811.

［10］刘旭生，卢富华，吴一帆.建立有中医特色的慢性肾脏病管理模式［J］.中国中西医结合肾病杂志，2010，12（11）: 1121-1122.

［11］陆赞，张佩青.张佩青治疗慢性肾衰竭经验浅谈［J］.黑龙江中医药，2019，48（1）: 58-59.

［12］卢玲，梁冰.中医药抗肾纤维化的研究进展［J］.广西中医药，2001，24（6）: 5-8.

［13］李均，何立群，李屹.黄芪对慢性肾衰大量蛋白尿大鼠血肿瘤坏死因子α的影响［J］.辽宁中医杂志，2005，32（12）: 1331-1331.

［14］左川，谢席胜，樊均明，等.黄芪对单侧输尿管梗阻

大鼠肾小管间质病理损害的作用［J］.西部医学，2008，20（2）：245-248.

［15］牛效清，王振，李长红，等.淫羊藿对慢性肾衰患者细胞免疫功能的影响［J］.黑龙江医药科学，2002，25（5）：44-44.

［16］沈敬华，杨丽敏，吕炳申，等.五种中药提取物对正常小鼠细胞免疫的影响［J］.中国实验方剂学杂志，2006，12（2）：57-58.

［17］王凌芬，赵玮，王占启，等.肉苁蓉保护残余肾功能的临床观察［J］.河北中医，2011，33（1）：43-44.

第七节　温阳化瘀方对慢性肾衰竭大鼠NF-κB/MCP-1通路作用的研究

慢性肾衰竭属于中医学的"溺毒""虚劳""关格"等范畴。其病因病机属本虚标实，已为众多医家所共识，正虚邪实贯穿疾病始终。临床辨证分类以正虚为主，治疗多采用扶正与祛邪兼顾，标本同治。当代医家提倡治疗肾病重视阳气者不在少数，尤其是近年来温阳法在慢性肾衰竭治疗中的应用，日益受到重视。而随着中医药科研水平的不断深入，如何明确其药用通路及作用靶点，亦成为国内外研究重点。在慢性肾衰竭的研究方面，通过调控上游信号通路抑制炎症因子一直是延缓肾功能衰竭的研究热点，本研究以核因子κB（Nuclear factor-kappa B，NF-κB）、单核细胞趋化蛋白-1（Monocyte chemotactic protein 1，*MCP-1*）通路为切入点开展实验，旨在为临床提供更多理论支持。

1.材料与方法

1.1 实验动物

清洁级雄性SD大鼠40只，体质量（150±20）g，由浙江省实验动物中心提供，动物合格证号：SCXK（浙）2014-0001。动物饲料由浙江省实验动物中心提供。饲养于温度20~24℃，相对湿度40%~70%的环境中，常规喂养，适应5天。

1.2 主要试剂和仪器

NF-κB测定试剂盒（南京建成生物工程研究所生产）；MCP-1测定试剂盒（南京建成生物工程研究所生产）；逆转录试剂盒（Takara公司）。Power Wave XS型全波长酶标仪（Gene Company Limited公司）；3111型CO_2培养箱（Thermo公司）；Centrifuge 5810R型离心机（Eppendorf公司）；Stepone Plus荧光定量PCR仪（ABI公司）；AU5831型全自动生化分析仪（美国贝克曼库尔特有限公司）。

1.3 实验药品

温阳化瘀方（黄芪30 g，川芎15 g，党参、淫羊藿、肉苁蓉、桃仁、莪术各10 g）药材加10倍量水，浸泡2 h，煎煮3次，每次1 h，合并水煎液，浓缩成含生药1.51 g/mL水煎液备用。盐酸贝那普利片（贝那普利）（北京诺华制药有限公司生产）。

1.4 实验分组及给药方法

40只大鼠分为假手术组、模型组、温阳化瘀方组、西药组、中西医结合治疗组，每组8只。假手术组予开腹手术，两侧肾脏未切除；常规喂养。模型组予双侧5/6肾切除手术；常规喂养。温阳化瘀方组予双侧5/6肾切除手术；造模后平衡2周后，予以温阳化瘀方水煎液15.1 g/kg灌胃，每天1次。西药组予双侧5/6肾切除手术；造模后平衡2周后，予以贝那普利1mg/kg灌胃，每天1次。中西医结合治疗组予双侧5/6肾切除手术；造模后平衡2周后，予以温阳化瘀方水煎液及贝那普利灌胃，每天1次，药物剂量与组成与前面一致。

1.5 各检测指标测定

记录各组动物的精神状态、饮水量、尿量和毛发光亮度等情况，记录体质量变化。采用全自动生化分析仪，分别检测各组大鼠scr，治疗前（术后4周）和治疗末各测1次。取血清样本，采用ELISA法检测NF-κB、MCP-1水平，具体按试剂盒步骤操作。NF-κB分别以浓度24、12、6、3、1.5、0.75ng/L的标准品OD值建立标准曲线回归方程，MCP-1分别以浓度1280、640、320、160、80、40 ng/L的标准品OD值建立标准曲线回归方程，根据待测样品的OD值计算相应的NF-κB、MCP-1水平。

1.6 统计学方法

所有数据均由SPSS 17.0统计软件进行处理，各组数据用$(\bar{x} \pm s)$表示，多组间均数比较采用方差分析，$P < 0.05$为差异有统计学意义。

2.结果

2.1 各组大鼠一般情况

与假手术组大鼠比较，模型组大鼠造模后出现食欲下降，体毛光亮度减退，活动减少，精神出现不同程度的萎靡，体质量减轻等症状，且上述症状逐渐加重；与模型组比较，各给药组上述表现较轻，且以温阳化瘀方组和中西医结合治疗组最为明显。

2.2 各组大鼠scr检测结果比较

治疗前，与假手术组比较，其余各组大鼠的scr明显升高

（$P<0.01$）。治疗后，与模型组比较，温阳化瘀方组、西药组、中西医结合组的scr水平均显著下降（$P<0.01$）。见表1。

表1　各组大鼠scr检测结果比较（$\bar{x} \pm s$）　　　　μmol/L

组别	鼠数	治疗前	治疗后
假手术组	8	57.90 ± 4.19	56.39 ± 3.73
模型组	8	121.05 ± 12.78[①]	184.05 ± 12.47[①]
温阳化瘀方组	8	119.57 ± 9.74[①]	123.10 ± 12.44[②]
西药组	8	120.91 ± 10.53[①]	128.36 ± 14.27[②]
中西医结合组	8	123.19 ± 10.35[①]	117.07 ± 16.35[②]

与假手术组比较，①$P<0.01$；与模型组比较，②$P<0.01$。

2.3 各组大鼠NF-κB、MCP-1检测结果比较

与假手术组比较，模型组的NF-κB和MCP-1水平明显升高（$P<0.01$）；与模型组比较，温阳化瘀方组、西药组、中西医结合组的NF-κB和MCP-1水平均显著降低（$P<0.01$），以中西医结合组的效果最佳。见表2。

表2　各组大鼠NF-κB和MCP-1检测结果比较（$\bar{x} \pm s$）　　　　ng/L

组别	鼠数	NF-κB	MCP-1
假手术组	8	54.79 ± 12.17	85.51 ± 12.82
模型组	8	141.13 ± 13.71[①]	263.09 ± 20.75[①]
温阳化瘀方组	8	108.93 ± 13.69[②]	165.38 ± 10.33[②]
西药组	8	86.67 ± 10.95[②]	171.14 ± 12.90[②]
中西医结合组	8	81.15 ± 10.51[②]	159.62 ± 10.85[②]

与假手术组比较，①$P<0.01$；与模型组比较，②$P<0.01$。

3.讨论

近年来国内学者就温阳法诊治慢性肾衰竭理论开展了多项临床研究[1-2]，通过辨证论治采用温阳化瘀法，可有效改善慢性肾衰竭患者肾功能水平，降低scr水平，且有改善慢性肾

衰竭患者血液流变学指标，升高血红蛋白等疗效。其对炎症因子的抑制，被认为是延缓肾功能衰竭的关键因素[3]。本研究发现温阳化瘀方通过调节降低了 NF-κB p65 的乙酰化水平，抑制其对下游因子 MCP-1 的转录功能，进而改善肾功能水平。研究表明活血温阳法可抑菌抗感染，改善微循环，除肾小球动脉痉挛，增加肾血流量，抑制或减轻变态反应性损害等[4-5]。由此，笔者认为温肾、补肾的同时，必须配合化湿热、利水毒、泄浊瘀之品，方可促进浊毒之泄化，解除瘀结之机转，增强疗效。

中医辨证认为此病证以脾肾阳虚为主，多夹有湿浊、瘀血等实邪，治疗以益气温阳，补肾降浊，活血化瘀为主。借鉴肾纤维化多癥积理论[6]，主要运用益气活血、养正消积之法。当代治疗癥积多运用黄芪配莪术。此类病证应选益气活血、化瘀生新之品，方能凑养正消积之功。《神农本草经》言生黄芪性虽温补，能疏通血脉，通行经络，祛风运毒，生肌长肉，以其伍蓬莪术，恒收祛瘀生新之功。张锡纯《医学衷中参西录》治女科方理冲汤用黄芪、党参配三棱、莪术之例，其云："参、芪能补气，得三棱、莪术以流通之，则补而不滞，而元气愈旺。元气既旺，愈能鼓舞三棱、莪术之力消癥瘕，此其所以效也。"温阳化瘀方组方严谨，以黄芪、党参、淫羊藿、肉苁蓉、桃仁、川芎、莪术等药为基础方，立意明确，取扶正温阳与化瘀活血药物为主进行配伍，以益气健脾之品与淫羊藿、肉苁蓉温阳补肾，桃仁、川芎、莪术、活血之品共融一方，扶正祛邪，消补兼施。补得消则补而不滞，消得补则泄浊作用益彰。莪术与黄芪同用，凑益气化瘀之功，病变往往可消弭于无形。因为黄芪、莪术补气不壅中，攻破并不伤正，两药相伍，行中有补，补中有行，相得益彰。故临床运用可使器质性病变之病理性变化获得逆转。这一配伍经验有效，值得在慢性肾衰竭治疗上应用推广。

参考文献

［1］邓旭，冯松杰.温阳泄浊法治疗慢性肾衰竭阳虚证探讨［J］.吉林中医药，2012，32（3）：234-235.

［2］沈俊晔，沈力，魏升，等.温阳法治疗慢性肾功能衰竭思路研究［J］.新中医，2017，49（8）：178-180.

［3］JUNG Y J，LEE J E，LEE A S，et al.SIRT1 overexpression decreases cisplatin-induced acetylation of NF-κB p65 subunit and cytotoxicity in renal proximal tubule cells［J］.Biochem Biophys Res Commun，2012，419（2）：206-210.

［4］徐丽丽.益气温阳化瘀法对慢性肾衰竭患者血液流变学的影响［D］.黑龙江中医药大学，2015.

［5］毛君来.温阳补气汤联合促红细胞生成素治疗慢性肾功能不全贫血随机平行对照研究［J］.实用中医内科杂志，2013，27（15）：23-25.

［6］沈金峰，黄伟，罗富里，等.肾纤维化微型癥积中医病机探析［J］.辽宁中医杂志，2018，45（6）：1176-1178.

第八节　温阳化瘀方对5/6肾切除大鼠Sirt/NF-κB炎症通路的调节作用

近年来，我国每年终末期肾衰的发病率约为3%，接受维持性透析或肾移植的患者数以百万计，且仍在持续快速增长，昂贵的透析和移植费用给患者家庭和社会造成了沉重的负担[1]。日益成熟的中西医结合治疗方法已经成为我国CKD防治方案的重要组成部分，既往的研究已显示温阳法在慢性肾衰治疗中具有良好的应用前景[2-3]。随着中医药科研水平的不断深入，如何明确其药用通路及作用靶点，亦成为国内外研究重点。对于慢性肾衰的研究方面，通过调控上游信号通路抑制炎症因子一直是延缓肾功能衰竭的研究热门，本研究以Sirt蛋白为切入点开展试验，旨在为临床提供更多理论支持。

1.材料与方法

1.1 动物

清洁级雄性SD大鼠40只，体重150 ± 20g，由浙江省实验动物中心提供，动物合格证号：SCXK（浙）2014-0001。检测环境条件，温度范围20~24℃，相对湿度范围40%~70%。大鼠试验前在动物房环境中适应5天。

1.2 药品

温阳化瘀方（黄芪、党参、淫羊藿、肉苁蓉、桃仁、川芎、莪术），温阳化瘀方药材加10倍量水，浸泡2h，煎煮3次，每次1h，合并水煎液，浓缩成生药1.51g/mL水煎液备用。盐酸贝那普利片（贝那普利）（批号：X2649，北京诺华制药有限公司生产）。

1.3 主要试剂

核转录因子（NF-κB）测定试剂盒（96T，批号：20180901，南京建成生物工程研究所生产）；单核细胞趋化因子-1（MCP-1）测定试剂盒（96T，批号：20180901，南京建成生物工程研究所生产）；逆转录试剂盒（Takara公司，批号：AK5202）；SIRT1引物：生工生物工程（上海）股份有限公司；荧光定量PCR试剂盒（Takara公司，批号：AHF1428A）。

1.4 实验分组及给药方法

实验分为5组，每组8只：假手术组、模型组、温阳化瘀方组、西药组、中西医联合治疗组。首次行单侧5/6肾切除手术后2周，行另外一侧5/6肾切除手术，完成造模，其后再平衡2周。分别于首次术后4周（治疗前）、8周，检测各项实验指标。

假手术组：予以开腹手术，两侧肾脏未切除；常规喂养。

模型组：予以双侧5/6肾切除手术；常规喂养。

温阳化瘀方组：予以双侧5/6肾切除手术；造模后平衡2周后，予以温阳化瘀方水煎液15.1g/kg灌胃，一日1次。

西药组：予以双侧5/6肾切除手术；造模后平衡2周后，予以贝那普利1mg/kg灌胃，一日1次。

中西医联合治疗组：予以双侧5/6肾切除手术；造模后平衡2周后，予以温阳化瘀方水煎液及贝那普利灌胃，一日1次，药物剂量与组成同前。

1.5 指标检测与方法

1.5.1 一般观察

记录各组动物的精神状态、饮水量、尿量和毛发光亮度等情况，记录体重变化。

1.5.2 标本采集

治疗前（术后4周）和治疗末，将大鼠置于代谢笼中，禁食，不禁水，收集24h尿液，用于相关指标检测。空腹大鼠以3%戊巴比妥钠30mg/kg腹腔注射麻醉后腹主动脉取血，3000rpm/min离心20min，分离血清，用于相关指标检测。取残留左肾（假手术组为全肾），液氮速冻后，保存于-80℃冰箱用于基因表达检测。

1.5.3 生化指标检测

采用全自动生化分析仪，分别检测各组大鼠血肌酐（scr）、尿N-乙酰-β-氨基葡萄糖苷酶（NAG）、24h尿蛋白水平，治疗前（术后4周）和治疗末各测一次。

1.5.4 ELISA法检测各组大鼠NF-κB、MCP-1水平

取血清样本，采用ELISA法，检测NF-κB、MCP-1水平，具体按试剂盒步骤操作。NF-κB以浓度24ng/mL、12ng/mL、6ng/mL、3ng/mL、1.5ng/mL、0.75ng/mL的标准品OD值建立标准曲线的回归方程，MCP-1以浓度1280ng/L、640ng/L、320ng/L、160ng/L、80ng/L、40ng/L的标准品OD值建立标准曲线的回归方程，根据待测样品的OD值计算相应的NF-κB、MCP-1水平。

1.5.5 PCR法检测各组大鼠肾脏中SIRT1的mRNA表达水平

逆转录：采用10μl体系，加总RNA0.5μg，随机引物0.2μl，按照试剂盒说明进行逆转录反应操作。逆转录产物稀释10倍作为qRT-PCR的反应模板。SIRT1上游引物5-TATACCCAGAACATAGACACGC-3，下游引物5-CTCTGGTTTCATGATAGCAAGC-3；GAPDH上游引物5-GTATCGTGGA AGGACTCATGAC-3，下游引物5-ACCACCTTCTTGATGTCATCAT-3；荧光定量PCR反应采用20μl体系，模板2μl，100μM的特异性上游、下游引物各0.4μl，SYBR Green 10μl，DEPC水6.8μl，每个反应重复3次。每个反应中，内参基因GAPDH重复3次，无模板阴性对照反应1次。反应条件为95℃ 5min，随后95℃ 10s，60℃ 30s，40个循环，反映在ABI公司的Stepone Plus实时荧光定量PCR仪器中进行。实验数据采用$2^{-\Delta\Delta Ct}$法进行相对定量分析。

1.6 统计方法

各组数据用$\bar{x}\pm s$表示，多组间均数比较采用方差分析，所有数据均由SPSS 17.0统计软件进行处理，$P<0.05$为统计学上差异有显著性。

2.结果

2.1 一般观察

与假手术组大鼠比较，模型组大鼠造模后出现食欲下降，体毛光亮度减退，活动减少，精神出现不同程度的萎靡，体重减轻等症状，且上述症状逐渐加重；而给药组则上述表现较轻，以温阳化瘀方组和中西医联合治疗组最为明显。

2.2 生化指标检测

采用全自动生化分析仪，分别检测各组大鼠血肌酐（scr）、尿 N-乙酰-β-氨基葡萄糖苷酶（NAG）、24h 尿蛋白水平。术后4周（治疗前），各造模组大鼠的 scr、NAG、24h 尿蛋白水平明显高于假手术组（$P < 0.01$）。治疗后，各组上述指标虽仍高于假手术组，但与模型组相比，温阳化瘀方组、西药组、中西医联合治疗组的 scr、NAG 水平显著降低（$P < 0.01$）。其中，中西医联合治疗组的 24h 蛋白水平较模型组显著降低（$P < 0.05$）。详见表1。

表1 给药前后 scr、NAG、24h 尿蛋白水平的影响（$\bar{x} \pm s$）

组别	动物数（只）	24h 尿蛋白（mg）	尿 NAG（U）	血 scr（$\mu mol \cdot L^{-1}$）
假手术组	8	16.50 ± 3.13	10.13 ± 2.64	56.39 ± 3.73
模型组	8	136.59 ± 17.31**	103.60 ± 16.41**	184.05 ± 12.47**
西药组	8	111.34 ± 14.23**	70.16 ± 15.97**##	128.36 ± 14.27**##
温阳化瘀方组	8	118.51 ± 14.27**	71.39 ± 41.03**##	123.10 ± 12.44**##

注：与假手术组比较，*$P < 0.05$，**$P < 0.01$；与模型组比较，#$P < 0.05$，##$P < 0.01$。

2.3 ELISA 法检测各组大鼠 NF-κB、MCP-1 水平

治疗结束后，模型组的 NF-κB 和 MCP-1 水平较假手术组明显升高，差异显著（$P < 0.01$）；温阳化瘀方组、西药组、中

西医联合治疗组的NF-κB和MCP-1水平均较模型组显著降低（$P<0.01$），以中西医联合治疗组的效果最佳，详见表2。

表2　各组大鼠血清NF-κB和MCP-1水平比较（$\bar{x}\pm s$, ng/L）

组别	动物数（只）	NF-κB	MCP-1
假手术组	8	5.479 ± 12.17	85.51 ± 12.82
模型组	8	141.13 ± 13.71**	263.09 ± 20.75**
西药组	8	86.67 ± 10.95**##	171.14 ± 12.90**##
温阳化瘀方组	8	108.93 ± 13.69**##	1695.38 ± 10.33**##

注：与假手术组比较，*$P<0.05$，**$P<0.01$；与模型组比较，#$P<0.05$，##$P<0.01$。

2.4　qRT-PCR检测各组大鼠肾脏中SIRT1的mRNA表达水平

与假手术组相比，各造模组大鼠肾脏中SIRT1的mRNA相对表达量均显著降低（$P<0.05$），治疗后，温阳化瘀方组和中西医联合治疗组的mRNA表达上升，与模型组相比，差异显著（$P<0.05$），西药组的mRNA表达与模型组相比，无显著性差异（$P>0.05$），详见图1。

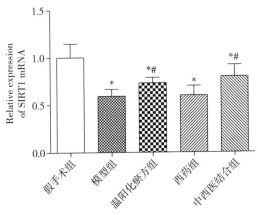

图1　大鼠肾脏中SIRT1的mRNA表达

*表示与假手术组比较$P<0.05$；#表示与模型组比较$P<0.05$。

3.讨论

对慢性肾脏病的防治已成为全球性的公共卫生事件。基于种种原因，近年来国际肾脏病学界共同关注的重点已由慢性肾衰竭替代治疗前移至慢性肾衰竭的防治。在此方面，近年来，通过调控上游信号通路抑制炎症因子一直是延缓肾功能衰竭的研究热门。其中，Sirt介导NF-κB信号通路日益受到国内外学者的重点关注。同时认为，NF-κB作为介导肾脏炎症介质的主要信号转导通路之一，在多种肾炎动物模型如抗肾小球基底膜肾炎、系膜增殖性肾炎、免疫复合物性肾炎等模型中均可见肾脏NF-κB活性增加，并介导肾小球肾炎的炎症介质如MCP-1及ICAM-1的产生。

研究表明，温阳化瘀方组和中西医联合治疗组可有效上调SIRT1的mRNA的表达，而西药贝那普利组则无统计学意义。而其下游的NF-κB和MCP-1水平亦较模型组显著降低，且中西医联合治疗组优势明显。既往研究表明[4]，Sirt能够通过抑制NF-κB信号通路抑制炎症，乙酰化修饰是其中最重要的修饰途径之一。在炎症反应中，NF-κB的p65亚单位是SIRT1的直接靶点，SIRT1通过去乙酰化作用，降低了后者乙酰化水平，从而抑制其对于下游因子的转录功能。由此，我们认为，温阳化瘀方具有提高Sirt表达的药物作用，但是否存在抑制NF-κB乙酰化修饰方面的作用，仍待进一步研究证实。

其次，无论从实验对象的一般情况，还是干预后各组scr、NAG及24h蛋白水平的影响，均提示温阳化瘀方组和中西医联合治疗组无论在临床疗效及指标改善方面疗效确切，中西医联合治疗效果更加显著。由此，我们认为中西医联合治疗可以进一步提高患者的临床疗效。中医学认为，慢性肾衰竭病机属本虚标实，已为众多医家所共识，正虚邪实贯穿于疾病的始终。

中医辨证主要以脾肾阳虚为主，多夹有湿浊、瘀血等实邪，治疗以益气温阳，补肾降浊，活血瘀为主。温阳化瘀方组方严谨，以黄芪、党参、淫羊藿、肉苁蓉、桃仁、川芎、莪术等药为基础方，立意明确，取扶正温阳与化瘀活血药物为主进行配伍，以益气健脾之品与淫羊藿、肉苁蓉温阳补肾，桃仁、川芎、莪术、活血之品共融一方，扶正祛邪，消补兼施。补得消则补而不滞，消得补则泄浊作用益彰。如此可促进浊毒之泄化，解除瘀结之机转，增强疗效。

近年来，经广大医务工作者不懈努力，通过对中草药前瞻性临床研究和动物实验，探讨作用机理，佐证了中医药的确切疗效[5-6]。本项目研究表明，温阳化瘀方调控上游信号通路抑制炎症因子是其保护肾小球损伤，进而改善肾功能水平的药用机制。我们认为通过明确中草药的药用通路及作用靶点，将为中医药在临床应用上带来更为广阔的市场，同时更为其在国际上得到更多的认可。虽然此路多坎坷，但势在必行。

参考文献

［1］向海燕，刘晔，陈莎莎，等.慢性肾脏病患者肾小球滤过率下降速率与疾病进展的关系［J］.肾脏病与透析肾移植杂志，2015，24（06）：518-523.

［2］沈俊晔，沈力，魏升，等.温阳法治疗慢性肾功能衰竭思路研究［J］.新中医，2017，49（08）：178-180.

［3］钟建，史伟，赵宁博，等.温阳通络法对CKD4期慢性肾衰竭临床疗效的观察［J］.中国中西医结合肾病杂志，2015，16（03）：225-227.

［4］吴军，夏瑗瑜，陈杰，等.黄芩苷通过影响miR-141上调Sirt1表达而抑制高糖诱导的大鼠肾小球系膜细胞凋亡

［J］.中国病理生理杂志，2018，34（09）：1571-1577.

［5］童楠，张宁.中药益肾颗粒通过PI3k/Akt/mTOR和LKB1/AMPK/Sirt1信号通路对糖尿病肾病大鼠的干预作用研究［J］.中华中医药杂志，2018，33（05）：1853-1857.

［6］杜月光，柴可夫，钱俊文，等.SIRT1通过降低NF-κBp65乙酰化减轻高糖应激引起的大鼠肾小球系膜细胞损伤［J］.中国病理生理杂志，2014，30（04）：664-669.

第九节　补虚消癥汤对慢性肾脏病3期患者血清和尿液NGAL水平的影响

慢性肾脏病（CKD）是一组进行性发展的疾病，最终导致终末期肾病（ESRD），不仅具有很高的致残率和死亡率，且耗费巨额的卫生资源。对CKD的防治，已经成为全球性的公共卫生事件。据中国首次大型CKD流行病学调查表明，截至2012年3月中国18岁以上的成年人群中CKD的患病率为10.8%，而现有CKD患者已超过1.2亿例[1]。因此，积极探索治疗慢性肾脏病安全有效的方法，以及评估该疾病预后指标的应用具有重要意义。中医药对CKD的治疗积累了许多宝贵的经验，血、尿NGAL用以评估CKD的预后在既往的研究中已显示出良好的应用前景[2]。本实验通过观察补虚消癥汤对CKD3期气血亏虚肾络瘀痹证患者血清和尿液NGAL水平的影响，来探讨该中药方对CKD预后的作用。

1.资料与方法

1.1一般对象

1.1.1 CKD3期患者组

选择我院2014.3-2015.9门诊及病房慢性肾脏疾病CKD3

期患者，诊断标准符合美国 K/DOQI 指南制定的临床诊断标准[3]。参照《中药新药临床研究指导原则》中慢性肾功能衰竭的诊断标准制定，辨证属"气血亏虚、肾络瘀痹型"[4]。共纳入患者80例，其中2型糖尿病肾病26例，痛风性肾病25例，慢性肾小球肾炎29例，男44例，女36例，年龄25-75岁，平均49.5±10.4岁。随机分为中西药组40例和单纯西药组40例，两组患者一般资料比较差异无统计学意义（P＞0.05），具有可比性。患有肿瘤、感染、严重心脑血管和肝脏等重大疾病，或妊娠或哺乳期患者不能配合控制饮食、服药和指标检测者列入排除标准。

1.1.2健康对照组

选择2014.3-2015.9来我院进行体检的健康人群30例，其中男16例，女14例，年龄22-68岁，平均46.2±11.1岁。无感染、无肿瘤、无肾脏相关疾病、无心力衰竭、无代谢性疾病、无结缔组织病及近三月内无药物使用史。

1.2治疗方法

CKD3期患者均接受基础治疗：包括饮食控制、降血糖、降压、调脂及纠正水电解质紊乱酸碱平衡等。中西药组在此基础上口服中药补虚消癥汤，组成：黄芪、淫羊藿、何首乌、女贞子、旱莲草、当归、川芎、桃仁、积雪草、炒莪术，每日1剂，水煎400mL，分两次早晚饭后温服。4周为1疗程，连续治疗2个疗程。

1.3观察指标

健康对照组患者及CKD3期患者均接受血、尿NGAL检测，使用ELISA法检测，其ELISA试剂盒购自美国TSZ公司，严格按试剂盒说明书操作，根据所测标本吸光度值，由标准曲线计算出各标本相应的NGAL浓度。此外，中西药组与单纯西药组分别于治疗前后检测尿总蛋白/尿肌酐（UTP/Ucr）、尿 N-乙酰-β-D-（NAG）、肾小球滤过率（GFR）、人血白蛋白（ALB）。

1.4 疗效标准

参考《中药新药临床研究指导原则》，显效：临床症状积分减少60%，血肌酐降低20%；有效：临床症状积分减少30%，血肌酐降低10%；稳定：临床症状有所改善，积分减少＜30%，血肌酐无增加或降低＜10%；无效：临床症状无改善或加重，血肌酐增加。

1.5 统计学处理

所有数据均采用SPSS 18.0统计软件包进行分析。计量资料用 $\bar{x} \pm s$ 表示，组间均数比较采用 t 检验；计数资料用率表示，两组间计数比较采用 x^2 检验。以 $P < 0.05$ 为差异有统计学意义。

2.结果

2.1 血尿NGAL比较

CKD3期患者血、尿NGAL与健康对照组相比，差异均具有统计学意义，$P < 0.05$。见表1。

表1　CKD3期组患者与健康对照组患者血、尿NGAL水平比较

组别	血清NGAL（ug/L）	尿NGAL（ug/L）
CKD3期组	$18.25 \pm 1.23^{\triangle}$	$5.1 \pm 0.52^{\triangle}$
健康对照组	5.33 ± 0.62	0.52 ± 0.08

注：与健康对照组比较，$^{\triangle}P < 0.05$。

2.2 临床疗效比较

治疗4周时，中西药组显效8例，有效22例，无效10例，总有效率75.00%；治疗8周时，中西药组显效9例，有效24例，无效7例，总有效率82.50%；两者总有效率无明显差异（$P > 0.05$）。治疗4周时，单纯西药组显效3例，有效14例，

无效23例，总有效率42.50%；治疗8周时，单纯西药组显效5例，有效16例，无效19例，总有效率52.50%；两者总有效率无明显差异（$P>0.05$）。治疗4周或8周时，两组患者临床疗效总有效率比较，中西药组均优于单纯西药组（$P<0.05$）。见表2。

表2　中西药组和单纯西药组CKD3期患者治疗效果比较

组别		N	显效	有效	无效	总有效率（%）
中西药组	4周	40	8	22	10	75.00*
	8周	40	9	24	7	82.50△
单纯西药组	4周	40	3	14	23	42.50
	8周	40	5	16	19	52.50

注：与单纯西药组治疗4周时比较，$*P<0.05$；与单纯西药组治疗8周时比较，$△P<0.05$。

2.3 血、尿NGAL变化情况分析

中西药组血NGAL水平在治疗4周和8周时均较治疗前下降（$P<0.05$），而其二者之间无明显差异（$P>0.05$）。中西药组尿NGAL水平在治疗4周和8周时均较治疗前下降（$P<0.05$），而其二者之间亦无明显差异（$P>0.05$）。单纯西药组治疗前后血、尿NGAL差异均无统计学意义（$P<0.05$）。见表3。

表3　中西药组和单纯西药组CKD3期患者治疗前后血、尿NGAL水平比较

组别	N		血NGAL（μg/L）	尿NGAL（μg/L）
中西药组	40	治疗前	19.74 ± 2.31	60.8 ± 0.92
		治疗4周	12.15 ± 3.02#	3.11 ± 0.77#
		治疗8周	9.86 ± 1.69#	2.32 ± 0.45#
单纯西药组	40	治疗前	18.75 ± 1.98	5.92 ± 0.83
		治疗4周	17.06 ± 2.02	5.45 ± 1.22
		治疗8周	17.13 ± 2.45	5.24 ± 1.11

注：与中西药组治疗前比较，$#P<0.05$。

2.4 尿总蛋白/尿肌酐（UTP/Ucr）、尿N-乙酰-β-D-（NAG）、肾小球滤过率（GFR）、人血白蛋白（ALB）变化情况分析

由表4可见，治疗4周后，中西药组UTP/Ucr均较治疗前改善（$P < 0.05$），GFR、ALB及尿NAG较治疗前亦有好转，但差异无统计学意义（$P > 0.05$）；治疗8周后，中西药组GFR、ALB、UTP/Ucr、尿NAG均较治疗前改善（$P < 0.05$），但与治疗4周时相比差异无统计学意义（$P > 0.05$）；单纯西药组治疗4周及8周后，UTP/Ucr、尿NAG、GFR、ALB均有所改善，但差异无统计学意义（$P > 0.05$）。

表4 中西药组和单纯西药组治疗前后UTP/Ucr、尿NAG、GFR、ALB比较（$\bar{x} \pm s$）

组别	n		GFR（ml/min）	ALB（g/L）	UTP/Ucr（mg/g）	尿NAG酶（U/L）
中西药组	40	治疗前	40.88 ± 5.32	37.22 ± 3.56	1668.98 ± 582.35	17.15 ± 5.89
		治疗4周	42.74 ± 6.44	40.67 ± 4.57	1007.90 ± 356.90[△]	16.68 ± 4.99
		治疗8周	50.13 ± 6.58[△]	48.62 ± 3.81[△]	955.42 ± 440.89[△]	13.02 ± 3.96[△]
单纯西药组	40	治疗前	40.02 ± 4.97	38.17 ± 4.22	1479.94 ± 408.52	16.91 ± 6.06
		治疗4周	43.49 ± 6.03	40.53 ± 5.00	1441.03 ± 518.49	16.07 ± 5.72
		治疗8周	44.62 ± 5.17	41.89 ± 5.16	1442.33 ± 581.70	15.21 ± 0.87

注：与中西药治疗前比较，[△]$P < 0.05$。

3.讨论

NGAL是lipocalin家族的成员，是Kjeldsen等人1993年在

激活中性粒细胞中发现的一种小分子量分泌性蛋白[5]。肾小管上皮细胞受到损伤性刺激后会大量分泌NGAL，可诱导肾小管间质中浸润的中性粒细胞发生凋亡以保护肾组织免受炎细胞的侵害，同时NGAL可诱导肾间质细胞向肾小管上皮细胞的转化，从而诱导肾小管上皮细胞的再生[6]。本研究首先通过对CKD3期患者与健康对照组患者的血、尿NGAL测定，证实其二者存在明显差异，从而肯定血、尿NGAL水平能够有效灵敏地反映出患者存在肾脏功能的损伤。既往有研究者将肾功能及各项相关指标均稳定的尚未进展至终末期的96位符合纳入标准的患者作为观察对象，随访20个月后将慢性肾病进展者和非进展者的血、尿NGAL进行比较，发现存在显著差异，同时经过Kaplan-Meier生存曲线分析得出血NGAL水平达到435ng/mL，尿NGAL水平达到231ng/mL时，其患者进展至终末期肾病的速度更有显著意义[7]。证实血尿NGAL水平可作为预测慢性肾脏疾病进展的独立可靠指标之一。因此本实验亦将血尿NGAL作为补虚消癥汤对慢性肾脏病预后的确切评估指标。

　　慢性肾脏病在中医学的基本病机为本虚标实之证。虚实交结互见于本证发生发展的始终。通常病情稳定时表现为以正虚证候为主，虚主要表现为阴、阳、气、血不足及五脏六腑的虚损，肾病进展时表现以邪实为主或虚实夹杂，其中标实之中又以血瘀最为重要。针对主要病因病机，在慢性肾病诊治中，我们遵循补益气血，行瘀消癥之法，在临床上取得了很好的疗效。结合我院全国名老中医张沛虬主任多年经验，由黄芪、淫羊藿、何首乌、女贞子、旱莲草、当归、川芎、桃仁、积雪草、炒莪术等组成的补虚消癥汤已作为我科在治疗气血亏虚，肾络瘀痹型慢性肾脏病的主要方剂。方中黄芪乃补气要药，与当归相伍，有气血双补之功效；研究表明[8]黄芪、当归等能有效减少肾纤维化，抑制肾小球硬化的作用，对肾系膜细胞、足细胞有一定的保护作用。而组方中川芎更有"血中气药"之称，补益气血上更胜一筹，尤其此方在益气养血之中，更具较好的活血作用；女贞子、旱莲草组成的二至丸补益肝肾，滋阴止血，与黄芪相伍，则有补益肝肾气阴的效果，尤其适用于肝肾气阴亏虚偏胜者。此外活血方面可见有加味桃红四物汤的组方（生黄芪、桃仁、红花、当归、地黄、川芎、杭白芍），该方以益气、养血、活血为主旨，多用于血瘀轻证，以调畅血行，通和络脉；逐瘀则用积雪草、桃仁、大黄，此方乃由《金匮要略》之下瘀血汤去䗪虫加积雪草组成，多用于血瘀重症。同时，既往实验研究表明补虚消癥汤能通过影响肾小球系膜细胞基质金属蛋白酶2（MMP-2）及基质金属蛋白酶组织抑制剂2（TIMP-2）的表达，缓解肾小球损伤及硬化，从而有效延缓CKD患者肾功能的进展[9]。本研究采纳新型的实验室指标NGAL，传统的UTP/Ucr、尿NAG、GFR、ALB，以及临床疗效来观察应用补虚消癥汤后上述情况的变化。结果显示，中西药组无论在临床疗效方面，还是各项指标上，均优于单纯西药组。同时根据中西药组用药治疗4周和治疗8周的差异，亦可反映出随着用药时间的延长，疗效可得到进一步的提高。因此，研究从临床中验证到补虚消癥汤对慢性肾脏病患者具有改善预后，延缓进展的良好作用。

　　综上，NGAL能够有效灵敏地反映出患者存在肾脏功能的损伤，同时补虚消癥汤可有效改善慢性肾脏病患者预后，延缓其进展。本实验样本量较小，病种相对欠单一，随访过程较短，因此，大样本长时间单病种的临床研究及各项指标的观察比较，有待得到更严格科学的设计和开展。此外，作为慢性肾脏病进展的各项独立危险因子是否与NGAL的水平存在相关性亦有待我们进一步探索。

参考文献

［1］张路霞，王海燕.中国慢性肾脏病的现状及挑战——来自中国慢性肾脏病流行病学调查的启示［J］.中华内科杂志，2012，51（7）：497-498

［2］薛志强，童俊容.慢性肾脏疾病血清和尿液NGAL的改变及其临床意义［J］.中国中西医结合肾病杂志，2010，11（5）：440-441

［3］National Kidney Foundation . K/DOQI clinical practice guidelines for chronic kidney disease: evaluation, classification, and stratification［J］. Am J Kidney Dis, 2002, 39（2 Suppl 1）: S1-S266

［4］郑筱萸.中药新药临床研究指导原则（试行）［M］.北京：中国医药科技出版社，2002：163-168

［5］Kjeldsen L, Johnsen A H, Sengolov H, et al. Isolation and primary structure of NGAL, a novel protein assoc I ated with human neutrophil gelatinase［J］. J Biol Chem, 1993, 268（14）: 10425-10432

［6］Mori K, Nakao K. Neutrophil gelatinase- assoc I ated lipocalin as the real- time indicator of active kidney damage. Kidney Int［J］, 2007, 71（10）: 967-970

［7］Davide Bolignano, Antonio Lacquaniti, et al. Neutrophil Gelatinase-Assoc I ated Lipocalin（NGAL）and Progression of Chronic Kidney Disease［J］. Clin J Am Soc Nephrol, 2009, 4: 337-344

［8］孙传进，郭兆安.黄芪治疗肾脏病机制研究进展［J］.中国中西医结合肾病杂志，2011，12（9）：845-846.

［9］钟光辉，邢洁，魏升.补虚消癥汤治疗慢性肾脏病3期临床观察及药用机制研究［J］.医学研究杂志，2014，43（11）：84-88

第十节　补虚消癥汤治疗慢性肾脏病3期临床观察

慢性肾脏病（CKD）是各种慢性肾脏疾病或累及肾脏的系统性疾病所引起的慢性肾功能减退，最终可导致终末期肾衰竭（ESRD）。来自北京大学第一附属医院的调查报告显示[1]，CKD发病率占普通人群的9.4%，按此推算，我国CKD患者已超过了1亿人，其中数以百万计的患者需接受维持性透析治疗或肾移植，昂贵的透析和移植费用给患者家庭和社会造成了沉重的负担。基于此，轻、中度慢性肾脏病患者的尽早、及时治疗，对于延缓或逆转CKD的进展显得尤为重要。目前临床上将CKD分为5期，而CKD3期是研究肾脏保护治疗、延缓CKD进展至终末期肾病的关键时机。本研究通过应用补虚消癥汤辨证治疗气血亏虚、肾络瘀痹型CKD3期患者，取得了良好疗效，介绍如下：

1.资料与方法

1.1一般资料

全部病例来源于2012年7月～2013年6月在宁波市中医院病房住院和门诊就诊的CKD3期病人，共60例，原发病均为慢性肾小球肾炎，随机分为补虚消癥汤治疗组和对照组。前者30例，其中男性17例，女性13例，年龄分布30～69岁，平均年龄（45.6±12.8）岁，病程6~25个月。后者30例，其中男性18例，女性12例，年龄分布28~69岁，平均年龄（54.3±14.9）岁，病程8~31个月。两组资料比较无显著性差异，具有可比性（P＞0.05）。

1.2 病例纳入标准

CKD的诊断标准符合美国肾脏病基金会制定的《慢性肾脏病临床实践指南》提出的慢性肾脏病诊断标准和肾功能分期标准[2]：①肾损害（病理、血、尿、影像学异常）≥3个月；②GFR＜60mL/（min·1.73m^2），持续时间≥3个月。具有以上两条中的任一条者，就可以诊断为慢性肾脏病。中医证候诊断标准参照《中药新药治疗慢性肾功能衰竭的临床研究指导原则》[3]制定，辨证属"气血亏虚、肾络瘀痹型"。

高血压，严重感染，水、电解质及酸碱平衡紊乱等得到有效控制。

1.3 治疗方法

一般共同治疗包括：①低盐低脂低磷优质低蛋白饮食；②稳定血压在90~140/60~90 mmHg范围之间（控制血压以钙离子拮抗剂为主，联合利尿剂、β受体阻滞剂，不用ACEI或ARB类制剂）；③改善贫血，纠正水、电解质及酸碱平衡失调，纠正心衰，控制感染，并去除引起肾功能减退的其他可逆因素。治疗组在上述治疗基础上加用补虚消癥汤（黄芪、淫羊藿、何首乌、女贞子、旱莲草、当归、川芎、桃仁、积雪草、炒莪术），每日1剂，水煎分2次温服，每次200mL。疗程均为2个月。

1.4 观察指标

观察并比较两组患者治疗前后血红蛋白、血肌酐、尿素氮、尿酸、肾小球滤过率（GFR），24小时尿蛋白定量等的变化，并对两组患者的临床疗效进行评价。

1.5 疗效标准

参考《中药新药治疗慢性肾功能衰竭的临床研究指导原则》[3]：①显效：临床症状积分减少60%，血肌酐降低20%；②有效：临床症状积分减少30%，血肌酐降低10%；③稳定：临床症状有所改善，积分减少<30%，血肌酐无增加或降低<10%；④无效：临床症状无改善或加重，血肌酐增加。

1.6 统计学方法

所有数据均采用SPSS 16.0统计软件包进行分析。计量资料用 x±s 表示，同组比较采用配对 t 检验，组间比较采用独立样本的 t 检验；两组间计数比较采用 x^2 检验。以 P<0.05 为差异有统计学意义。

2. 结果

2.1 两组患者疗效比较

两组患者治疗后补虚消癥汤组总有效率为80.0%，对照组总有效率为46.7%。两组疗效比较差异有统计学意义（P<0.01）。见表1。

表1 两组患者治疗前后疗效比较

组别	例数	显效	有效	稳定	无效	总有效率
治疗组	30	1	8	15	6	80.0%*
对照组	30	0	5	9	16	46.7%

注：与对照组比较，*P<0.05。

2.2 两组患者血常规指标比较

治疗前后两组患者的血红蛋白水平组间及组内比较，其差异均不具有统计学意义（P>0.05）。见表2。

表2　两组患者治疗前后血红蛋白比较（$\bar{x} \pm s$）

组别	例数	血红蛋白（g/L）	
		治疗前	治疗后
治疗组	30	102.34 ± 6.18	104.28 ± 5.12
对照组	30	103.28 ± 5.95	104.50 ± 8.14

2.3 两组患者肾功能指标比较

治疗前，两组患者的血肌酐（scr）、尿素氮（BUN）、尿酸（UA）及肾小球滤过率（GFR）比较，其差异均不具有统计学意义（$P > 0.05$）。治疗后，治疗组scr水平较治疗前有降低趋势，但其差异无统计学意义（$P > 0.05$），对照组scr水平较治疗前则明显升高（$P < 0.05$），两组治疗后scr水平比较差异无统计学意义（$P > 0.05$）；两组患者BUN水平治疗前后比较及组间比较差异均无统计学意义（$P > 0.05$）；治疗组UA水平较治疗前明显降低（$P < 0.05$），对照组UA水平与治疗前相比，虽有下降趋势，但差异无统计学意义（$P > 0.05$），治疗组治疗后UA水平较对照组明显降低（$P < 0.05$）；治疗组GFR较治疗前有升高趋势，但其差异无统计学意义（$P > 0.05$），对照组GFR较治疗前有所下降，但差异亦无统计学意义（$P > 0.05$），治疗组GFR较对照组升高（$P < 0.05$）。见表3。

表3　两组患者的肾功能指标比较（$\bar{x} \pm s$）

组别	病例组		scr（μmol/L）	BUN（mmol/L）	UA（μmol/L）	GFR（ml/min）
治疗组	30	治疗前	148.45 ± 68.82	9.89 ± 3.88	479.76 ± 71.22	48.23 ± 14.02
		治疗后	140.38 ± 53.22	10.33 ± 2.58	426.56 ± 58.12*#	52.55 ± 11.08#

续表

组别	病例组		scr （μmol/L）	BUN （mmol/L）	UA （μmol/L）	GFR （ml/min）
对照组	30	治疗前	135.62 ± 59.58	9.71 ± 2.76	492.88 ± 92.08	49.58 ± 12.39
		治疗后	155.45 ± 77.21*	10.08 ± 4.37	475.38 ± 80.58	45.34 ± 13.33

2.4 两组患者治疗前后24小时尿蛋白定量比较

治疗前两组患者24小时尿蛋白定量无明显差异（$P >$ 0.05）；治疗后，治疗组24小时尿蛋白定量较治疗前明显下降（$P < 0.05$），对照组较治疗前无明显变化（$P > 0.05$），治疗组24小时尿蛋白定量较对照组明显降低（$P < 0.05$）。见表4。

表4　两组患者治疗前后24小时尿蛋白定量比较（$\bar{x} \pm s$）

组别	例数	24小时尿蛋白（mg/24h）	
		治疗前	治疗后
治疗组	30	1458.61 ± 1346.51	1044.28 ± 1005.12*#
对照组	30	1380.28 ± 1016.95	1424.50 ± 1218.14

3.讨论

古代中医文献中没有慢性肾病的病名，根据其演变、形成过程，结合发病特点、临床证候等情况，可将其归属于"水肿""虚劳""腰痛"或"血尿"等范畴。其病机为本虚标实之证，本虚责之于脾肾气虚，正如《内经》所云："正气存内，邪不可干。""邪之所凑，其气必虚。"《诸病源候论》亦谓："水病无不由脾肾虚所为，脾肾虚则水妄行，盈溢皮肤而令周身肿满。"标实多是水湿、浊毒、湿热、瘀血为患。而标实之中又以血瘀最为重要。血瘀的证候，临床上从面色黧黑、肌肤甲错，或腰痛如锥、固定不移，或舌体瘀点瘀斑，舌下脉络瘀紫等宏观辨证诊出者，约占十之三四，而多数则需依赖于微观辨证，诸如甲皱微循环、血液流变学、肾血管造影等，更重要者则为肾活组织检查，如肾病理出现细胞外基质积聚、球囊粘连、小球节段硬化、毛细血管塌陷、新月体形成、间质纤维化等形态学改变，都应考虑"肾络瘀痹"的存在[4-5]。因此临床上患者即使无面鼍黑，舌紫暗或有瘀斑等明显瘀血表现，仍存在潜在的瘀血证，应早期用活血祛瘀之品，并将其贯穿肾病中医治疗始终。

　　补虚消癥汤是全国名老中医张沛虬主任医师经验方，由黄芪、淫羊藿、何首乌、女贞子、旱莲草、当归、川芎、桃仁、积雪草、炒莪术等组成，治疗气血亏虚，肾络瘀痹型CKD有相当的成效。补虚消癥汤组方严谨，针对该病本虚标实的病机，提倡补益气血与行瘀消癥并举。组方中黄芪、当归即李东垣《内外伤辨惑论》中的当归补血汤，其中黄芪乃补气要药，与当归相伍，不仅补血，更能助气之"开、阖、枢"，有气血双补之功效；淫羊藿补肾壮阳，直中病之根本。二至丸（女贞子、旱莲草）补益肝肾，滋阴养血，配伍黄芪、何首乌，更增补益气阴之效果。当归、川芎、桃仁乃是桃红四物汤中活血之主药，与黄芪配伍，可奏益气、养血、活血之效，以调畅血行，通和络脉，更用积雪草、莪术搜剔死血，破血清癥，使瘀着之血，逐而散之。诸药各禀所长，融于一方，相须相使，共奏益气补血、活血化瘀之功效。亦有现代研究表明，黄芪、当归等能有效减少肾纤维化，抑制肾小球硬化的作用，对肾系膜细胞、足细胞有一定的保护作用[6]。积雪草已被研究证实能减少蛋白尿、降脂、抑制肾小球细胞外基质聚集，下调肾内纤维连接蛋白、层粘蛋白、IV型胶原、转化生长因子及金属蛋白酶抑制物的表达[7]。有研究证实莪术能抗凝、降低血黏度，可用于慢性肾小球疾病的高粘血症，改善肾间质纤维化[8]。

本研究结果亦表明，在西医一体化治疗方案的基础上加用补虚消癥汤治疗CKD3期患者，可以明显提高临床疗效，降低血肌酐、血尿酸水平，改善肾小球滤过率，同时可减少尿蛋白排出，对保护残余肾功能、延缓肾功能恶化、逆转或延缓CKD进展具有一定的作用。

参考文献

［1］陆晨，杨淑芬，岳华.慢性肾脏病的流行病学调查现状［J］.医学综述，2008，14（3）：370-371.

［2］National Kidney Foundation.K/DOQI clinical practice guidelines for chronic kidney disease：evaluation，classification，and stratification. Am J Kidney Dis.2002，39（2 Suppl 1）：S1-$266.

［3］李亚姝，鲁盈，陈洪宇，等.慢性肾脏病3期中医临床证候分析.浙江中医药大学学报，2010，34（6）：845-847.

［4］郑筱萸.中药新药临床研究指导原则（试行）［M］.北京：中国医药科技出版社，2002，163-168.

［5］陈洪宇，朱彩凤，张敏鸥，等．IgA肾病继发局灶节段性肾小球硬化与中医虚、瘀、风湿的相关性—附182例临床病例与中医症候学分析.中国中西医结合肾病杂志，2005，6（9）：514-519.

［6］郭兆安.黄芪治疗肾脏病机制研究进展，2011，12（9）：845-846.

［7］朱晓玲，王永钧，王军，等.复方积雪草对肾小球系膜细胞及细胞外基质的影响.中国中西医结合肾病杂志，2002，3（11）：632-634.

［8］刘迟，胡仲仪.莪术对肾间质病变引起的早期慢性肾功能衰竭影响的临床观察.上海中医药杂志，2004，38（11）：15.

第十一节　补虚消癥汤治疗糖尿病肾病CKD3期的临床研究

糖尿病肾病（DN）是糖尿病最重要的并发症之一。我国的发病率亦呈上升趋势，已逐渐成为终末期肾脏病（ESRD）的主要原因[1]。DN一旦进展到临床期或者终末期，至今为止尚无有效的治疗手段和方法。近年来，中医药以及中西药联合治疗在防治糖尿病肾病方面取得较大进展[2-3]。补虚消癥汤为我院全国名老中医张沛虬主任经验方，由黄芪、淫羊藿、何首乌、女贞子、旱莲草、当归、川芎、桃仁、积雪草、炒莪术组成，张老从事中医学六十余年，学宗经典，熟谙中医理论，在慢性肾病诊疗中，运用此方增减，取得了相当的成效。笔者使用该方治疗糖尿病肾病慢性肾脏病（CKD）3期辨证属气阴两虚兼血瘀证患者，取得了满意的疗效，现报告如下。

1.临床资料

1.1一般资料

选取本院2014年6月~2015年12月收治的糖尿病肾病CKD3期患者47例，按随机数字表法随机分为观察组28例和对照组19例。观察组男16例，女12例；平均年龄（56.65±10.85）岁；平均病程（10.56±2.43）年。对照组男9例，女10例；平均年龄（58.13±10.09）岁；平均病程（11.35±2.79）年。2组患者一般资料及治疗前血肌酐（scr）、血尿酸（UA）、糖化血红蛋白（HbA1c）等各项指标比较差异无统计学意义（$P > 0.05$），具有可比性。

1.2 诊断标准

DN 的诊断及分期标准参考《糖尿病肾病诊断、辨证分型及疗效评价标准》（试行）[4]；CKD 的分期标准参考美国肾脏病基金会制订的《慢性肾脏病临床实践指南》中慢性肾脏病肾功能分期标准[5]；中医气阴两虚兼血瘀证辨证标准参考《糖尿病肾病诊断、辨证分型及疗效评价标准》（试行）和《中药新药临床研究指导原则》（试行）[6]中关于气阴两虚证、血瘀证的诊断标准。

1.3 纳入和排除标准

纳入标准：①本研究均选择糖尿病肾病出现肾功能受损且为 CKD3 期的病例；②年龄 18~70 周岁；③知情同意。

排除标准：①各种其他继发性肾脏疾病者；②妊娠或哺乳期患者；③不能配合控制饮食、服药和指标检测者；④有严重的心、脑、肝并发症或合并其他原发疾病者；⑤有糖尿病酮症、酮症酸中毒以及感染者。

2.方法

2.1 治疗方法

2 组患者均接受基础治疗：包括饮食控制、降血糖、降压、调脂及纠正水电解质紊乱、酸碱平衡等。观察组在此基础上口服中药补虚消癥汤，组成：黄芪、淫羊藿、何首乌、女贞子、旱莲草、当归、川芎、桃仁、积雪草、炒莪术，每天 1 剂，水煎取汁 400mL，分 2 次早晚饭后温服。4 周为 1 疗程，连续治疗 3 个疗程。

2.2 疗效标准

参照《糖尿病肾病诊断、辨证分型及疗效评定标准》（试行）[4]及《中药新药临床研究指导原则》（试行）[6]制定。显效：临床主要症状及体征积分减少率≥50%，尿蛋白定量减少率≥50%，或达到正常标准；有效：临床主要症状及体征积分减少率30%～49%，尿蛋白定量减少率30%～49%；无效：未达到上述有效标准。（减少率=［（治疗前数值–治疗后数值）/治疗前数值］×100%）

2.3 观察指标

2.3.1 空腹血糖（FPG）、糖化血红蛋白（HbA1c）测定

2组患者分别于治疗前后检测空腹血糖（FPG）、糖化血红蛋白（HbA1c）。

2.3.2 血脂测定

2组患者分别于治疗前后检测血总胆固醇（TC）、三酰甘油（TG）水平。

2.3.3 血尿酸（UA）测定

2组患者分别于治疗前后检测血尿酸（UA）浓度。

2.3.4 血肌酐（scr）、24h尿蛋白定量（UTP/24h）、尿NAG酶测定

2组患者分别于治疗前后检测血肌酐（scr）水平、24h尿蛋白定量（UTP/24h）及尿NAG酶水平。

除糖化血红蛋白，其余指标均用日立7180全自动生化分析仪器检测；糖化血红蛋白用美国Rio-RadD10糖化血红蛋白分析仪检测；试剂盒均购自浙江宁波美康生物科技股份有限公司。

2.3.5 血、尿NGAL水平测定

2组患者治疗前后应用ELISA法检测血、尿NGAL水平，其ELISA试剂盒购自美国TSZ公司，严格按试剂盒说明书操作，根据所测标本吸光度值，由标准曲线计算出各标本相应的NGAL浓度。

2.4 统计学处理

所有数据均采用SPSS17.0统计软件包进行分析。计量资料用($\bar{x} \pm s$)表示，组间均数比较采用t检验；计数资料用率表示，2组间比较采用x^2检验。以$P < 0.05$为差异有统计学意义。

3. 结果

3.1　2组患者临床疗效比较

结果见表1。

表1　2组患者临床疗效比较（例）

组别	例数	显效	有效	无效	总有效率（%）
对照组	19	3	6	10	47.4
观察组	28	8	14	6	78.6#

与对照组比较，#P < 0.05。

3.2　2组患者治疗前后FPG、HbA1C、TC、TG变化情况比较

结果见表2。

表2　2组患者治疗前后FPG、HbA$_1$C、TC、TG变化情况（$\bar{x} \pm s$）

组别	时间	FPG（mmol/L）	HbA$_1$C（%）	TC（mmol/L）	TG（mmol/L）
对照组（19例）	治疗前	7.71 ± 1.14	6.98 ± 1.06	5.90 ± 0.76	2.81 ± 0.57
	治疗后	7.41 ± 1.50	6.84 ± 1.01	56.65 ± 0.75	2.55 ± 0.65
观察组（28例）	治疗前	7.83 ± 1.16	7.03 ± 0.90	5.82 ± 0.71	2.87 ± 0.92
	治疗后	7.33 ± 1.42	6.77 ± 0.97	5.17 ± 0.79**#	2.39 ± 0.67*

与本组治疗前比较，*P < 0.05，**P < 0.01；与对照组治疗后比较，#P < 0.05

3.3　2组患者治疗前后UA、Scr、UTP/24h、尿NAG酶变化情况比较

结果见表3。

表3　2组患者治疗前后UA、scr、UTP、尿NAG酶变化情况（$\bar{x} \pm s$）

组别	时间	UA（μmol/L）	scr（μmol/L）	UTP（mg/24h）	尿NAG酶（U/L）
对照组（19例）	治疗前	480.59 ± 59.28	190.72 ± 43.37	1385.90 ± 699.26	16.50 ± 5.37
	治疗后	451.43 ± 65.36	180.81 ± 33.28	1251.02 ± 641.25	14.69 ± 5.91
观察组（28例）	治疗前	475.83 ± 60.46	195.02 ± 38.79	1325.47 ± 624.90	17.35 ± 6.55
	治疗后	423.89 ± 40.73**	156.57 ± 44.37**#	1075.26 ± 686.82	14.34 ± 4.13*

与本组治疗前比较，*P<0.05，**P<0.01；与对照组治疗后比较，#P<0.05

3.4　2组患者治疗前后血、尿NGAL变化情况比较

结果见表4。

表4　2组患者治疗前后血、尿NGAL变化情况（$\bar{x} \pm s$，μg/L）

组别	时间	例数	血NGAL	尿NGAL
对照组	治疗前	19	19.02 ± 3.42	6.60 ± 1.10
	治疗后	19	17.13 ± 2.45	5.96 ± 1.08
观察组	治疗前	28	20.74 ± 4.30	6.15 ± 0.80
	治疗后	28	10.02 ± 4.24**#	2.38 ± 0.37**#

与本组治疗前比较，*P<0.05，**P<0.01；与对照组治疗后比较，#P<0.05

4.讨论

中医理论认为，DN是在糖尿病阴虚燥热、气阴两虚的基础上发展而来，气虚推动无力，则血行不畅；阴虚血脉失养，则血行艰涩；血脉瘀阻，久病入络，瘀血积于肾络则变生DN诸症。气阴两虚、脉络瘀阻是本病的重要病机，以益气养阴、活血化瘀通络类中药为主的药物在DN的治疗中已得到普遍认可[7-9]。针对本病的主要病因病机，本研究采用补虚消癥汤治疗糖尿病肾病CKD3期气阴两虚兼血瘀证患者，方由黄芪、淫

羊藿、何首乌、女贞子、旱莲草、当归、川芎、桃仁、积雪草、炒莪术组成，方中黄芪乃补气要药，气旺以促血行，与当归相伍，即李东垣《内外伤辨惑论》中的当归补血汤，不仅补血，更能助气之"开、阖、枢"，有气血双补之功效；二至丸（女贞子、旱莲草）补益肝肾、滋阴养血，配伍黄芪、何首乌，更增补益气阴之效果；淫羊藿一味，更是阳中取阴，阳生则阴长；当归、川芎、桃仁乃是桃红四物汤中活血之主药，与黄芪配伍，可奏益气、养血、活血之效，以调畅血行，通和脉络；逐瘀取意于加减下瘀血汤，此方乃由《金匮要略》之下瘀血汤去蟅虫加积雪草组成（积雪草、桃仁、大黄），多用于血瘀重症；方中更添一味莪术破血消癥，使瘀无凝著。诸药各禀所长，融于一方，相须相使，共奏益气养阴、活血化瘀之功效，恰合本证。本文研究结果显示，糖尿病肾病CKD3期气阴两虚兼血瘀证患者通过补虚消癥汤治疗后，肾功能、尿NAG酶及血脂等均得到明显改善，提示在西医一体化治疗的基础上运用补虚消癥汤治疗糖尿病肾病有保护肾功能、改善血脂代谢等作用。

　　NGAL是lipocalin家族的成员，是Kjeldsen等人1993年在激活中性粒细胞中发现的一种小分子量分泌性蛋白[10]。肾小管上皮细胞受到损伤性刺激后会大量分泌NGAL，可诱导肾小管间质中浸润的中性粒细胞发生凋亡以保护肾组织免受炎性细胞的侵害，同时NGAL可诱导肾间质细胞向肾小管上皮细胞的转化，从而诱导肾小管上皮细胞的再生[11]。既往研究表明，NGAL作为一种生物学标志物，不仅在急性肾损伤，而且在慢性肾脏病包括糖尿病肾病中可以预测肾损伤，反映肾损伤的严重程度，可作为有效精准的反映慢性肾病进展的独立可靠指标[12-14]。本研究显示，补虚消癥汤能有效降低糖尿病肾病

CKD3期患者血、尿NGAL水平，说明补虚消癥汤能在一定程度上减轻糖尿病肾病患者肾损伤，从而有效保护肾功能，延缓肾功能进展。

综上，西医基础治疗联合补虚消癥汤治疗糖尿病肾病气阴两虚兼血瘀证具有保护肾功能、改善血脂代谢等优势，临床值得推广应用。但本研究也存在一些不足之处，如样本量少、实验周期短、缺乏严格设计等，故其结论尚需大样本、长周期、多层次的动物及临床试验加以验证，而且其作用机制还有待于进一步实验研究。

参考文献

［1］翁晓婷.中医药治疗糖尿病肾病研究进展［J］.亚太传统医药，2015，11（2）：62-63.

［2］陈烨，王旭.中医药治疗糖尿病肾病最新研究进展［J］.浙江中医药大学学报，2011，35（4）：636-638.

［3］陆标明.中医药治疗糖尿病肾病近况［J］.中国中医药信息杂志，2011，18（6）：109-111.

［4］中华中医药学会肾病分会.糖尿病肾病诊断、辨证分型及疗效评定标准（试行方案）［J］.上海中医药杂志，2007，41（7）：7-8.

［5］National Kidney Foundation. K/DOQI clinical practice guidelines for chronic kidney dise-ase：evaluation，classification，and stratification［J］. Am J Kidney Dis，2002，39（2 Suppl 1）：S1-S266.

［6］郑筱萸.中药新药临床研究指导原则（试行）［M］.北京：中国医药科技出版社，2002，163-168.

［7］季兵，关健华，陈先明，等.自拟补肾活血方治疗早

期糖尿病肾病40例临床观察 [J]. 当代医学, 2012, 18 (10): 1-2.

[8] 王凤丽, 陈志强, 王月华, 等. 益气养阴消癥通络方治疗早期糖尿病肾病临床观察 [J]. 中国中西医结合杂志, 2012, 32 (1): 35-38.

[9] 卞镝, 李敬林, 董天宝. 从瘀论治糖尿病肾病 [J]. 辽宁中医杂志, 2006, 33 (10): 1266-1267.

[10] Kjeldsen L, Johnsen A H, Sengolov H, et al. Isolation and primary structure of NGAL, a novel protein assoc I ated with human neutrophil gelatinase [J]. J Biol Chem, 1993, 268 (14): 10425-10432.

[11] Mori K, Nakao K. Neutrophil gelatinase-assoc I ated lipocalin as the realtime indicator of active kidney damage [J]. Kidney Int, 2007, 71 (10): 967-970.

[12] 薛志强, 童俊容. 慢性肾脏疾病血清和尿液NGAL的改变及其临床意义 [J]. 中国中西医结合肾病杂志, 2010, 11 (5): 440-441.

[13] Shen SJ, Hu ZX, Li QH, et al. Implications of the changes in serum neutrophil gelatinase-assoc I ated lipocalin and cystatin C in patients with chronic kidney disease [J]. Nephrology (Carlton), 2014, 19 (3): 129-135.

[14] Davide Bolignano, Antonio Lacquaniti, et.al. Neutrophil Gelatinase-Assoc I ated Lipocalin (NGAL) and Progression of Chronic Kidney Disease [J]. Clin J Am Soc Nephrol, 2009, 4: 337-344.

第十二节　基于Sirt介导的NF-κB/NLRP3 信号通路探讨黄芪甲苷及莪术醇对慢性 肾功能衰竭大鼠的作用机制研究

全球慢性肾脏病（chronic kidney disease，CKD）患病率估计为9.1%，我国约有1.32亿CKD患者[1-2]。目前认为CKD的进展实质是致炎因素、致纤维化因素交替作用下的肾小球硬化、肾小管间质纤维化。两者相互交织、相互作用，最终导致不可逆的完全肾间质纤维化，导致终末期肾衰（Chronic renal Failure，CRF）。

近年来，逐渐认识到多种生长因子和细胞介质在慢性肾脏损伤中也起着重要的作用，这些对于了解肾小球疾病如何引起、加重肾小球疾病具有重要意义。其中，Sirt介导NF-κB/NLRP3信号通路日益受到国内外学者的重点关注。由此，本研究紧随目前研究热点，通过开展细胞分子学研究，深入探讨黄芪甲苷及莪术醇在缓解肾衰竭方面作用原理，揭示可能的药用途径，旨在为其在临床诊治应用提供更多的实验支持。

一、材料与方法

1.实验材料

1.1 药品

黄芪甲苷（纯度≥90%），购于成都普思生物科技股份有限公司；莪术醇（纯度≥90%），购于北京北纳创联生物技术研究院；盐酸贝那普利片（贝那普利）（批号：x3092，北京诺华制药有限公司生产）。

1.2 动物

清洁级雄性SD大鼠48只，体重（170±10）g，由浙江省实验动物中心提供，实验动物生产许可证号：SYXK（浙）2016-0022，饲养于浙江省中医药研究院实验动物中心，温度（22±2）℃，湿度50-60％，12h昼夜节律饲养，实验动物使用许可证号：SYXK（浙）2019-0010。

1.3 主要试剂

核转录因子（NF-κB）测定试剂盒、NOD样受体蛋白3（NLRP3）测定试剂盒、白介素-1β（IL-1β）测定试剂盒，均购于上海江莱生物科技有限公司；Trizol；异丙醇；三氯甲烷；无水乙醇；DEPC-H_2O；逆转录试剂盒；SIRT1引物；SIRT1兔多克隆抗体；荧光定量PCR试剂盒。

1.4 主要仪器

PowerWaveXS型全波长酶标仪；Centrifuge5810R型离心机；Stepone Plus荧光定量PCR仪；BX-3010型全自动生化分析仪；TP1020-1型组织脱水机、EG1150型石蜡包埋机、RM2235型石蜡切片机；ECLIPSE80i型荧光显微镜。

2.实验方法

2.1 大鼠肾衰模型的复制

参照文献方法，复制大鼠慢性肾功能衰竭模型。随机选取48只SD大鼠，除正常组8只外，其余40只大鼠用腺嘌呤按250mg/（kg·d）剂量用蒸馏水配成2.5％混悬液，每日灌胃1次，连续4周，自由饮水与进食。

2.2 实验分组及给药方法

实验分为6组，每组8只，正常组、模型组、黄芪甲苷组、莪术醇组、阳性对照组、益气化瘀组，给药8周，检测各项实验指标。正常组：20mL/kg蒸馏水灌胃；模型组：20mL/kg蒸馏水灌胃；黄芪甲苷组：予以黄芪甲苷40mg/kg灌胃，一日1次；莪术醇组：予以莪术醇40mL/kg灌胃，一日1次；阳性对照组：予以贝那普利1mg/kg灌胃，一日1次；益气化瘀组：予以黄芪甲苷40mg/kg及莪术醇40mg/kg灌胃，一日1次。

2.3 实验相关指标检测与方法

2.3.1 一般观察

记录各组动物的精神状态、饮水量、尿量和毛发光亮度等情况，记录体重变化。

2.3.2 标本采集

治疗前（造模4周后）和治疗末（12周），将大鼠置于代谢笼中，禁食，不禁水，收集24h尿液，用于相关指标检测。空腹大鼠以3%戊巴比妥钠30mg/kg腹腔注射麻醉后腹主动脉取血，3000rpm/min离心20min，分离血清，用于相关指标检测。取左肾，液氮速冻后，保存于-80℃冰箱用于基因表达检测。取右肾，4%多聚甲醛溶液中固定，用于后续免疫组化检测。

2.3.3 生化指标检测

采用全自动生化分析仪，分别检测各组大鼠血肌酐（scr）、24h尿蛋白水平，治疗前（造模4周后）和治疗末（12周）各测一次。

2.3.4 ELISA法检测各组大鼠NF-κB、NLRP3、IL-1β水平

取血清样本，采用ELISA法，检测NF-κB、NLRP3、IL-1β水平，具体按试剂盒步骤操作。NF-κB以浓度1200、600、300、150、75、37.5pg/mL的标准品OD值建立标准曲线的回归方程，NLRP3以浓度48、24、12、6、3、1.5ng/mL的标准品OD值建立标准曲线的回归方程，IL-1β以浓度40、20、10、5、2.5、1.25pg/mL的标准品OD值建立标准曲线的回归方程，根据待测样品的OD值计算相应的NF-κB、NLRP3、IL-1β水平。

2.3.5实时荧光定量PCR法（Real-time PCR）检测各组大鼠肾脏中SIRT1的mRNA表达水平

取上述冻存的肾脏组织80-100mg，液氮研磨，用Trizol法提取总RNA，按照试剂盒说明进行逆转录反应和Real-time PCR检测。SIRT1上游引物5-AGTAACAGTGACAGTGGCACATGC-3，下游引物5-CCTCCGTCAGCTCCAGATCCTC-3；EF-1α上游引物5-CGAGCCACCATACAGTCAGA-3，下游引物5-CCATTCCAACCAGAAATTGG-3；采用相对定量分析方法（$2^{-\Delta\Delta Ct}$法）进行分析。

2.3.6免疫组化法检测各组大鼠肾脏中SIRT1的蛋白表达

采用NIS-Elements D 3.2图像分析系统，在高倍镜下随机选取5个视野，计算阳性细胞面积占总视野面积的百分率，评估SIRT1的表达情况。

3.统计方法

各组数据用$\bar{x}\pm s$表示，多组间均数比较采用方差分析，所有数据均由SPSS 17.0统计软件进行处理，以$P<0.05$为具有统计学意义。

二、实验结果

1.一般观察

与正常组大鼠比较，模型组大鼠造模后出现食欲下降、活动减少、精神萎靡、体重减轻、尿量增加等症状，且上述症状逐渐加重；而给药组则上述表现较轻。造模4周后，各组大鼠体重都低于正常组（$P<0.05$，$P<0.01$）；给药后，与正常组相比，各组体重均显著降低（$P<0.01$），与模型组相比，各给药组体重显著增加（$P<0.05$，$P<0.01$）。见表1。

表1　黄芪甲苷及莪术醇对慢肾衰大鼠体重变化的影响（ $\bar{x} \pm s$, n=6 ）

组别	0周体重（g）	4周体重（g）	8周体重（g）	12周体重（g）
正常组	164.18 ± 8.19	275.78 ± 15.45	355.18 ± 17.71	406.58 ± 23.40
模型组	168.08 ± 7.04	254.95 ± 12.56[①]	281.90 ± 12.33[②]	289.87 ± 18.82[②]
黄芪甲苷组	165.82 ± 5.00	248.87 ± 17.49[②]	317.35 ± 18.61[②④]	353.98 ± 24.66[②③]
莪术醇组	167.70 ± 9.24	251.93 ± 16.98[②]	320.22 ± 24.29[②④]	340.18 ± 30.21[②③]
阳性对照组	171.82 ± 8.53	245.52 ± 11.64[②]	304.92 ± 13.50[②③]	337.70 ± 23.45[②④]
益气化瘀组	168.48 ± 7.66	252.18 ± 15.04[①]	325.22 ± 19.77[②④]	348.18 ± 25.92[②④]

注：与正常组相比，[①]$P < 0.05$，[②]$P < 0.01$；与模型组相比，[③]$P < 0.05$，[④]$P < 0.01$。

2.生化指标检测

由表2可见，治疗前（造模4周后），各造模组大鼠的scr水平明显高于正常组（ $P < 0.01$ ）。治疗后（12周），黄芪甲苷组、莪术醇组、阳性对照组、益气化瘀组的scr水平明显高于正常组（ $P < 0.01$ ），但与模型组相比，显著降低（ $P < 0.01$ ）。

表2　黄芪甲苷及莪术醇对慢肾衰大鼠给药前后scr水平的影响（ $\bar{x} \pm s$ ）

组别	n	4周scr（μmol/L）	12周scr（μmol/L）
正常组	6	36.86 ± 3.26	38.50 ± 4.22
模型组	6	85.83 ± 14.11[①]	94.71 ± 17.41[①]
黄芪甲苷组	6	86.40 ± 17.73[①]	70.64 ± 18.58[①②]
莪术醇组	6	78.74 ± 14.10[①]	71.06 ± 15.76[①②]
阳性对照组	6	88.28 ± 18.90[①]	69.48 ± 14.78[①②]
益气化瘀组	6	78.91 ± 18.20[①]	65.62 ± 18.81[①②]

注：与正常组相比，[①]$P < 0.05$；与模型组相比，[②]$P < 0.05$。

3. ELISA法检测各组大鼠NF-κB、NLRP3、IL-1β水平

与正常组相比，模型组的NF-κB、NLRP3、IL-1β水平均显著升高（$P < 0.01$）；与模型组相比，黄芪甲苷组、莪术醇组、阳性对照组、益气化瘀组的血清NF-κB、NLRP3水平均显著降低（$P < 0.05$，$P < 0.01$），阳性对照组和益气化瘀组的血清IL-1β水平显著降低（$P < 0.05$，$P < 0.01$），详见表3。

表3　ELISA法检测各组大鼠NF-κB、NLRP3、IL-1β水平的影响
（$\bar{x} \pm s$, n=6）

组别	NF-κB（pg·mL⁻¹）	NLRP3（ng·mL⁻¹）	IL-1β（pg·mL⁻¹）
正常组	74.29 ± 5.59	10.20 ± 2.05	20.90 ± 2.19
模型组	129.08 ± 20.38[②]	39.45 ± 4.26[②]	84.74 ± 10.52[②]
黄芪甲苷组	99.92 ± 18.19[③]	31.75 ± 3.74[②④]	71.90 ± 7.01[②]
莪术醇组	100.75 ± 5.12[②③]	33.61 ± 2.80[②④]	69.11 ± 10.36[②]
阳性对照组	85.54 ± 6.48[④]	22.89 ± 4.26[②④]	49.42 ± 9.02[②④]
益气化瘀组	93.46 ± 7.61[②④]	28.12 ± 3.75[②④]	60.45 ± 8.94[②③]

注：与正常组相比，[①]$P < 0.05$，[②]$P < 0.01$；与模型组相比，[③]$P < 0.05$，[④]$P < 0.01$。

4. Real-time PCR法检测各组大鼠肾脏中SIRT1的mRNA表达水平

与正常组相比，各造模组大鼠肾脏中SIRT1的mRNA相对表达量均显著降低（$P < 0.05$，$P < 0.01$），治疗后，各给药组的SIRT1 mRNA表达均有上升，与模型组相比，益气化瘀组SIRT1的mRNA相对表达量显著上升（$P < 0.05$），详见图1。

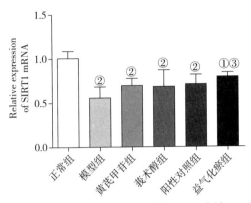

图1　大鼠肾脏中SIRT1的mRNA表达

注：与正常组相比，①$P<0.05$，②$P<0.01$；与模型组相比，③$P<0.05$.

5.免疫组化法检测各组大鼠肾脏中SIRT1的蛋白表达水平

　　SIRT1的阳性表达主要定位于细胞核和细胞质，呈棕黄色颗粒状。由表4、图2可见，与正常组相比，造模各组的SIRT1阳性表达率均显著降低（$P<0.01$）；与模型组相比，给药各组的SIRT1阳性表达率均有所上升，其中阳性对照组和益气化瘀组的SIRT1阳性表达率有显著差异（$P<0.05$，$P<0.01$）。

表4　免疫组化法检测肾脏组织中SIRT1蛋白的表达（$\bar{x}\pm s$）

组别	n	阳性率（%）
正常组	3	36.39 ± 3.25
模型组	3	$12.76\pm2.25$①
黄芪甲苷组	3	$19.45\pm3.79$①
莪术醇组	3	$18.33\pm5.49$①
阳性对照组	3	$22.49\pm4.16$①②
益气化瘀组	3	$24.40\pm6.05$①③

注：与正常组相比，①$P<0.01$；与模型组相比，②$P<0.05$，③$P<0.01$。

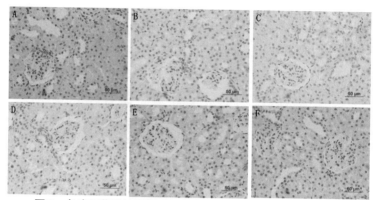

图2　免疫组化法检测肾脏组织中SIRT1蛋白的表达（×400）
注：A：正常组；B：模型组；C：黄芪甲苷组；D：莪术醇组；
E：阳性对照组；F：益气化瘀组

三、讨论

中医学认为，CKD虽病本在肾，但与脾（胃）有着密切关系。脾胃"后天之本""气血生化之源"，脾胃的强弱决定了肾脏疾病的发生、发展及预后；病久则湿浊痰瘀病邪侵入肾络，久积肾络致络脉瘀阻，进而形成癥积证，形成本虚标实之证。实邪之中瘀血是贯穿肾纤维化始终的重要因素，肾微癥积不仅有肾小球毛细血管襻闭塞、细胞外基质堆积等"瘀血证"的表现。这与西医因损伤因子–成纤维细胞增生–微循环持续受损–肾纤维化形成同出一辙。

我们前期研究证实含有益气消癥类（黄芪、莪术为君药）中药组方可通过干预氧化应激作用，影响多种信号通路、细胞因子，乃至自噬相关蛋白，起到改善肾间质纤维化进展的作用[3-5]。黄芪、莪术两药相伍，行中有补，补中有行，相得益彰，临床运用可使器质性病变之病理性变化获得逆转。黄芪甲苷、莪术醇作为黄芪、莪术的主要活性成分，研究显示，在大鼠肾衰模型中，黄芪甲苷组、莪术醇组和益气化瘀组可有效上调沉默信息调控因子1（SIRT1）的mRNA的表达，且益气化瘀组统计学意义；同时下调的NF-κB水平表达，较模型组显著降低，且益气化瘀组最为明显。

Sirt广泛存在于人体成熟组织中，可对细胞周期进行调控，抑制氧化应激和炎症反应，Sirt能够通过抑制NF-κB信号通路抑制炎症减少细胞因子的产生抑制炎症反应[6]。在炎症反应中，NF-κB的p65亚单位是SIRT1的直接靶点，SIRT1通过去乙酰化作用，降低了后者乙酰化水平，从而抑制其对于下游因子的转录功能。由此，我们认为，同时黄芪甲苷、莪术醇两者联合应用，具有上调沉默信息调控因子，进而抑制氧化应激、调节炎症作用。

此外，既往研究表明[7-8]，当核苷酸结合寡聚化结构域样受体蛋白3（NLRP3）炎性转导通路被激活后，会导致大量炎性因子如白细胞介素-1β（IL-1β）等的成熟和释放，进一步激发炎症反应。而NLRP3炎症小体的活化需要启动和激活双重信号的调控，NF-κB介导了启动过程，当NF-κB活化后，上调NLRP3、IL-1β和IL-18前体的表达，这可以为NLRP3的活化提供物质基础并且降低NLRP3的活化阈值，一定程度上增加了肾脏损害。本实验发现，黄芪甲苷组、莪术醇组和益气化瘀组通过抑制NF-κB水平，进而降低NLRP3、IL-1β水平。结合实验对象的一般情况及干预后各组scr及24h蛋白水平的影响，均提示黄芪甲苷组、莪术醇组在临床疗效及指标改善方面疗效确切，益气祛瘀联用治疗效果更加显著。

综上所述，针对"脾肾两虚，肾络瘀痹"慢性肾病中医理论，可选用益气祛瘀进行配伍，消补兼施，促进浊毒之泄化，增强疗效。

参考文献

［1］向海燕，刘晔，陈莎莎，等.慢性肾脏病患者肾小球滤过率下降速率与疾病进展的关系［J］.肾脏病与透析肾移植杂志，2015，24（06）：518-523.

［2］Ouyang Guoqing，Liu Qiang，Wu Yongrong，et al. The global，regional，and national burden of gallbladder and biliary tract cancer and its attributable risk factors in 195 countries and territories，1990 to 2017：A systematic analysis for the Global Burden of Disease Study 2017.［J］.Cancer，2021，127（13）.

［3］钟光辉，魏升，邢洁.补虚消癥汤对大鼠肾小球系膜细胞MMPs及TIMPs表达的影响［J］.中华中医药学刊，2014，32（10）：2504-2507.

［4］钟光辉，蔡旭东，魏升，等.温阳化瘀方对慢肾衰大鼠Sirt/NF-κB通路作用的研究［J］.中国中医药科技，2020，27（04）：531-634.

［5］俞一超，魏升，钟光辉.补虚消癥汤辅助治疗肾络瘀痹型CKD3期临床观察［J］.浙江中西医结合杂志，2020，30（05）：395-397

［6］Shen Z，Ajmo JM，Rogers CQ，et al. Role of SIRT1 in regulation of LPS- or two ethanol metabolites-induced TNF-α production in cultured macrophage cell lines［J］. Am J Physiol Gastrointest Liver Physiol，2009，296（5）：G1047-1053.

［7］陈林，许欢，邢莎莎，等.NLRP3炎症小体对肾脏疾病的作用研究进展［J］.中国药师，2018，21（12）：2218-2223.

［8］Liubryan R.Intracellular innate immunity in gouty

arthritis：role of NALP3 inflammasome［J］.Immunol Cell Biol，
2010.88（1）：20-23.

第十三节　地龙组分对单侧输尿管梗阻大鼠的保护作用

　　肾间质纤维化是各种慢性肾脏病走向终末期肾脏病的共
同病理损害，它的病理特征表现为小管上皮细胞丢失和ECM
在肾间质区的过度积聚。目前已有研究通过观察地龙对糖尿病
肾病动物模型及高糖培养的肾小球系膜细胞干预作用，发现动
物实验中地龙能减少Ⅳ型胶原的表达；体外实验中地龙能降
低TGF-β₁、CTGF蛋白表达，抑制肾小球系膜细胞的增殖[1-5]。
综上，我们提出地龙抗肾间质纤维化的设想，通过建立单侧输
尿管结扎的肾间质纤维化大鼠模型，观察地龙对肾纤维化大鼠
肾功及肾脏病理的影响。

1.材料和方法

1.1 实验动物

　　清洁剂Wistar雄性大鼠60只，体重180-200g，由黑龙江
中医药大学实验动物中心提供。

1.2 实验药物

　　地龙组分丝氨酸蛋白水解酶肠溶胶囊，地龙组分丝氨
酸蛋白水解酶的原药由哈尔滨市九龙科技开发有限责任公司
提供。

1.3 试剂与仪器

　　德国莱卡2135型切片机，美国moticam3000显微摄影成像
系统，上海一恒电热恒温箱，医用微波炉。全血生化自动分析
仪，台式高速离心机，光学显微镜，医学图文分析系统。4%

多聚甲醛固定液、10%水合氯醛、0.9%生理盐水、二甲苯、梯度乙醇、0.5%伊红（水溶性）染液、Harris苏木素染液、1%盐酸水溶液、中性树胶封片剂。

1.4　UUO大鼠模型复制

以10%水合氯醛（4mL/kg）腹腔注射麻醉后，将大鼠固定于手术台上，局部剃毛，用碘酒、75%酒精常规消毒，左侧腹部做一纵向切口，钝性分离，暴露并分离左侧输尿管，在输尿管中段进行双丝线结扎，不间断输尿管，逐层缝合皮下组织及皮肤，伤口局部外敷青霉素。假手术组在水合氯醛腹腔麻醉后，仅切开腹腔并游离左侧输尿管，但不结扎和剪断，直接缝合。

1.5　分组和用药

将大鼠随机分为假手术组12只，地龙低剂量组16只，地龙高剂量组16只，模型组16只。给药剂量按人与大鼠间每公斤体重占体表面积比值算得，低剂量组为临床等效组，地龙低剂量组大鼠给予的龙胶囊0.486g/（kg·d）灌胃；地龙高剂量组大鼠给予的龙胶囊0.972g/（kg·d）灌胃；假手术组和模型组大鼠给予等体积地蒸馏水灌胃。

1.6　取材

分别于术后2W、4W处死各组大鼠6只。处死之前用代谢笼收集24h尿量，测24h尿蛋白定量。以10%水合氯醛腹腔注射麻醉，开腹，钝性分离腹主动脉并取血，高速离心后，留取血清，保存在-20℃冰箱中，用全自动生化分析仪检测生化指标。取完血后，灌注4℃预冷生理盐水约200mL，同时开放大静脉反复灌洗肾脏至其外观发白，迅速取出梗阻肾脏（左肾），用4%多聚甲醛固定用于HE染色。

1.7观察项目和方法

1.7.1一般状态观察

观察项目包括大鼠的进食情况、活动力、皮毛、精神状态等。

1.7.2 24h尿蛋白定量

用采用焦桐酚红一钼酸盐显色法测24h尿蛋白定量。

1.7.3血清肌酐、尿素氮检测

用全自动生化分析仪检测血标本的肌酐、尿素氮。

1.7.4 HE染色

组织经常规石蜡包埋，切片厚5微米，电吹风吹片，至溶蜡；二甲苯（Ⅰ）中脱蜡5分钟；二甲苯（Ⅱ）中脱蜡5分钟；无水酒精（Ⅰ）5分钟；无水酒精（Ⅱ）5分钟；90%、80%、70%酒精各5分钟，蒸馏水浸5分钟；苏木素染色4-8分钟；1%盐酸溶液分化5-10秒；90%伊红醇溶液染色5分钟；常规脱水透明；中性树胶封片；镜下观察。

1.8统计学方法

实验数据以均数+标准差（$\bar{x} \pm S$）表示，多组间差异性比较采用方差分析，使用SPSS 18.0统计学软件进行分析，组间比较用t检验。$p < 0.05$为具有统计学意义，$p < 0.01$为具有明显统计学差异。

2.实验结果

2.1各组大鼠行为和体态变化的比较

假手术组大鼠反应灵敏、饮食正常，皮毛浓密光洁。其余各组大鼠，随着梗阻时间的延长，活动减少，对外界刺激反应减弱，倦怠，精神萎靡，相互拥挤，蜷缩成团，每日进食量减少，体重减轻，皮毛干涩枯槁，部分有脱毛现象。到28天基本不活动，弓背蜷曲，反应迟钝，皮毛凌乱无序、脱落。同一时间点，地龙治疗各组进食量少于模型组；但地龙治疗各组大鼠活动量、反应速度等表现来看优于模型组。

2.2 大鼠肾形态学观察

肉眼大体观察，术后14天，假手术组肾脏外观形态正常，呈褐红色，切开面肾盂肾盏无扩张；其余各组大鼠，梗阻侧肾脏呈灰白色，体积变大，肾盂和肾盏高度扩张、变形，肾实质变薄，皮、髓质分界不清，有浑浊的褐色尿液潴留。术后28天，假手术组大鼠肾脏仍没有明显改变；其余各组大鼠的梗阻肾脏，体积进一步增大，囊性变进一步加重，肾实质几乎完全消失，部分内有黄色脓液潴留。在对应时间点上，地龙治疗高、低剂量组大鼠梗阻侧肾脏肿大及积水程度较模型组轻。

2.3 各组大鼠24h尿蛋白定量情况

表1结果显示，在术后2周、4周两个时间点，各组大鼠24小时尿蛋白定量在统计学上无显著差异（$P > 0.05$）。UUO大鼠术后28天内尿蛋白未见显著性增加，表明此时对侧肾小球无明显损伤，符合UUO模型的一般特点，证明我们的实验造模是成功的。

表1 各组大鼠24h尿蛋白定量结果（$mg \cdot 24h^{-1}$）（$\bar{x} \pm s$，n=6）

组别/时间点	2周	4周
假手术组	12.86 ± 0.50	13.12 ± 0.65
模型组	$13.11 \pm 0.78a$	$12.99 \pm 0.67a$
地龙低剂量组	$12.72 \pm 1.02a$	$12.89 \pm 0.58a$
地龙高剂量组	$12.97 \pm 0.68a$	$13.14 \pm 0.65a$

注：各时间点与假手术组、模型组比较，a$P > 0.05$。

2.4 各组大鼠肾功能的检测情况

2.4.1 各组大鼠血清肌酐的情况

表2结果显示，在术后14天、28天，模型组较假手术组

大鼠血肌酐显著上升（$P < 0.001$，$P < 0.01$）；术后14天，地龙治疗高、低剂量组较模型组血肌酐水平下调（$P < 0.05$，$P < 0.01$）；术后28天，地龙高、低剂量组较模型组血肌酐水平下调（$P < 0.05$）；在同一时间点，地龙低剂量组血肌酐水平较高剂量组低（$P < 0.05$），提示地龙低剂量组改善肾功效果强于高剂量组。

表2　各组大鼠血清肌酐的变化（scr：μmol/L）（$\bar{x} \pm s$，n=6）

组别/时间点	2周	4周
假手术组	36.52±4.28	35.76±4.58
模型组	101.41±9.36***	85.67±8.15**
地龙低剂量组	87.27±7.65##	66.73±5.89#
地龙高剂量组	91.38±8.97#a	72.49±5.61#a

注：各时间点模型组与假手术组比较，**$P < 0.01$，***$P < 0.001$；各时间点药物组与模型组比较，#$P < 0.05$，##$P < 0.01$，各时间点高剂量组与低剂量组比较，a$P < 0.05$。

2.4.2 各组大鼠血清尿素氮的情况

表3的结果显示，在术后14天、28天，模型组血清尿素氮显著高于假手术组（$P < 0.01$）；在同一时间点，地龙治疗各组血清尿素氮水平较模型组下降（$P < 0.05$）；地龙低剂量组在对应的时间点较高剂量组血清尿素氮水平低（$P < 0.05$）。

表3　各组大鼠血清尿素氮的变化（BUN：mmol/L）（$\bar{x} \pm s$，n=6）

组别/时间点	2周	4周
假手术组	9.02±0.83	9.16±0.78
模型组	17.68±1.50**	15.37±1.23**
地龙低剂量组	15.54±1.56#	13.62±0.98#
地龙高剂量组	16.37±1.43#a	14.49±1.35#a

注：各时间点模型组与假手术组比较，**$P < 0.01$；各时间点药物组与模型组比较，#$P < 0.05$；各时间点高剂量组与低剂量组比较，a$P < 0.05$。

2.5 大鼠肾组织病理学检查

HE染色后光学显微照相系统观察各组肾组织可见，假手术组大鼠：肾组织结构正常，肾间质无改变，肾小管上皮细胞排列整齐，未见炎细胞浸润及纤维增生改变。其余各组大鼠出现肾间质纤维化，弥漫性炎症细胞浸润，肾小管扩张，部分肾小管萎缩，肾小管上皮细胞空泡变性、脱落坏死，第28天肾组织绝大部分被纤维组织所替代，炎性细胞浸有所减少。对应的时间点，地龙治疗高、低剂量组大鼠肾组织纤维化程度较模型组轻。见图1。

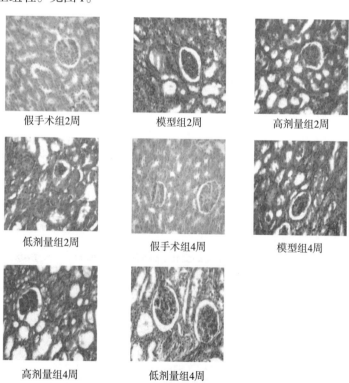

假手术组2周　　　　模型组2周　　　　高剂量组2周

低剂量组2周　　　　假手术组4周　　　　模型组4周

高剂量组4周　　　　低剂量组4周

图1　肾组织HE染色

3.讨论

脏器纤维化是目前的难治性疾病，中医学认为纤维化属于"络病"范畴。"搜剔络邪，须藉虫类"，虫类药具有搜风通络活血祛瘀的功效，近年来地龙成分在抗肝纤维化，肺纤维化上已取得一定疗效[6-8]。肾间质纤维化是各种慢性肾脏病进展到终末期肾病的关键步骤，治疗上缺乏直接有效的手段。我们的实验建立单侧输尿管结扎肾纤维化模型，术后各组大鼠24小时尿蛋白定量在统计学上无显著差异（$P > 0.05$），UUO大鼠术后28天内尿蛋白未见显著性增加，表明此时对侧肾小球无明显损伤，符合UUO模型的一般特点；术后14天、28天，模型组大鼠血清肌酐、尿素氮较假手术组明显升高（$P < 0.01$），说明单侧输尿管结扎手术已对大鼠肾功能造成损伤；HE染色结果显示术后14天大鼠出现肾间质纤维化，弥漫性炎症细胞浸润，肾小管扩张，部分肾小管萎缩，肾小管上皮细胞空泡变性、脱落坏死，第28天肾组织绝大部分被纤维组织所替代。

地龙组分丝氨酸蛋白水解酶，主要成分为蚯蚓纤溶酶（earthworm fibrinolytic enzyme，EFE）。国内外研究证实：蚯蚓纤溶酶既具有纤溶酶原激活作用，还有纤溶酶活性能直接水解纤维蛋白，参与纤溶系统的调节，而纤溶系统又参与了细胞外基质的降解。另外，代萌等[9]人还发现蚯蚓纤溶酶凝胶剂具有抗炎作用。术后14天、28天，地龙治疗组较模型组大鼠肾功有所改善，且具有统计学意义；HE染色显示的龙治疗组较对应时间点的模型组大鼠肾组织纤维化程度轻。

本实验中地龙组分低剂量组为临床等效剂量，高剂量组为低剂量组的2倍。实验结果显示地龙高、低剂量组均能改善肾脏病理，延缓UUO大鼠肾间质纤维化进展，但是以地龙低剂量组疗效佳。分析原因我们考虑是中药地龙高剂量组灌胃，剂量偏大，又是浓缩剂，有碍大鼠脾胃运化，导致营养状态差，免疫力低下，肾脏血流亦减少，所以治疗效果较低剂量组差。综上，地龙组分需在合理剂量内应用，方可起到最佳效果，并非剂量越多越好。

参考文献

［1］戈娜，李顺民，孙惠丽.地龙对糖尿病肾病大鼠肾脏保护作用的研究［J］.上海中医药杂志，2010，44，（6）：103-105.

［2］马艳春，周波，宋立群.地龙成分对高糖刺激下人肾小球系膜细胞转化生长因子β_1和结缔组织生长因子表达的研究［J］.中成药，2011，33（3）：410-414.

［3］马艳春，周波，宋立群，等.地龙成分EFE治疗糖尿病肾脏疾病蛋白尿的临床研究［J］.中医药信息，2011，28（6）：48-49.

［4］马艳春，周波，宋立群，等.地龙成分及含药血清对人正常肾小球系膜细胞增殖的影响［J］.中国临床保健杂志，2010，13（5）：493-495.

［5］刘丽芳，文秀英，许明旺，等.贞清方与地龙对2型糖尿病大鼠肾组织TGF-β_1及PAI-1表达的影响［J］.中国中西医结合杂志，2011，31（7）：967-972.

［6］盛丽，姚岚，王丽.水蛭、地龙抗实验性小鼠肺纤维化作用的研究［J］.中医研究，2006，19（2）：15-17.

［7］陈洪，陆亚琴，刘顺英，等.地龙2号对肝纤维化模型大鼠肝星状细胞活化及TGF-β_1蛋白表达的影响［J］.江苏

中医药，2005，26（1）：50-52.

［8］陈洪，陆亚琴，刘顺英，等.地龙2号对大鼠肝纤维化α-SMA TGF-β$_1$及MMP-13及TIMP-1蛋白表达的影响［J］.胃肠病学和肝病学杂志，2005，14（2）：156-159.

［9］代萌，孙晋民，詹丽芬，等.蚯蚓纤溶酶抗炎作用的初探［J］.中华中医药杂志，2007，增刊：329-331.

第十四节　地龙组分对UUO大鼠BMP-7信号传导通路影响的研究

肾间质纤维化以肾小管上皮细胞丢失和基质在间质区过度积聚为特征，是各种慢性肾脏病走向慢性肾衰竭的共同病理基础。近年来抗肾间质纤维化的研究主要集中在促纤维化因子和抗纤维化因子上。BMP-7是目前公认的抗纤维化因子[1-3]。单侧输尿管结扎大鼠模型可反映人类肾脏疾病过程，是一种研究肾间质纤维化发生机制、肾脏细胞转分化和评价肾间质纤维化疗效的理想模型[4]。

本实验通过建立UUO大鼠肾纤维化模型，观察地龙组分丝氨酸蛋白水解酶对UUO大鼠BMP-7信号转导通路的影响，探讨地龙组分EFE对大鼠肾纤维化的干预作用及其可能机制。

1.材料和方法

1.1 实验动物

清洁剂Wistar雄性大鼠60只，体重180-200g，由黑龙江中医药大学实验动物中心提供。

1.2 实验药物

地龙组分丝氨酸蛋白水解酶肠溶胶囊，地龙组分丝氨酸蛋白水解酶的原药由哈尔滨市九龙科技开发有限责任公司提供，由黑龙江中医药大学附属第一医院制剂室制备成肠溶胶囊。

1.3 试剂与仪器

1.3.1 主要试剂

免抗鼠BMP-7多克隆抗体，DAB显色试剂盒，PV6001（免抗鼠二抗）；免抗鼠目的蛋白多克隆抗体，HRP-羊抗兔IgG，硝酸纤维素膜，转膜滤纸，脱脂奶粉。

1.3.2 主要仪器设备

德国莱卡2135型切片机，美国moticam3000显微摄影成像系统，上海一恒电热恒温箱，医用微波炉。光学显微镜，医学图文分析系统。高速冷冻离心机，转印槽，垂直电泳槽，电泳仪。

1.4 UUO大鼠模型复制

以10%水合氯醛（4mL/kg）腹腔注射麻醉后，将大鼠固定于手术台上，局部剃毛，用碘酒、75%酒精术区常规消毒，左侧腹部做一纵向切口，钝性分离皮下组织及肌层，暴露并分离左侧输尿管，在输尿管中段进行双丝线结扎，不间断输尿管，逐层缝合皮下组织及皮肤，伤口局部外敷青霉素。假手术组在水合氯醛腹腔麻醉后，仅切开腹腔并游离左侧输尿管，但不结扎和剪断，直接缝合。

1.5 分组和用药

将大鼠随机分为假手术组12只，地龙治疗16只，地龙高剂量组16只，模型组16只。给药剂量按人与大鼠间每千克体重占体表面积比值算得，低剂量组为临床等效组，地龙低剂量组大鼠给予的龙胶囊0.486g/（kg·d）灌胃；地龙高剂量组大鼠给予的龙胶囊0.972g/（kg·d）灌胃；假手术组和模型组大鼠给予等体积的蒸馏水灌胃。

1.6取材

分别于术后2w、4w处死各组大鼠6只。以10%水合氯醛腹腔注射麻醉，开腹，开放大静脉反复灌洗肾脏至其外观发白，迅速取出梗阻肾脏（左肾），用4%多聚甲醛固定用于免疫组化，另一部分梗阻肾组织用于蛋白印迹。

1.7观察项目和方法

1.7.1采用免疫组化法检测大鼠肾组织BMP-7的表达

PV两步法主要步骤如下：脱蜡和水化；抗原修复；滴加一抗，4度冰箱中过夜，PBS冲洗2分钟3次；滴加二抗，37度孵育30分钟，PBS冲洗2分钟3次；DAB显色，蒸馏水充分冲洗；苏木素复染；常规脱水透明；中性树胶封片。

结果分析：美国moticam3000显微摄影成像系统于400倍视野下摄影，每组随机选取10个视野，用Motic image 3.2图像分析软件进行分析，计算阳性表达的平均光密度。

1.7.2采用蛋白印迹方法检测大鼠肾组织ALK-2、P-Smad5蛋白表达

蛋白质样品制备：用BCA法测样品蛋白浓度；SDS-PAGE电泳：清洗玻璃板，灌胶与上样，制备分离胶，制备浓缩胶；转膜；免疫反应：封闭，一抗孵育，二抗孵育；ECL化学发光，显影，定影；凝胶图像分析。

1.8统计学方法

实验数据以均数+标准差（$\bar{x} \pm S$）表示，多组间差异性比较采用方差分析，使用SPSS 18.0统计学软件进行分析，组间比较用t检验。$p < 0.05$为具有统计学意义，$p < 0.01$为具有明显统计学差异。

2.实验结果

2.1各组大鼠肾组织中免疫组化检测BMP-7表达情况

正常大鼠肾组织均有丰富的BMP-7蛋白表达的阳性颗粒。

BMP-7主要分布在肾小管及肾间质，在肾动脉的外膜、肾盂和输尿管的上皮细胞及肾小球毛细血管周围也有表达。表1结果显示：假手术组大鼠肾组织BMP-7蛋白表达较丰富，多集中在肾小管间质；随着梗阻时间的延长，模型组大鼠BMP-7的表达逐渐减少，在第2周、第4周，模型组与假手术组相比，BMP-7的表达明显下降（$p < 0.01$，$p < 0.001$）。随着梗阻时间的延长，地龙治疗各组BMP-7蛋白表达逐渐下降。在第2周，地龙高、低剂量组与模型组大鼠相比，BMP-7蛋白表达显著增多（$p < 0.05$，$p < 0.01$）；在第4周，地龙高、低剂量组与模型组大鼠相比，BMP-7蛋白表达显著增多（$p < 0.05$，$p < 0.01$）。说明得龙组分能上调UUO大鼠肾组织的BMP-7蛋白表达。

表1　各组肾组织BMP-7免疫组化表达量（平均光密度 $\times 10^{-2}$）（$\bar{x} \pm s$）

组别/时间点	2周	4周
假手术组	20.89 ± 1.83	20.67 ± 1.86
模型组	$14.66 \pm 1.01^{**}$	$13.43 \pm 1.02^{***}$
地龙低剂量组	$17.76 \pm 1.05^{\#\#}$	$15.89 \pm 0.85^{\#\#}$
地龙高剂量组	$15.87 \pm 0.71^{\#}$	$15.18 \pm 0.86^{\#}$

注1：各时间点与假手术组比较，$**p < 0.01$，$***p < 0.001$；各时间点药物组与模型组比较，$\# p < 0.05$，$\#\# p < 0.01$。

2.2 各组大鼠肾组织ALK-2蛋白表达情况

表2的结果显示ALK-2在假手术组有较丰富的表达，随着梗阻时间的延长，ALK-2在UUO大鼠及地龙治疗各大鼠的表达逐渐减少。术后2周、4周，模型组较假手术组ALK-2的表达明显下降（$p < 0.001$）；地龙高剂量组ALK-2的表达较UUO模型组增多（$p < 0.05$，$p < 0.01$）；地龙低剂量组ALK-2的表达较对应时间点的UUO模型组增多（$p < 0.05$）；地龙低剂量组ALK-2的表达较同时间点高剂量组的表达多（$p < 0.05$）。见图1、图2。

2.3 各组大鼠肾组织P-Smad5蛋白表达情况

表3的结果显示P-Smad5在假手术组有较丰富的蛋白表达，随着梗阻时间的延长，P-Smad5在UUO大鼠及地龙治疗各大鼠的表达逐渐减少。术后2周、4周，模型组与假手术组相比，P-Smad5表达明显下降（$p < 0.01$，$p < 0.001$）；地龙高剂量组较模型组P-Smad5表达有所上升（$p < 0.05$，$p < 0.01$）；地龙低剂量组较模型组大鼠P-Smad5表达明显上升（$p < 0.01$，$p < 0.001$）；同一时间点，地龙低剂量组较高剂量组P-Smad5的蛋白表达增多（$p < 0.05$）。见图1、图2。

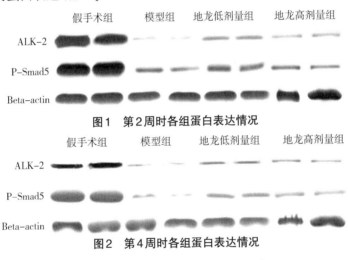

图1　第2周时各组蛋白表达情况

图2　第4周时各组蛋白表达情况

表2　各组肾组织ALK-2蛋白表达量（$\bar{x} \pm s$）

组别/时间点	2周	4周
假手术组	0.96 ± 0.01	0.97 ± 0.03
模型组	0.25 ± 0.02***	0.16 ± 0.03***
地龙低剂量组	0.55 ± 0.03##	0.43 ± 0.02##
地龙高剂量组	0.44 ± 0.02#★	0.24 ± 0.02##★

注：各时间点与假手术组比较，***$p < 0.001$；各时间点药物组与模型组比较，#$p < 0.05$，##$p < 0.01$；与地龙低剂量组比较，★$p < 0.05$。

表3　各组肾组织P-Smad5蛋白表达量($\bar{x} \pm s$)

组别/时间点	2周	4周
假手术组	0.95 ± 0.02	0.92 ± 0.03
模型组	0.26 ± 0.02**	0.08 ± 0.01***
地龙低剂量组	0.64 ± 0.02##	0.35 ± 0.02###
地龙高剂量组	0.43 ± 0.01#★	0.25 ± 0.01##★

注：各时间点与假手术组比较，** $p < 0.01$，*** $p < 0.001$；各时间点药物组与模型组比较，# $p < 0.05$，## $p < 0.01$，### $p < 0.001$；与地龙低剂量组比较，★ $p < 0.05$。

3.讨论

地龙始载于《神农本草经》，性味咸、寒，主归肝、脾、膀胱经，具有清热息风、通络、平喘、利尿的功效。蚯蚓纤溶酶（earthworm fibrinolytic enzyme，EFE）是蚯蚓体内发现的一类多蛋白质组分的丝氨酸蛋白酶，本实验采用的地龙组分丝氨酸蛋白水解酶是采用慈姑蛋白酶抑制剂Sepharose 4B亲和层析法制得。地龙组分EFE目前被证实具有抗凝、溶栓、去纤、改善微循环、增加肾血流、改善肾功能的作用，但缺乏对其作用机理的深入研究[5-8]。

BMP-7是目前公认的抗纤维化细胞因子，BMP-7通过拮抗TGF-β_1生物学活性；阻断TGF-β_1的信号传导通路；抑制TGF-β_1的产生；减少促炎性因子的表达等作用实现抗纤维化的作用。首先BMP-7与其Ⅱ型受体结合，使Ⅰ型受体聚集，形成异四倍体，并诱导Ⅰ型受体（ALK-2、ALK-3、ALK-6）磷酸化，激活的Ⅰ型受体迅速进入胞浆把信号转给Smad蛋白家族，BMP-7主要通过Smad1、5、8传递信号，磷酸化Smad1或Smad5再与Smad4结合成复合物，到细胞核内作用于特定基因的启动子，引起各种生物学效应[9]。

我们的实验结果显示，对应的时间点地龙治疗组较模型组大鼠肾纤维化程度轻，免疫组化检测到同一时间点地龙治疗组较模型组BMP-7的表达增多。随着梗阻时间的延长，模型组及地龙治疗组肾组织中ALK-2及P-Smad5的蛋白表达进行性下降；同一时间点，地龙治疗组与模型组相比，ALK-2及P-Smad5的蛋白表达有所上调（$p < 0.05$）。综上提示地龙组分能上调UUO大鼠肾组织ALK-2、P-Smad5蛋白水平，以恢复BMP-7的生物活性，从而起到延缓肾脏纤维化的进程。

参考文献

［1］陆顺，时照明.BMP-7/Smads信号通路在糖尿病肾病纤维化中作用的研究进展［J］.中华全科医学，2013，11（2）：282-283.

［2］余健，聂国明，齐曼丽，等.BMP-7拮抗系膜细胞TGF-β_1诱导MMPs的表达［J］.华南国防医学杂志，2011，25（10）：402-405.

［3］武帅，郭兆安，于春江，等.芪蛭降糖胶囊对糖尿病肾病大鼠肾组织BMP-7及TGF-β_1/smads信号传导通路的影响［J］.中国中西医结合肾病杂志，2014，15（4）：297-301.

［4］Klahr S, Morrissey J. Obstructive nephropathy and renal fibrosis［J］. Am J Physiol Renal Physiol, 2002, 283（5）: 861-875.

［5］马艳春，周波，宋立群，等.地龙成分EFE治疗糖尿病肾脏疾病蛋白尿的临床研究.中医药信息，2011，28（6）：48-49.

［6］马艳春，周波，宋立群，等.地龙成分及含药血清对人正常肾小球系膜细胞增殖的影响.中国临床保健杂志，2010，

13（5）：493-495.

［7］马艳春，周波，宋立群.地龙成分对高糖刺激下人肾小球系膜细胞转化生长因子 β_1 和结缔组织生长因子表达的研究［J］.中成药，2011，33（3）：410-414.

［8］刘丽芳，文秀英，许明旺，等.贞清方与地龙对2型糖尿病大鼠肾组织 TGF-β_1 及 PAI-1 表达的影响［J］.中国中西医结合杂志，2011，31（7）：967-972.

［9］郭顺华，谌贻璞.BMP-7与肾脏保护作用［J］.国外医学泌尿系统分册，2003，23（4）：411-413.